Manfred Bocksch

Das praktische Buch der
Heilpflanzen

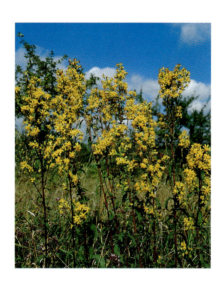

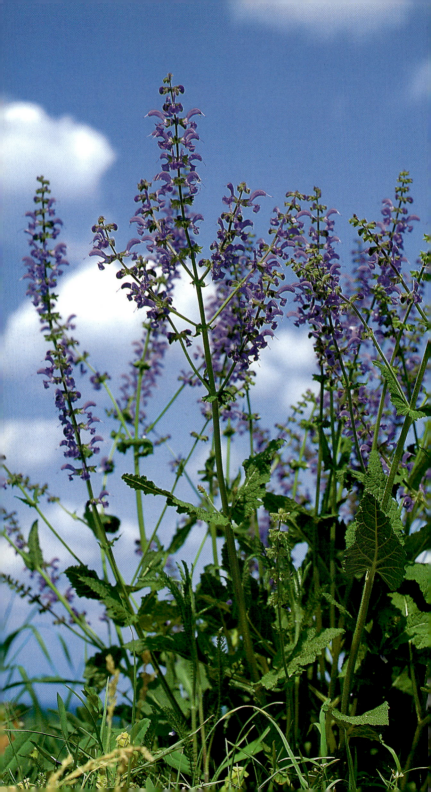

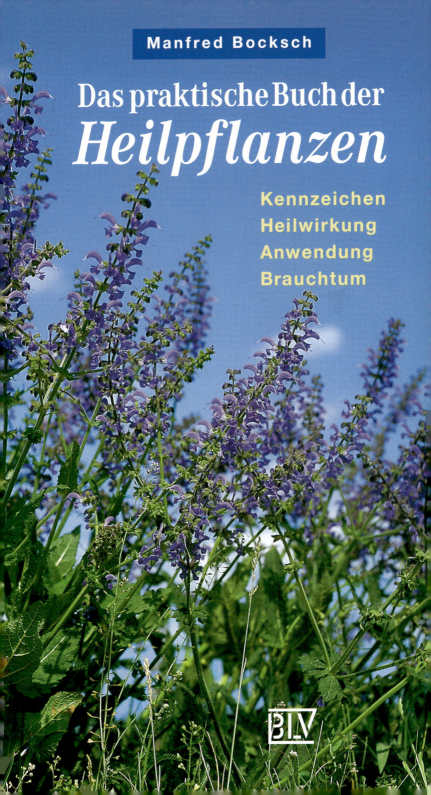

Manfred Bocksch

Das praktische Buch der *Heilpflanzen*

Kennzeichen
Heilwirkung
Anwendung
Brauchtum

BLV

Die Deutsche Bibliothek – CIP-Einheitsaufnahme

Bocksch, Manfred:
Das praktische Buch der Heilpflanzen : Kennzeichen, Heilwirkung, Anwendung, Brauchtum / Manfred Bocksch. – Neuausg. des Intensivführers Heilpflanzen, 2., überarb. Aufl., Neuausg. – München ; Wien ; Zürich ; BLV, 1996
1. Aufl. u.d.T.: Bocksch, Manfred: Heilpflanzen
ISBN 3-405-14937-1

Wichtiger Hinweis
Die Ratschläge in diesem Buch beruhen auf langjährigen Erfahrungen des Autors. Sie sollen es ermöglichen, selbst Heilkräuter auszuwählen und in verantwortungsvoller Weise einzusetzen. Keinesfalls aber sollten Sie ernsthafte oder chronische Erkrankungen ohne Rücksprache mit Ihrem Arzt selbst behandeln. Bitte bedenken Sie auch, daß die Reaktion auf und die Verträglichkeit von Medikamenten bzw. ihren Inhaltsstoffen individuell unterschiedlich sind. Bei Unsicherheiten oder Komplikationen ist deshalb unbedingt der Besuch beim Arzt angezeigt.

BLV Verlagsgesellschaft mbH München Wien Zürich
80797 München

Neuausgabe des Intensivführers Heilpflanzen
2., überarb. Aufl. – Neuausgabe

© 1996 BLV Verlagsgesellschaft mbH, München

Das Werk einschließlich aller seiner Teile ist urheberrechtlich geschützt. Jede Verwertung außerhalb der engen Grenzen des Urheberrechtsgesetzes ist ohne Zustimmung des Verlags unzulässig und strafbar. Das gilt insbesondere für Vervielfältigungen, Übersetzungen, Mikroverfilmungen und die Einspeicherung und Verarbeitung in elektronischen Systemen.

Satz: Appl, Wemding
Druck und Bindung:
Offizin Andersen Nexö, Leipzig
Printed in Germany · ISBN 3-405-14937-1

Bildnachweis

Angermayer: 230, 238
Angermayer/Elfner: 222 l
Apel: 28, 31, 41, 43, 154, 203
Bocksch: 17, 21, 32 o, 34 o 35 u, 36 o, 46, 57, 79 o, 101, 113, 140, 163 u, 205, 224 l, 239
Dittmer: 15
Eigstler: 48, 58, 59, 82, 150, 246
Eisenbeiss: 71, 74, 81, 83, 107, 110, 115, 122, 123, 125, 139, 147 u, 166, 198, 214, 215, 216, 229
Eisl: 32 u, 39 o, 52, 62, 85 r, 102, 170, 180
Handel: 220
König: 34 u
Laux: 33
Mier: 91, 145 o, 234, 247 l, 248
Pforr: 35 o, 37, 65, 72, 75, 95, 98, 100, 103, 104, 106, 108, 109, 117 o, 130, 134, 136, 143, 145 u, 156, 158, 163 o, 174, 177, 179, 181, 182, 186, 192, 194, 197, 209, 210, 212, 218, 219, 242, 243
Pott: 54, 94, 132, 146, 172, 224 r, 226, 228
Pretscher: 114, 118, 120, 127
Reinhard: 1, 2/3, 29, 38, 39 u, 45, 49, 63, 67, 70, 73, 79 u, 87, 89, 92, 93, 96, 112, 129, 131, 135, 137, 141, 147 o, 148, 155, 164, 165, 167, 173, 175, 178, 185, 188, 199, 201, 202, 208, 222 r, 233, 235, 240
Schimmitat: 66, 117 u, 138, 160
Schmelzenbach: 168, 213
Schrempp: 36 u, 47, 55, 60, 64, 76, 78, 80, 84, 85 l, 86, 90, 105, 111, 116, 126 u, 133, 152, 157, 159, 183, 187, 189, 193, 207, 211, 223, 227, 232, 237, 241
Seeger: 195
Seidl: 30, 42, 51, 88, 97, 99, 119, 121, 126 o, 128, 144, 151, 161, 204, 217, 225, 236, 245
Sulzberger: 40, 50, 77, 153, 162
Wisniewski: 200, 244
Wolfstetter: 53, 149, 169, 171, 190, 221
Wothe: 44, 56, 61, 68, 69, 124, 176, 184, 191, 196, 206, 231, 247 r
Foto auf dem Umschlag: Eisenbeiss (Wilde Malve)

Grafiken: Barbara von Damnitz

Einbandentwurf:
Studio Schübel, München

Lektorat: Dr. Friedrich Kögel
Herstellung: Friedr. Wilhelm Bonhagen

Gedruckt auf chlorfrei gebleichtem Papier

Inhalt

Allgemeiner Teil

Vorwort 6

Hinweise zur Benutzung 7
Einteilung der Steckbriefe für die Arten und Zeichenerklärung 7
Botanische Fachausdrücke 8

Geschichtlicher Überblick 10

Inhaltsstoffe und ihre Wirkung 13

Sammeln – Trocknen – Aufbewahren 15

Zubereitungsarten 18

Hinweise zur Selbstbehandlung 21
Welche Kräuter sind bei welchem Leiden angezeigt? 22
Bewährte Rezepte aus der Praxis 23

Sammelkalender 26

Beschreibung der Arten

Kulturstandorte 28

Äcker, Wege, Ödländer u. ä. 62

Trockenrasen, Mauern u. ä. 104

Fettwiesen und -weiden 128

Gewässer, Gräben, Sümpfe u. ä. 146

Wälder, Hecken, Gebüsche u. ä. 170

Bäume und Sträucher 212

Anhang

Literatur 249

Erklärung häufig verwendeter Fachwörter 250

Register 251
Deutsche Pflanzennamen 251
Wissenschaftliche Pflanzennamen 252
Sachwortverzeichnis 254

Vorwort

Das Leben auf unserer Erde ist ohne grüne Pflanzen nicht möglich. Zu allen Zeiten versorgten die Pflanzen die Menschen mit fast allem, was sie zum Leben brauchen: Getreide, Gemüse und Früchte zur Ernährung; Holz zum Bauen von Häusern, Möbeln, Geräten und Fahrzeugen; auch als Wärmelieferant in Form von Brennholz sind sie wichtig; zur Herstellung von Bekleidung dienen Pflanzenfasern, und überragend und jahrtausendealt ist die Bedeutung in der Heilkunde.

Aus dieser, alle Lebensverhältnisse des Menschen beeinflussenden Stellung ist es verständlich, daß sie lange Zeit seine kultischen Handlungen und Gottheiten prägten.

Heute sind alte Pflanzennamen, Mythen, Sagen und die Verwendung von Pflanzen zu Festen unbewußte Reste dieses Glaubens.

Ein Ziel dieses Buches ist es deshalb, anhand der hier dargestellten und beschriebenen Heilpflanzen die mannigfache Bedeutung der Pflanzen im menschlichen Sein dem Leser näherzubringen. Die einzelnen Heilpflanzenportraits sind dabei nach einem einheitlichen Schema aufgebaut. Im Mittelpunkt der Betrachtung steht natürlich die Heilverwendung einer Pflanze. Von ihrer ursprünglichsten geschichtlichen Bedeutung über die volksmedizinische Verwendung bis hin zur modernen pharmakologischen Forschung wird eine Pflanze beschrieben. In die Anwendungsratschläge fließen sowohl die neuen Forschungsergebnisse wie auch die praktischen Erfahrungen des Autors mit ein.

Die Verwendung in der Küche als Gewürz, als Frischpflanze zu Salaten, Gemüse u.a. schließen sich daran an. Auch auf die handwerkliche Bedeutung wird eingegangen. Einen breiteren Raum nehmen dann die Beschreibungen zum Volksglauben und Brauchtum ein. Hier werden sowohl mystische und abergläubische Handlungen beschrieben, als auch bäuerliche Wetter- und Ernteregeln. In der Brauchtumsbeschreibung werden, wenn möglich, die ursprünglichen Inhalte dieser Bräuche erklärt. Daß die Pflanzen auch im Kinderspiel und im Märchen wiederzufinden sind, sollen einige Beispiele verdeutlichen.

Nicht vergessen werden auch botanisch-ökologische Zusammenhänge, die sich an passender Stelle einfügen.

Dieser möglichst breitgefächerten Beschreibung einer Heilpflanze ist immer ein kurzer botanischer Steckbrief vorangestellt, der durch die Bilder verdeutlicht werden soll.

Bei der allgemeinen Gliederung wurden die Pflanzen 7 Lebensräumen zugeordnet, da sich diese Systematik meiner Ansicht nach eher an dem Naturerlebnis eines Spaziergangs ausrichtet als eine strenge botanische Systematik.

Ein Anliegen dieses Buches ist es, nicht nur zum Sammeln aufzufordern, sondern durch die Vermittlung von Wissen Zusammenhänge zu verdeutlichen. Denn wir sollten beim Sammeln unsere Augen nicht nur auf den Boden richten, sondern auch mit wachem, wissenden Blick die Landschaft betrachten, um rechtzeitig die um sich greifende Landschaftszerstörung wahrzunehmen. Daß dies nicht nur ein passives Wahrnehmen bleibt, sondern ein aktives Handeln in entsprechenden Organisationen nach sich zieht, ist das Gebot der Stunde und das Ziel dieses Buches.

Hinweise zur Benutzung

Die aufgeführten Heilpflanzen wurden 7 Lebensräumen zugeordnet, die im Buch durch eine Kennfarbe leicht aufzufinden sind. Diese Gliederung versteht sich nicht als strenge Systematik, sondern orientiert sich eher am Naturerlebnis oder den Erfahrungen beim Sammeln. Dabei zeigt sich immer wieder, daß es in der Natur keine starren Grenzen gibt, denn eine Pflanze kann in verschiedenen Lebensräumen vorkommen. Die Zuordnung in diesem Buch erfolgt dabei nach dem häufigsten Vorkommen.

Kulturstandorte
Diesem »Lebensraum« wurden die Heilpflanzen zugeordnet, die in unseren Breitengraden in Gärten angebaut werden. Die ursprüngliche Heimat dieser Pflanzen, z. B. Rosmarin, Lavendel, ist meist das Mittelmeergebiet.

Äcker, Wege, Ödländer u. ä.
Dieser »Lebensraum« ließe sich in zahlreiche Groß- und Kleinbiotope unterteilen. Das gemeinsame Merkmal all dieser Kleinlebensräume ist die Mitwirkung des Menschen an ihrem Entstehen und Lebenszyklus.

Trockenrasen, Mauern u. ä.
Auch dieser »Lebensraum« ließe sich wieder in zahlreiche Kleinbiotope unterteilen. So gibt es z. B. den echten Trockenrasen, der sich auf extrem warmen natürlichen Standorten findet, nur selten. Meist ist ein Trockenrasen auf die Tätigkeit des Menschen, z. B. Schafwirtschaft, angewiesen. Der kennzeichnende, gemeinsame Faktor dieser Lebensräume ist die Trockenheit.

Fettwiesen und -weiden
Auch dieser »Lebensraum« ist ein vom Menschen geschaffenes und erhaltenes Ökosystem. Denn nur durch die Mahd oder Beweidung werden diese Flächen offen gehalten. Würde der Einfluß des Menschen fortfallen, so würden die Wiesen verbuschen und später dann in einen Mischwald übergehen. Echte »Naturwiesen« gibt es in unseren Breiten nur vereinzelt.

Gewässer, Gräben, Sümpfe u. ä.
Das Gemeinsame der einzelnen Biotope, die in diesem »Lebensraum« zusammengefaßt sind, ist der Überfluß an Wasser.

Wälder, Hecken, Gebüsche u. ä.
Die Pflanzen dieses »Lebensraums« zählen zur sogenannten Moos- und Krautschicht der Wälder und Hecken. Einige Arten brauchen nur wenig Licht, andere dagegen wachsen bevorzugt auf Kahlschlägen oder am Wald- und Heckensaum.

Bäume und Sträucher
In diesem Kapitel sind die Pflanzen beschrieben, deren gemeinsames Kennzeichen die Verholzung ist. Von daher umfaßt es so unterschiedliche Arten wie Heidelbeere und Eiche.

Einteilung der Steckbriefe für die Arten und Zeichenklärung

[K] Kennzeichen
Größe, Gestalt, Wurzel. Blattgestalt. Blütenbau und -farbe. Frucht und Samen. Blütezeit.

[S] Standort
Lebensraum und Umweltansprüche (z. B. Boden, Licht).

[V] Verbreitung
Ursprüngliche Heimat; Verbreitung in Mitteleuropa, weltweit.

[I] Inhaltsstoffe
Die wichtigsten arzneilichen Inhaltsstoffe.

[E] Ernte
Was, wann zu sammeln ist und wie es getrocknet werden muß. Wird die Art heute nicht mehr gesammelt, entfällt dieser Punkt.

☠ Pflanze ist giftig und darf nicht gesammelt werden.

G Art ist geschützt nach der Bundesartenschutzverordnung vom 19.12. 1986 und darf nicht gesammelt werden (auch nicht Teile der Pflanze!).

R1 - R4 Die Art ist in der Roten Liste der Bundesrepublik Deutschland (Schriftenreihe für Vegetationskunde 19, 1988) verzeichnet und sollte nicht gesammelt werden. Die Arten werden dort in die Kategorien »potentiell gefährdet« R4, »gefährdet« R3, »stark gefährdet« R2, »vom Aussterben bedroht« R1, »ausgestorben oder verschollen« R0 eingeteilt, die einen steigenden Grad der Gefährdung widerspiegeln.

Botanische Fachausdrücke

Spreitenformen

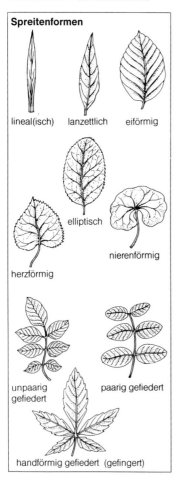

lineal(isch) lanzettlich eiförmig

elliptisch

nierenförmig

herzförmig

unpaarig gefiedert paarig gefiedert

handförmig gefiedert (gefingert)

Eine Pflanze gliedert sich im allgemeinen in Wurzel, Sproß und Blätter, die der Ernährung dienen, und in Blüten bzw. Früchte für die Fortpflanzung. Oberirdische Sproßorgane können krautig sein, dann spricht man von Stengel, oder sie verholzen, werden dicker und bilden schließlich einen Stamm.

Krautige Stengel werden von einjährigen Pflanzen entwickelt, d.h. Keimung, Wachstum, Blüte und Samenreifung erfolgen in einem Jahr. Zweijährige Pflanzen blühen und fruchten erst im zweiten Jahr. Ausdauernde Pflanzen blühen und fruchten mehrere Jahre.

Der Stengel (Sproß) ist in Sproßabschnitte und dazwischenliegende Knoten gegliedert. An den Knoten stehen die Blätter, je nach Pflanze in unterschiedlicher Blattstellung. Bei gegenständiger Stellung stehen sich 2 Blätter am gleichen Knoten direkt gegenüber, quirlständige Stellung bezeichnet einen Kreis von Blättern am gleichen Knoten. Häufig bilden sich auch Seitensprosse aus. Diese wachsen stets aus den Blattachseln.

Das Blatt gliedert sich in Blattspreite, Blattstiel und Blattgrund. Aus der Blattform, dem Blattrand (vgl. die Grafiken), aber auch aus dem Verlauf der Blattnerven, der Farbe und Behaarung ergeben sich oft sichere Bestimmungsmerkmale. Fehlt der Blattstiel, spricht man von sitzenden

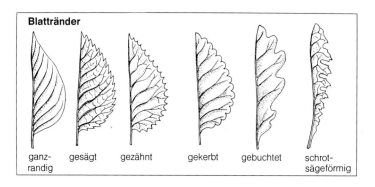

Blattränder

ganzrandig — gesägt — gezähnt — gekerbt — gebuchtet — schrotsägeförmig

Blättern. Der Blattgrund kann eine stengelumhüllende Blattscheide bilden oder Nebenblätter tragen.
Da die Blüte botanisch ein gestauchter Sproß ist, spricht man bei den Einzelteilen der Blüte von Blättern: Die meist grünen Kelchblätter bilden den untersten bzw. äußersten Blattkreis, die meist farbigen Kronblätter die auffällige »Blüte«. Nach innen zu folgt auf die Kronblätter ein Kreis von Staubblättern. Den weiblichen Blütenanteil bilden die Fruchtblätter oder Stempel. Ein Stempel besteht aus Fruchtknoten, Griffel und Narbe. Einzelne Blütenteile können fehlen oder mannigfach umgebildet sein.
Selten bildet ein Sproß nur eine Blüte aus (z.B. Tulpe), meistens werden mehrere Blüten angelegt, die sich im Blütenstand vereinigen. In der Grafik sind die wichtigsten Typen angeführt. Ein Sonderfall sind die »Korbblüten«, in denen viele Einzelblüten vereint sind, die entweder als Zungen- oder als Röhrenblüten ausgebildet sind. Der gesamte Blütenstand wird von speziellen Hüllblättern geschützt.
Aus der befruchteten Blüte entwickelt sich die Frucht mit den Samen.

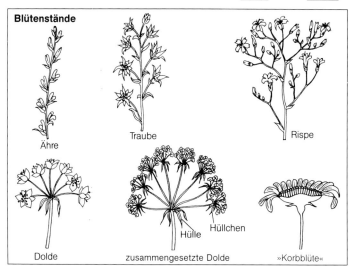

Blütenstände

Ähre — Traube — Rispe

Dolde — zusammengesetzte Dolde (Hülle, Hüllchen) — »Korbblüte«

Geschichtlicher Überblick

Das gewisse Pflanzen eine heilende Wirkung besitzen, war sicherlich schon unseren ursprünglichsten Vorfahren bekannt. Über die Anfänge dieser Pflanzenheilkunde gibt es zwar keine schriftlichen Überlieferungen, aber durch Funde aus prähistorischen Gräbern lassen sich Rückschlüsse ziehen. So fand man Reste von Pflanzen, z.B. Eibisch, Schafgarbe und Tausendgüldenkraut, in 60000 Jahre alten Grabstätten. In jungsteinzeitlichen Pfahlbauten am Bodensee oder in der Umgebung bandkeramischer Siedlungen des Rheinlandes fanden sich Samen von Holunder, Schlehen, Kümmel, Brombeeren u.a.

Die wahrscheinlich ältesten schriftlichen Überlieferungen stammen aus China. Der legendäre chinesische Kaiser Shen-Nung (ca. 3000 v.Chr.) – was soviel bedeutet wie »göttlicher Ackersmann« – hat wohl das erste Heilpflanzenbuch mit über 200 Heilpflanzen verfaßt.

Auch die indische Heilkunde ist sehr alt. Man bezeichnet sie als »Lehre vom langen Leben« = Ayur-Veda. Diese ayurvedische Heilkunde, deren Ursprünge bis 1500 v.Chr. zurückreichen, wurde später, ca. 800 v.Chr., in einem Lehrbuch niedergeschrieben. Darin befinden sich bereits Heilpflanzen, die heute wieder in den Mittelpunkt pharmazeutischer und medizinischer Untersuchungen geraten sind, wie z.B. die Rauwolfia (Schlangenwurzel).

Aus dem Zweistromland zwischen Euphrat und Tigris stammen Keilschriftüberlieferungen des babylonischen Königs Hammurabi (1700 v.Chr.). Sein »Gesetzbuch« enthält u.a. medizinische Ratschläge und gibt Hinweise auf die Verwendung von Heilpflanzen.

Mit die eindrucksvollsten und umfangreichsten Überlieferungen stammen aus den ägyptischen Königsgräbern. Es fanden sich kleine Tonfiguren, die Ärzte darstellen und ausführliche Rezepturen für Arzneien. Die berühmteste schriftliche Aufzeichnung ist das »Papyros Ebers«, das ca. 1600 v.Chr. verfaßt wurde. Auf dieser 20 m langen Schriftrolle finden sich ca. 800 Rezepte mit zahlreichen Heilpflanzen, so z.B. Wacholder, Myrrhe, Thymian, Knoblauch u.a.

In der griechischen und römischen Antike finden sich dann die Wurzeln der abendländischen Heilkunde. Der griechische Arzt Hippokrates (ca. 400 v.Chr.) gilt als der geistige Vater der modernen Medizin. Er war es, der eine Krankheit nicht als von bösen Dämonen verursacht ansah, sondern sie als fortgesetzte Sünden wider die Natur betrachtete. Er stellte besondere Diätvorschriften auf und behandelte mit Wasser und Heilpflanzen. In seinen Schriften sind ca. 230 Heilpflanzen genau beschrieben.

Als Vater der Botanik gilt Theophrast (ca. 350 v.Chr.). Er war ein Schüler des Aristoteles und verfaßte eine »Naturgeschichte der Pflanzen«, die auch 450 Heilpflanzen enthält. Das bedeutendste Heilpflanzenbuch der Antike verfaßte im 1.Jahrhundert. n.Chr. der griechische Arzt Dioskurides. Sein 5-bändiges Werk »Materia medica« beschreibt eingehend ca. 800 Pflanzen mit den entsprechenden Verwendungsbereichen.

Das 37-bändige Werk des römischen Feldherrn und Beamten Plinius, das etwa zur gleichen Zeit entstand, war ein Sammelwerk aus über 2000 Schriften anderer Autoren. 8 Bände allein handelten von Pflanzen. Beide Werke werden zur Hauptquelle für alle mittelalterlichen Kräuterbuchautoren.

Nach dem Zerfall des Römischen Weltreiches kam es im Laufe des 8. Jahrhunderts zur Ausdehnung des Islams. Mit Ausgang der Antike bis zum Beginn des Mittelalters war von daher die Heilkunde stark von arabischen Ärzten geprägt. Der bedeutendste war Ibn Sina, auch Avicenna genannt.

Vom 8.–13. Jahrhundert galten in Mitteleuropa die Klöster als Hüter der Wissenschaft. Sie »kopierten« die alten Schriften und bewahrten sie auf diese Weise vor dem Verlorengehen. Es entstand eine sogenannte »Mönchsmedizin«. Viele Klöster besaßen damals einen Heilpflanzengarten. Der Benediktinerabt Walafrid Strabo (809–849) verfaßte ein Gartenbuch, »Hortulus« genannt, in dem er 23 Heilpflanzen in Versform beschreibt. In der Zeit um 800 erließ Karl der Große für seine Landgüter eine Verordnung – Capitulare de villis –, die den Anbau von ca. 70 Heilpflanzen vorschrieb.

Aus den Klöstern stammen dann auch die bedeutendsten Werke des frühen Mittelalters. In der »Physica« der Äbtissin Hildegard von Bingen (1098–1179) kommt es zu einer Verschmelzung von antikem Wissen, christlichem Glauben und germanischem Weltbild. Obwohl ihre Bücher in lateinischer Sprache geschrieben sind, verwendet sie für die Heilpflanzen die volkstümlichen Bezeichnungen ihrer Heimat. Somit werden ihre Bücher u.a. zu einem Zeugnis der Volksmedizin des 12. Jahrhunderts.

Im 14. bis 16. Jahrhundert erlebte die Heilpflanzenkunde eine Hochblüte. Durch die Erfindung des Buchdrucks durch Gutenberg (1450) war es auch möglich, Bücher einer breiteren Schicht zugänglich zu machen. Zu den bestverkauften Büchern zählten die Heilpflanzenbücher. Otto Brunfels (1485–1534), zuerst Mönch und später dann weltlicher Arzt, verfaßte mit das erste große bebilderte Heilpflanzenbuch. Das »Neu Kreutterbuch« des Hieronymus Bock erschien 1539 und wurde durch die Darstellung einheimischer Kräuter besonders bekannt. Mit zu den besten Büchern der Zeit zählte das farbige Werk des Professors der Medizin, Leonhart Fuchs (1501–1566). Das erfolgreichste Buch seiner Zeit schrieb der italienische Arzt Petrus Andreas Matthiolus (1501–1577). Es erschien in zahlreichen Auflagen und wurde in vier Sprachen übersetzt. Das Buch des Jakob Tabernaemontanus wurde erst durch eine spätere Überarbeitung zu einem begehrten Kräuterbuch des 17. Jahrhunderts.

Einen Arzt des Mittelalters darf man aber nicht vergessen, der wie kein anderer das herrschende Weltbild in Frage stellte. Er lebte von 1493–1541 und hieß Paracelsus. Er betrachtete den Menschen als Ganzes, eingegliedert in das Geschehen der Natur. Auch die Heilpflanzen wurden von ihm nach einem ganzheitlichen Sinn ausgewählt. So sagt er: »Die Natur zeichnet ein jegliches Gewächs ... dazu es gut ist.« Aus dieser Betrachtungsweise heraus entwickelte er die Signaturenlehre. Dabei schließt man aus der Form, Farbe und Geruch einer Pflanze auf ihre Heilwirkung. So soll z.B. die Walnuß gegen Kopfweh helfen, da die Nuß dem Gehirn ähnlich ist; der gelbe Saft des Schöllkrauts kennzeichnet die Pflanze als Mittel gegen die Gelbsucht; die leberähnlichen Blätter des Leberblümchens deuten auf die Heilwirkung für die Leber hin. In ihrer späteren Überspanntheit brachte die Signaturlehre die gesamte Lehre des Paracelsus in Verruf.

Paracelsus war es aber auch, der die Chemie in die Medizin einführte. Durch »Sublimieren« und »Destillieren« versuchte er, den Kern oder, wie er es nannte, das »primum ens« eines Arzneimittels zu finden. Aus diesen zaghaften analytischen Versuchen entwickelte sich im Laufe der Jahrhunderte ein medizinisches Denken, das durch immer feinere Zergliederung des Ganzen gekennzeichnet ist.

Heutzutage gelten Heilpflanzen nur noch als wirksam, wenn man ihre Inhaltsstoffe analysieren kann und ihre Wirkung in eingehenden Versuchen – meist Tierversuchen – nachgewiesen werden. Im Jahre 1805 gelang es als erstem dem Apotheker Friedrich Wilhelm Sertürner, aus einem Extrakt der Mohnpflanze, dem Opium, das Morphin rein zu isolieren. Innerhalb kurzer Zeit wurden weitere Reinsubstanzen, wie z.B. das Chinin aus der Chinarinde, das Strychnin aus der Brechnuß u.a. entdeckt. Damit war der Gedanke des Pflanzenwirkstoffs geboren.

Gerade zu dieser Zeit erlebte aber, ungeachtet dieser großartigen naturwissenschaftlichen Errungenschaften, die volkstümliche Betrachtung der Heilpflanzen einen neuen Aufschwung. Die sehr volkstümlich verfaßten und auch auf volksmedizinischen Erfahrungen beruhenden Kräuterbücher der Pfarrer Kneipp und Künzle erlangten eine Auflage in Millionenhöhe.

Die heutige Pflanzenheilkunde – in der wissenschaftlichen Fachsprache auch Phytotherapie genannt – ist gekennzeichnet durch eine analytische Betrachtungsweise. Die Pflanzen werden dabei auf ihre Inhaltsstoffe untersucht, und man versucht dann, die reinisolierten Wirkstoffe auf ihren therapeutischen Nutzen hin einzuordnen. Dabei ergibt sich oft aber auch die Situation, daß sich die Heilpflanzen nicht nach den gleichen wissenschaftlichen Kriterien beurteilen lassen wie chemisch-synthetische Substanzen. Denn eine Heilpflanze besteht nicht nur aus einem Wirkstoff, sondern meist aus einer Vielzahl komplexer Inhaltsstoffe. Um die Gesamtwirkung einer Heilpflanze zu erfassen, gibt es aber noch keine geeigneten wissenschaftlichen Untersuchungsverfahren. In zahlreichen Versuchen hat es sich nämlich erwiesen, daß eine Heilpflanze als »ganzes Naturprodukt« anders wirkt als eine isolierte Reinsubstanz.

Das Prinzip, Heilpflanzen auf ihre Wirkstoffe zu analysieren, ist durchaus nicht abzulehnen. Aber dieses Vorgehen hat auch zwei Seiten. Einerseits bestätigen die wissenschaftlichen Untersuchungen alte volksmedizinische Anwendungsbereiche. So wurde z.B. in der Signaturenlehre das Schöllkraut als Gallenmittel verwendet. Nach neuesten Messungen des Gallenvolumens konnte eine deutliche anregende Wirkung von Schöllkrautpräparaten auf den Gallenfluß nachgewiesen werden. Andererseits geschieht es aber auch allzu leicht, daß durch diese Methode, die nur meßbare, objektivierbare Daten gelten läßt, eine Pflanze, bei der man nur ungenügende Wirkstoffmengen feststellt, nicht mehr als Heilpflanze angesehen wird. Dieser Tatsache sollte man die Worte des großen Lehrmeisters der Phytotherapie, R.F.Weiß, entgegenstellen: »Die ärztlichen Erfahrungen, die aus Beobachtungen am kranken Menschen entstanden sind, sind durchaus als wissenschaftliche Erfahrung, als Empirie, anzusehen. Das Experiment auf der einen Seite und die ernsthaft betriebene Empirie auf der anderen bilden zusammen die Grundpfeiler der wissenschaftlich fundierten Phytotherapie.«

Inhaltsstoffe und ihre Wirkung

Die Inhaltsstoffe, die in den Pflanzen enthalten sind, ätherische Öle, Bitterstoffe, Gerbstoffe u.a., sind Produkte des pflanzlichen Stoffwechsels, in den meisten Fällen des sogenannten »sekundären Stoffwechsels«. Nicht alle diese Stoffwechselprodukte sind aber von direktem arzneilichem Wert. Eine Heilpflanze enthält meist einen oder mehrere arzneilich wichtige Inhaltsstoffe neben einer Anzahl indifferenter Stoffe. Diese Stoffe, meist als Begleitstoffe oder auch als Nebenwirkstoffe bezeichnet, sind für den Gesamteffekt einer Heilpflanze aber ebenso von Bedeutung. Erst durch die Verwendung dieser pflanzeneigenen Wirkstoffkombination kommt es zu einer positiven, oft auch verträglichen Wirkung.

Deutlich wird dieses Problem, wenn man die Inhaltsstoffe isoliert und in dieser Weise als Arzneimittel einsetzt. Des öfteren kommt es dann zu unerwünschten Nebenwirkungen, oder aber der Wirkungseffekt ist viel schwächer als beim Einsatz der gesamten Pflanze.

Durch pharmakologische Untersuchungen konnten viele Inhaltsstoffe in ihrer chemischen Struktur aufgeklärt werden. Es lassen sich dabei verschiedene Gruppen zusammenfassen. Aus den Kenntnissen der Inhaltsstoffe kann man sich dann eine beabsichtige Heilwirkung ableiten. An Gruppen unterscheidet man:

- ätherische Öle,
- Alkaloide,
- Glykoside,
- Gerbstoffe,
- Bitterstoffe,
- Polysaccharide,
- anorganische Stoffe,
- Hormone, hormonartige Stoffe,
- Vitamine.

Ätherische Öle

Ätherische Öle sind stark riechende, leicht flüchtige, ölartige Stoffe, die mittels Wasserdampfdestillation aus den Pflanzen gewonnen werden. Sie kommen in vielen Pflanzen vor. Oft sind sie in besonderen Öldrüsen oder Drüsenhaaren gespeichert. Ihre Bedeutung für den pflanzlichen Stoffwechsel ist noch nicht ganz geklärt. Häufig sind sie ein »Verdunstungsschutz« für die Pflanzen. Rosmarin, Thymian, Salbei, die ja einen sonnigen Standort bevorzugen, sind reich an ätherischen Ölen.

Die Heilwirkungen der verschiedenen ätherischen Öle sind sehr mannigfaltig. Innerlich, in wohldosierter Weise eingenommen, haben sie eine krampflösende, harntreibende, appetitanregende, schleimlösende sowie eine allgemein kräftigende Eigenschaft. Auch eine gewisse desinfizierende, antibakterielle Wirkung ist ihnen eigen. Äußerlich, in konzentrierter Form angewendet, haben sie eine hautreizende und durchblutungsanregende Wirkung.

Alkaloide

Alkaloide sind stickstoffhaltige organische Verbindungen. Sie sind als basische Substanzen in der Lage, zusammen mit Säuren Salze zu bilden und werden so wasserlöslich. In dieser Gruppe finden sich die stärksten pflanzlichen Gifte. Von daher werden in der Medizin meist nur isolierte, genau dosierte Reinsubstanzen verwendet. In dieser Darreichungsform zählen sie aber zu den ganz wichtigen Arzneimitteln. So z.B. das Atropin, das in der Tollkirsche vorkommt. Nur wenige alkaloidhaltige Heilpflanzen eignen sich zur Teebereitung, z.B. das Herzspann und der Erdrauch.

Glykoside
Ein Merkmal kennzeichnet die Glykoside: Sie sind organische Verbindungen aus einem Zuckeranteil und einem Nicht-Zuckeranteil. Da die Glykoside in ihrer Wirkung sehr verschieden sind, werden sie, der Übersicht halber, nochmals in Untergruppen aufgeteilt:
- Saponinglykoside,
- Phenolglykoside,
- Farbstoffglykoside,
- Senfölglykoside.

Saponinglykoside Diese Stoffe haben ihren Namen »Saponine« daher erhalten, daß sie beim Schütteln mit Wasser einen seifenartigen Schaum ergeben (»Sapo« = Seife). Die Saponine besitzen eine harntreibende und schleimlösende Wirkung. Ferner beeinflussen sie die Aufnahme anderer Pflanzenwirkstoffe aus dem Darm günstig. In die Blutbahn dürfen sie allerdings nicht gelangen, da sie eine hämolytische (blutauflösende) Eigenschaft besitzen.

Phenolglykoside Diese Gruppe ist durch eine besondere chemische »Ring«-Struktur gekennzeichnet. Als wichtige Inhaltsstoffe findet man das Arbutin und die Anthrachinone. Das Arbutin, das in den Bärentraubenblättern enthalten ist, besitzt eine nachgewiesene harndesinfizierende Wirkung. Die Anthrachinone finden sich in den meisten pflanzlichen Abführmitteln.

Farbstoffglykoside In den Pflanzenbeschreibungen wird diese Gruppe als Flavonoide bezeichnet. Viele Pflanzen enthalten Flavonoide, da sie auch im pflanzlichen Stoffwechsel eine wichtige Rolle spielen. Als Heilmittel eingesetzt, kann man drei verschiedene Wirkungen unterscheiden, und zwar eine harntreibende, eine blutgefäßabdichtende und eine krampflösende.

Senfölglykoside Dabei handelt es sich um eine Gruppe, die sowohl schwefelige, als auch stickstoffhaltige chemische Verbindungen besitzt. Sie haben einen scharfen Geruch und wirken bei der äußerlichen Anwendung hautreizend.

Gerbstoffe
Gerbstoffe finden sich in vielen Pflanzen. Wie der Name schon anzeigt, besitzen sie die Eigenschaft, Eiweißstoffe zu binden und in unlösliche Stoffe überzuführen. Als Heilmittel benutzt, macht man sich diese »gerbende« (zusammenziehende) Wirkung bei Reizzuständen der Haut und bei Durchfallerkrankung zunutze. In größeren Mengen wirken Gerbstoffe aber auch reizend auf den Magen-Darm-Trakt.

Bitterstoffe
Bitterstoffe sind keine einheitliche chemische Gruppe, sondern sie sind als Heilmittel dadurch gekennzeichnet, daß sie bitter schmecken. Bitterstoffe steigern die Magen- und Gallensaftsekretion und sind somit appetitanregend und verdauungsfördernd. Allgemein wirken sie auch kräftigend und anregend auf den Kreislauf und das Abwehrsystem des Körpers.

Polysaccharide
Zu dieser Gruppe zählen die Schleimstoffe, Stärkearten und Pektine. Schleimstoffe wirken schützend auf entzündete Schleimhäute und somit reizmildernd.

Anorganische Stoffe
Zu dieser Gruppe rechnet man Heilpflanzen mit vorwiegend mineralischen Wirkstoffen. Die wichtigste Rolle spielt dabei die Kieselsäure. Aber auch andere Mineralien, wie z. B. Kalium, Natrium oder auch Spurenelemente, sind für die Heilwirkung von Bedeutung.

Hormone
Auch Hormone oder hormonähnliche Stoffe finden sich vereinzelt in Pflanzen, z.B. in Hopfen, Wolfstrapp, Mönchspfeffer, Steinsamen u.a. Einige sind in ihrer chemischen Struktur menschlichen Hormonen ähnlich und finden deshalb bei hormonellen Störungen, z.B. Menstruationsstörungen, klimakterischen Beschwerden, Störungen des Schilddrüsenstoffwechsels, Anwendung.

Vitamine
Vitamine sind ein lebenswichtiger Bestandteil im menschlichen Stoffwechsel, können aber vom Körper nicht aufgebaut werden. Auf ihre Zufuhr mit der Nahrung sind wir daher angewiesen. Pflanzen sind unsere wichtigsten Vitaminlieferanten. Man unterteilt die Vitamine, z.B. Vitamin A, B, C u.a. Die Bedeutung und Wirkung der einzelnen Vitamine ist recht unterschiedlich.

Sammeln – Trocknen – Aufbewahren

Das **Sammeln** zählt wohl mit zu den ursprünglichsten menschlichen Handlungen. Waren doch unsere urzeitlichen Vorfahren zuerst Sammler, bevor sie zu Jägern oder Ackerbauern wurden. So ist es nicht verwunderlich, wenn man auch noch heutzutage während des Kräutersuchens beim Anblick einer reichblühenden Kräuterwiese oder eines schönen Heckenstreifens spürt, wie eine regelrechte Sammelleidenschaft erwacht. Man sollte aber nicht gedankenlos in eine solch schöne Wiese stürzen und alles abreißen, sondern es ist unbedingt wichtig, einige Grundregeln beim Sammeln zu beachten.

So hat dann auch das Kräutersammeln einen doppelten Sinn. Einer-

Zum Sammeln von Heilpflanzen eignet sich am besten ein Korb. In einer Plastiktüte »schwitzen« die Pflanzen.

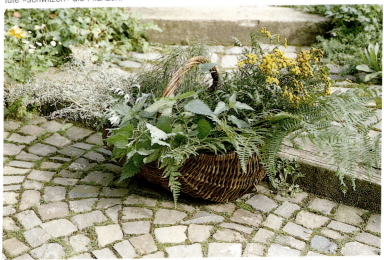

seits können wir uns den gesundheitlichen Wert der Kräuter zunutze machen. Andererseits verschafft uns ein Kräuterspaziergang durch Feld, Wald und Wiesen körperliche Bewegung, und eine abwechslungsreiche Landschaft wirkt harmonisierend auf unsere Seele. So bedeutet denn das Sammeln, das »Ernten« im Garten der Natur eine individuelle Tätigkeit, die ihren Wert nicht allein durch den Eintrag, sondern auch durch die Freude des Entdeckens und Erkennens gewinnt.

Da jede Pflanze zu einem bestimmten Zeitpunkt im Jahr und auch oft zu einer bestimmten Tageszeit den größten Gehalt an Wirkstoffen hat, ist der Sammelzeitpunkt ganz wichtig. Der Reifegrad hängt dabei ganz wesentlich vom Standort der Pflanze und den jahreszeitlichen Wetterverhältnissen ab. An einem schattigen Ort und in einem nassen, sonnenarmen Sommer ist der Reifegrad später als bei warmen, sonnigen Verhältnissen. Auch die Tageszeit und vielleicht sogar der Mondstand sind wichtig.

Man sieht also, daß man zum Kräutersammeln auch eine Menge Erfahrung und Gespür benötigt, was wohl die alten »Kräuterweiblein« früher noch besaßen. Wenn man sich an die folgenden Ratschläge hält, so liegt man damit im allgemeinen richtig:

- Blüten und Blätter sollte man an einem warmen, trockenen Tag in den Vormittagsstunden (zwischen 9 und 11 Uhr) pflücken, wenn die Sonne den Tau der Nacht getrocknet hat.
- Rinde sammelt man im Frühjahr, Wurzeln und Knollen im Frühjahr oder Herbst; Samen kurz bevor sie ganz reif sind und Früchte im vollreifen Zustand (siehe auch Sammelkalender).
- Beim Pflücken sollte man die Pflanze behutsam anfassen und die Wurzel nicht beschädigen oder herausreißen. Immer auch genügend Blüten und Samenstände stehenlassen, damit eine ausreichende Vermehrung gewährleistet ist. Dies ist besonders beim Ausgraben von Wurzeln und Knollen zu beachten. Man sollte auch nur dort sammeln, wo genügend Pflanzen vorkommen.
- Kommt eine Pflanze nur vereinzelt vor, ist sie in der Roten Liste der gefährdeten Pflanzen aufgeführt oder steht gar unter Naturschutz, darf keinesfalls gesammelt werden. Eine solche Pflanze sollte man sich in der Apotheke kaufen, denn in der Regel kommt sie dann aus Pflanzenanbauten.
- Beim Sammeln immer darauf achten, daß man gesunde, kräftige, saubere und trockene Pflanzen pflückt.
- Sich vor dem Abpflücken oder Ausgraben auch genauestens davon überzeugen, daß es sich um die richtige Pflanze handelt. Bei einer Art, die man mit einer giftigen Art verwechseln kann, sollte man die Pflanze nur dann pflücken, wenn man sie sicher kennt. Bei Unsicherheit darf man nicht sammeln.
- Blüten, Blätter und weiche Triebspitzen pflückt man behutsam mit den Händen. Härtere Zweige werden mit dem Messer oder einer Schere abgeschnitten. Nie mehr sammeln als man für den jährlichen Gebrauch benötigt.
- Zum Sammeln eignet sich am besten ein Korb, in einer Plastiktüte »schwitzen« die Pflanzen schnell und beginnen zu faulen. Bei zarten Pflanzenteilen den Korb nicht zu voll machen. Die Ernte sollte auch rasch nach Hause gebracht werden.
- Beim Pflücken darauf achten, daß man nicht unnötig herumtrampelt

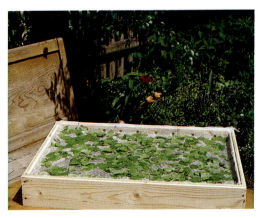

Dieser einfache, selbstgebastelte Trockenrahmen, eignet sich bestens zum Trocknen von Blättern und Blüten.

und dadurch sinnlos Pflanzen zerstört.
- Das Sammeln in der Nähe einer Straße oder Bahnlinie ist wegen der Schadstoffbelastung der Pflanzen nicht zu empfehlen. Von Feldern, angrenzenden Rainen und Wiesen, die gespritzt oder gedüngt worden sind, keine Pflanzen pflücken.
- Pflanzen von schmutzigen Bächen, Gräben und Gewässern wegen der möglichen Infektionsgefahr nicht pflücken. Pflanzen von Gewässern sollten auch immer vor der Frischverwendung gründlich gewaschen werden.

Durch das **Trocknen** einer Pflanze kommt es zu einem Wasserverlust. Ungünstige Fäulnis- und Gärungsvorgänge beim Lagern lassen sich dadurch verhindern. Die Trocknung sollte rasch nach der Ernte erfolgen. Sie sollte nur durch die Luft erfolgen und nicht durch direkte Sonnenbestrahlung.

Pflanzen, die man als ganzes Kraut erntet, d.h. Stengel, Blätter und Blüten, hängt man gebündelt an einen luftigen, schattigen Ort. Am besten eignet sich dazu ein Speicher. Da die meisten Häuser aber heute keinen geeigneten Speicher mehr haben, muß man die Kräuterbüschel in einem Zimmer aufhängen. Allerdings nicht in der Küche, da beim Kochen immer feuchte und fettige Dünste entstehen.

Man kann die Kräuter, Blüten und Blätter eignen sich dazu besonders, auch auf einem Leinentuch ausbreiten und trocknen. Günstig ist ein Trockenrahmen; dazu aus ca. 5 cm breiten Latten einen Rahmen basteln und mit einer alten Gardine bespannen. Man kann auch mehrere solcher Rahmen übereinander stapeln. Die im Handel erhältlichen Trockenapparate eignen sich ebenfalls.

Die Kräuter sollten auch möglichst rasch getrocknet werden, damit sie nicht unnütz verstauben. Wurzeln werden vor dem Trocknen gründlich mit einer Bürste und Wasser gereinigt, zerschnitten und dann am besten im Backofen bei milder Wärme (ca. 50 °C) getrocknet.

Ob die Kräuter auch richtig durchgetrocknet sind, erkennt man daran, daß Blätter zwischen den Fingern zerbröseln und Stengel leicht brechen.

Zum **Aufbewahren** benutzt man dunkle Gläser oder Dosen. Die Gefäße müssen gut schließen, sonst

nehmen die Kräuter Luftfeuchtigkeit auf, fangen an zu schimmeln und können dann nicht mehr verwendet werden. Nicht vergessen, die Gläser auch zu beschriften.
Gebündelte Kräuter kann man in einem Leinensäckchen aufbewahren. Man kann sie aber auch kleinschneiden oder die getrockneten Blätter und Blüten mit den Fingern abstreifen und dann in einem Gefäß aufbewahren.
Die meisten Kräuter sollten nicht länger als ein Jahr aufbewahrt werden. Ausnahmen siehe Pflanzenbeschreibung.

Zubereitungsarten

Die wohl bekannteste und gebräuchlichste Art, Heilpflanzen als Heilmittel zu verwenden, ist ein Teeaufguß aus getrockneten Kräutern. Diese Zubereitungsart entsprang wohl dem Bedürfnis und meist auch der Notwendigkeit, Heilpflanzen auch dann zur Behandlung von Krankheiten zur Verfügung zu haben, z.B. im Winter, wenn es keine frischen Pflanzen mehr gibt.
In der Volksmedizin erfreut sich diese Darreichungsform großer Beliebtheit. In der modernen Medizin wird sie aber als ungeeignet angesehen. Ein Grund hierfür liegt in der starken Schwankung des Wirkstoffgehalts von Heilpflanzen. Der Wirkstoffgehalt ist ganz wesentlich von Umweltbedingungen des Pflanzenstandortes, z.B. Klima, Bodenbeschaffenheit, Sonneneinstrahlung und Düngung, abhängig. Auch die Erntezeit, Trocknung und Lagerung wirken sich auf die Wirkstoffkonzentration aus.
Die pharmazeutische Industrie versucht, diese Probleme einerseits durch züchterische Maßnahmen, z.B. einheitliches genetisches Samenmaterial, und andererseits auch durch biologische und chemische Standardisierungen in den Griff zu bekommen. Durch eine genaue Kräuteraufbereitung konnten auch im Bereich der Teeanwendung standardisierte Zubereitungsformen wie z.B. Instanttee, Tubentee, Teebeutel entwickelt werden. Diese Fertigpräparate sind in ihrer Handhabung schnell und bequem und eignen sich, meiner Ansicht nach, für ein rasches Frühstück oder am Arbeitsplatz. In der Regel sollte ein Heilpflanzentee aber möglichst aus einer losen Kräutermischung zubereitet werden.
Es stellt sich nun die Frage, warum ein Kräuteraufguß überhaupt wirksam ist. Die Wirkstoffe, die in den Pflanzen enthalten sind, bleiben auch beim Trocknen erhalten. Durch den Trockenvorgang kommt es lediglich zu einem Wasserverlust der Pflanze, der Zellsaft mit den Wirkstoffen trocknet ein, die Wirkstoffe lagern sich an oder in den Zellwänden ab. Durch die Trocknung kommt es zum »Reaktionsstillstand« in der Pflanze, d.h. es finden keine Abbauprozesse mehr statt.
Wird nun bei der Zubereitung eines Tees die getrocknete Pflanze mit heißem oder bei einigen Pflanzen auch mit kaltem Wasser übergossen, so dient das Wasser quasi als Lösungsmittel. Die wasserlöslichen Wirkstoffe und andere wichtige Begleitstoffe werden herausgelöst, ein pflanzliches Heilmittel in Teeform ist fertig.
Der Grund, mehrere Kräuter in einer Teemischung zu verwenden, besteht darin, daß man mit einer Kräutermi-

schung eine breitere Wirkung erreichen kann. Dabei kommt es aber nicht zu einer willkürlichen Zusammenmischung, sondern die Kräuter sollen sich gegenseitig ergänzen und unterstützen, was dann zu einer Wirkungsverstärkung führt. Anhand eines Hustentees für einen chronischen Husten mit festsitzendem Schleim möchte ich dies erläutern:
1. Hauptmittel mit entsprechendem Wirkstoff: Huflattich.
2. Ergänzungsmittel: wirkt z.B. kräftigend und schleimlösend, z.B. Alant, Schlüsselblume, Lungenkraut.
3. Geschmacksmittel: Fenchel, Anis.
4. Verschönerungsmittel: sie sollen der Teemischung auch ein schönes Aussehen geben, z.B. Königskerze, Malve.

Bei der Anwendung von Kräutern gibt es aber nicht nur die Zubereitungsart in Form eines Tees, sondern auch als Frischsaft, Tinktur, Sirup und Wein. Äußerlich gebraucht man sie als Umschlag, Öl, Spiritus, Salbe und auch gerne als Badezusatz. Auf die industriell hergestellten Darreichungsformen in Form von Tabletten, Dragees, Tropfen oder als Mittel zum Spritzen sei hier nur hingewiesen.

Kräutertee

Die Zubereitung der Heilkräuter (s.u.) richtet sich nach den jeweils verwendeten Pflanzenteilen – Blüten, Blätter, ganzes Kraut, Wurzel, Samen oder Rinde. In der Apothekerfachsprache bezeichnet man die getrockneten Kräuter als Droge. Die einzelnen Pflanzenteile bezeichnet man wie folgt:

Flores = Blüten
Folia = Blätter
Herba = ganzes Kraut
Radix = Wurzel
Fructus = Frucht
Semen = Samen
Cortex = Rinde

Kaltwasserauszug (Mazerat) Bei einem hohen Gehalt an Schleimstoffdrogen in der Pflanze, z.B. Eibisch und Malve, ist ein Kaltwasserauszug angezeigt. Auch bei einigen Arten, die einen unerwünscht hohen Gerbstoffgehalt haben, z.B. Bärentraubenblätter und Baldrian, ist ein Kaltwasserauszug günstiger. Dazu werden die getrockneten Pflanzen (1 Eßl auf ¼ l Wasser) mit kaltem Wasser übergossen und ca. 8–10 Stunden stehengelassen. Danach abseihen, den Auszug kurz erwärmen und dann abfiltern.

Aufguß (Infus) Der Aufguß ist die gebräuchlichste Zubereitungsart für einen Kräutertee. Er eignet sich besonders für Blüten, Blätter oder ganzes Kraut. Die Kräuter werden mit kochendem Wasser übergossen (1 Eßl auf ¼ l Wasser). Dann läßt man sie zugedeckt 5–10 Minuten ziehen, danach abseihen. Den Tee kann man bei Bedarf mit Honig süßen.

Abkochung (Dekokt) Eine Abkochung macht man hauptsächlich bei holzigen Pflanzenteilen (Wurzel, Rinde). Die Kräuter (1 Eßl auf ¼ l Wasser) werden in einem emaillierten Topf ca. 5 Minuten bei schwacher Hitze gekocht, dann noch ca. 5 Minuten ziehen lassen, danach abfiltern.

Kräuterfrischsäfte
Diese Zubereitungsart ist dann zu empfehlen, wenn man die empfindlichen Vitamine und Aromastoffe voll erhalten möchte. Frischsäfte benutzt man gern zur entschlackenden, blutreinigenden Frühjahrskur. Dazu zerkleinert man die frischen Kräuter mit dem Mixer und preßt sie dann durch ein Leinentuch. Bei Bedarf kann man auch etwas Wasser dazugeben. Einfacher geht es natürlich mit einem Entsafter. An Kräutern eignen

sich dazu Brennessel, Löwenzahn, Brunnenkresse, Sauerampfer, Spitz-Wegerich, aber auch andere Frühjahrskräuter.

Tinkturen
Tinkturen stellt man aus frischen oder getrockneten Kräutern her. Sie enthalten viele Wirkstoffe, da der Alkohol ein gutes Lösungsmittel ist. Dazu übergießt man die Kräuter mit 70prozentigem Alkohol und läßt sie zugedeckt an einem dunklen Ort ca. 1 Woche lang stehen. Danach durch ein Leinentuch auspressen. Zum Gebrauch werden Tinkturen immer mit Wasser verdünnt.

Kräuterwein
Kräuterweine stellte man her, indem man frische Kräuter (ca. 1 Handvoll auf 1 Flasche Wein) in einem guten trockenen Weißwein 5-7 Tage ziehen läßt. Danach abfiltern. Kräuterweine waren vor allem im Mittelalter die bevorzugte Zubereitungsart. Heute gebraucht man sie noch als Stärkungsmittel (z.B. Rosmarinwein) oder zur Appetitanregung (Angelikawein u.a.).

Kräuterschnaps – Kräuterlikör
Frische Kräuter mit 50prozentigem Weingeist oder einem guten klaren Schnaps übergießen und dann ca. 2-4 Wochen gut verschlossen stehen lassen. Die Menge der Kräuter und die Zeitdauer des Ziehenlassens sind Erfahrungssache, ja nachdem, ob er kräftiger, herber oder milder sein soll. Danach durch ein Leinentuch pressen. Für einen Likör muß man den Ansatz noch mit einer Zucker- oder Honiglösung versetzen.

Kräuteröl
Kräuteröle finden zweierlei Verwendung. Als Heilmittel eignen sie sich zum Einreiben bei rheumatischen Beschwerden und Muskelverspannung, z.B. Johanniskrautöl, Lavendelöl. Als Würzmittel nimmt man sie zur Salatzubereitung, z.B. Basilikumöl.
Man füllt dazu eine durchsichtige Flasche oder ein Einmachglas zur Hälfte mit frischen Kräutern und gießt dann ein gutes kalt geschlagenes Öl darauf. Gut verschlossen an einem warmen, hellen Platz aufstellen. Den Ansatz des öfteren kräftig durchschütteln. Wie lange der Ansatz ziehen muß, richtet sich nach den jeweiligen Kräutern; z.B. Basilikumöl ca. 1 Woche, Johanniskrautöl bis zu 3 Wochen, Lavendelöl ca. 2 Wochen. Nachdem das Öl fertig ist, filtert man es durch ein Leinentuch ab, preßt den Kräutersatz nochmals richtig aus und füllt alles in dunkle Flaschen. Kühl aufbewahren!

Kräuteressig
Kräuteressig dient in der Regel zum Würzen. In ein Glas gibt man einige Zweige oder Blätter, z.B. Estragon, Dill, Thymian, und füllt dann mit einem guten Obstessig auf. Gut verschlossen ca. 2 Wochen an einem warmen, hellen Platz ziehen lassen. Die Kräuter können auch während des späteren Gebrauchs in der Flasche verbleiben.

Kräuterumschläge
Kräuterumschläge verwendet man meist bei Verstauchungen, Prellungen, Muskelverspannungen, Furunkel u.a. Dazu werden 2 Eßlöffel getrockneter Kräuter mit ¼ l kochendem Wasser übergossen. Zugedeckt ca. 10 Minuten ziehen lassen. Damit feuchtet man ein Leinentuch, eine Kompresse oder auch Mullbinde an und legt sie dann auf die betroffene Stelle. Je nach Art der Beschwerden muß der Umschlag kalt oder warm aufgelegt werden. Bei Verletzungen immer kalte Umschläge, bei Verspannungen und Furunkel eher warme Umschläge.

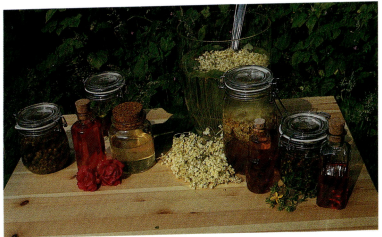

Eine kleine Auswahl der zahlreichen »Kräuterköstlichkeiten«.

Kräuterspiritus
Sie werden wegen ihrer durchblutunganregenden Wirkung zur äußerlichen Einreibung bei rheumatischen Schmerzen, Neuralgien, Verspannungen verwendet. Verwendung finden z. B. Wacholderbeeren. Kalmuswurzel, Arnikablüten.

Kräuterbäder
Kräuterbäder wirken reinigend auf die Haut, fördern die Durchblutung und lösen Verkrampfungen. Man übergießt eine Handvoll getrockneter Kräuter mit 1 l kochendem Wasser und läßt sie ca. 20 Minuten lang ziehen. Durch ein Tuch filtern und ins Badewasser geben. Man kann die Kräuter aber auch in ein Leinensäckchen geben und dieses dann einfach ins Badewasser hängen. Ein Kräuterbad mit anregenden Kräutern, z. B. Rosmarin, sollte man morgens machen. Bei beruhigenden Kräutern, z. B. Hopfen, Melisse, badet man abends. Die Badedauer ist ca. 20 Minuten. Anschließend sollte man sich nicht abtrocknen, sondern nur leicht abtupfen und nochmals 30 Minuten nachruhen.

Hinweise zur Selbstbehandlung

Die Verwendung von Kräutern ist die bekannteste und gebräuchlichste Art der Selbstbehandlung. Einen Arzt aufsuchen sollte man aber unbedingt, wenn
- es zu keiner Linderung der Beschwerden innerhalb von ca. 3–4 Wochen kommt;
- anfänglich eine Besserung eintritt, aber nach Beendigung der Anwendung erneut Beschwerden auftreten;
- es während der Behandlung zu allergischen Reaktion, z. B. Hautausschlag, Atem- oder Kreislaufbeschwerden kommt.

Grundsätzlich empfiehlt es sich, vor jeder Langzeitbehandlung und bei chronischen Krankheiten den Arzt um Rat zu fragen.

Welche Kräuter sind bei welchem Leiden angezeigt?

In der Übersicht sind die wichtigsten und am häufigsten verwendeten Heilpflanzen in Bezug auf ihren Anwendungsbereich aufgeführt. Die Tabelle soll das Arbeiten mit dem Buch erleichtern. Möchte man sich z.B. über die wichtigsten »Herzpflanzen« eingehender informieren, so findet man sie in der Tabelle genannt. Nicht gedacht ist die Tabelle zum Zusammenstellen einer Teemischung.

Verdauungsorgane
Magen: Kamille, Pfefferminze, Melisse, Fenchel, Anis, Kalmus, Pestwurz, Tausendgüldenkraut, Enzian, Engelwurz, Isländisch Moos, Kohl, Schafgarbe, Wermut.
Darm: Kamille, Pfefferminze, Kümmel, Eichenrinde, Blutwurz, Heidelbeeren, Odermenning, Brombeere, Thymian, Fenchel, Faulbaum, Knoblauch, Schafgarbe, Schlehe, Lein.
Leber, Galle: Pfefferminze, Mariendistel, Löwenzahn, Erdrauch, Schafgarbe, Ringelblume, Wermut, Beifuß, Brennessel.

Kreislauforgane
Herz: Weißdorn, Roter Fingerhut, Maiglöckchen, Frühlings-Adonisröschen, Arnika, Melisse, Besenginster, Knoblauch, Herzgespann.
Blutdruck: Weißdorn, Mistel, Knoblauch.
Durchblutung: Rosmarin, Immergrün, Brennessel, Wacholder, Salbei, Lavendel.
Venen: Steinklee, Weinraute, Roßkastanie.

Atmungsorgane
»Erkältung«, Grippe: Linde, Holunder, Heckenrose, Sanddorn, Sonnenhut, Fichte.
Rachen: Salbei, Kamille, Blutwurz, Odermenning, Eibisch, Eiche, Malve, Schwarze Johannisbeere.
Bronchien: Huflattich, Spitz-Wegerich, Malve, Eibisch, Lungenkraut, Königskerze, Thymian, Sonnentau, Veilchen, Schlüsselblumen, Bibernelle, Anis, Isländisch Moos, Alant, Kapuzinerkresse, Dost, Fenchel, Seifenkraut.

Harnorgane
Niere: Goldrute, Wacholder, Liebstöckel, Petersilie, Bohne, Acker-Schachtelhalm, Birke, Brennessel, Heidekraut, Bärentraube, Hauhechel, Quecke.
Blase: Bärentraube, Kapuzinerkresse, Bruchkraut, Birke.
Prostata: Brennessel, Kürbis.

Rheuma und Stoffwechsel
Löwenzahn, Acker-Stiefmütterchen, Brennessel, Birke, Bohne, Pfefferminze, Wacholder, Brunnenkresse, Herbstzeitlose, Acker-Schachtelhalm, Schlehe.

Nervensystem
»Beruhigend«: Hopfen, Baldrian, Lavendel, Hafer.
»Stimmungsaufhellend«: Johanniskraut, Melisse, Rosmarin, Salbei, Eisenkraut.

Haut
Acker-Stiefmütterchen, Walnuß, Birke, Eiche, Brennessel, Löwenzahn, Ackerschachtelhalm, Malve, Blutwurz, Kamille, Klette.

»Frauenbeschwerden«
Melisse, Schafgarbe, Hirtentäschelkraut, Frauenmantel, Gnadenkraut, Taubnessel, Dill, Kümmel, Brennessel, Salbei, Kamille.

Äußerliche Anwendung
Wunden: Kamille, Johanniskraut, Sonnenhut, Beinwell, Arnika, Schafgarbe, Hirtentäschelkraut, Ringelblume.
Verstauchungen, Prellungen: Arnika, Gänseblümchen, Beinwell.

Bewährte Rezepte aus der Praxis

Die Zahlenangaben beziehen sich auf Gewichtsanteile (in Gramm).

»Grippetee«
Lindenblüten 30.0
Holunderblüten 20.0
Hagebuttenfrüchte ohne Samen 20.0
Zubereitung: Infus

»Gurgelmischung« bei Halsentzündungen
Blutwurzwurzel 20.0
Eichenrinde 10.0
Zubereitung: Infus

Hustentee bei trockenem Husten
Huflattichblätter 30.0
Malvenblüten 20.0
Eibischwurzeln 20.0
Thymiankraut 10.0
Zubereitung: Mazerat oder Infus

Hustentee bei krampfhaftem Husten
Thymiankraut 30.0
Spitzwegerichkraut 10.0
Seifenkraut 10.0
Huflattichblätter 10.0
Fenchelfrüchte 10.0
Zubereitung: Infus

Hustentee bei zähem Schleim
Thymiankraut 20.0
Süßholzwurzel 20.0
Spitzwegerichkraut 20.0
Königskerzenblüten 10.0
Anisfrüchte 10.0
Zubereitung: Infus

Herzstärkender Tee
Weißdornblüten u. -blätter 30.0
Melissenblätter 20.0
Herzgespannkraut 20.0
Johanniskraut 10.0
Zubereitung: Infus

Kreislaufanregender Tee
Weißdornblüten u. -blätter 20.0
Rosmarinkraut 20.0
Melissenblätter 20.0
Eisenkraut 20.0
Zubereitung: Infus

Tee bei Magenkatarrh mit Durchfall
Kamillenblüten 20.0
Schafgarbenkraut 20.0
Heidelbeerfrüchte 10.0
Brombeerblätter 10.0
Zubereitung: Infus

Tee bei Magenkatarrh mit Krämpfen
Kamillenblüten 30.0
Melissenblätter 20.0
Johanniskraut 20.0
Fenchelfrüchte 10.0
Kalmuswurzel 10.0
Zubereitung: Infus

Tee bei Verdauungsbeschwerden mit Völlegefühl und Blähungen
Fenchelfrüchte 10.0
Kümmelfrüchte 10.0
Pfefferminzblätter 20.0
Thymiankraut 10.0
Ringelblumenblüten 10.0
Zubereitung: Infus

»Galletee«
Löwenzahnkraut mit Wurzel 20.0
Pfefferminzblätter 20.0
Erdrauchkraut 20.0
Ringelblumenblüten 10.0
Zubereitung: Infus

Tee zur Verhinderung von Gallensteinen nach einer Operation
Löwenzahnkraut mit Wurzel 20.0
Brennesselblätter 20.0
Erdrauchkraut 10.0
Mariendistelfrüchte 10.0
Zubereitung: Infus

Tee bei Verdauungsbeschwerden mit Verstopfung
Pfefferminzblätter 20.0
Faulbaumrinde 20.0
Ringelblumenblüten 10.0
Fenchelfrüchte 5.0
Zubereitung: Infus

Nierentee mit wassertreibender Wirkung
Bohnenschalen 20.0
Birkenblätter 20.0
Ackerschachtelhalmkraut 10.0
Brennesselblätter 20.0
Löwenzahnkraut 10.0
Zubereitung: Infus

Tee bei Blasenentzündung
Birkenblätter 20.0
Bärentraubenblätter 20.0
Heidekrautspitzen 10.0
Hauhechelwurzel 10.0
Zubereitung: Mazerat

Tee bei chronischen Nierenbeschwerden
Goldrutenkraut 20.0
Ackerschachtelhalmkraut 10.0
Melissenblätter 20.0
Zubereitung: Infus

Kräutertee zur Scheidenspülung bei Ausfluß
Weiße Taubnesselblüten 20.0
Frauenmantelblätter 20.0
Kamillenblüten 20.0
Zubereitung: Infus

Tee bei krampfartigen Menstruationsbeschwerden
Kamillenblüten 20.0
Melissenblätter 20.0
Pestwurzwurzel 10.0
Gänsefingerkraut 20.0
Zubereitung: Infus

Tee zur Geburtserleichterung
Frauenmantelblätter 20.0
Himbeerblätter 10.0
Dillfrüchte 10.0
Fenchelfrüchte 10.0
Melissenblätter 20.0
Zubereitung: Infus

»Blutreinigungstee« bei chronischen Hautkrankheiten und rheumatischen Beschwerden
Brennesselblätter 20.0
Löwenzahnwurzel mit Kraut 20.0
Birkenblätter 20.0
Schlehenblüten 10.0
Fenchelfrüchte 10.0
Ackerstiefmütterchenkraut 20.0
Zubereitung: Infus

Stoffwochselanregende, entspannende Teemischung
Melissenblätter 20.0
Johanniskraut 20.0
Schlehenblüten 10.0
Goldrutenkraut 20.0
Brennesselblätter 20.0
Zubereitung: Infus

»Kopfschmerztee«
Melissenblätter 20.0
Lavendelblüten 10.0
Hopfenzapfen 10.0
Rosmarinkraut 10.0
Pfefferminzblätter 10.0
Zubereitung: Infus

Tee mit stimmungsaufhellender, belebender Wirkung
Johanniskraut 30.0
Rosmarinkraut 10.0
Melissenblätter 20.0
Kalmuswurzel 10.0
Eisenkraut 20.0
Zubereitung: Infus

»Schlaftee«
Melissenblätter 20.0
Hopfenzapfen 10.0
Lavendelblüten 10.0
Baldrianwurzel 10.0
Zubereitung: Infus

Johanniskrautöl
2 Handvoll Johanniskrautblüten in ein Einmachglas geben. Mit einem Stampfer leicht zerdrücken, bis sich eine rote Verfärbung der Blüten zeigt. Mit ca. 1 l Sonnenblumenöl übergießen und zugedeckt an einem hellen Platz ca. 3 Wochen ziehen lassen. Nach dieser Zeit sollte das Öl eine rote Farbe haben. Durch ein Leinentuch abfiltern. Eignet sich innerlich zur Anregung des Gallefluß

und wirkt magenstärkend. Äußerlich bei Neuralgien und Muskelschmerzen.

Kamillenöl
2 Handvoll Kamillenblüten in ein Einmachglas geben und mit 1 l Sonnenblumenöl übergießen. An einem hellen Platz ca. 2 Wochen zugedeckt ziehen lassen. Anschließend durch ein Leinentuch abfiltern. Eignet sich innerlich bei Magenbeschwerden und Verdauungsstörungen. Äußerlich bei Muskelverspannungen und als Umschlag bei Wunden.

Wacholderspiritus
20 g Wacholderbeeren in einem Mörser zerstoßen. Mit 100 ml 70prozentigem Alkohol übergießen und an einem dunklen Ort zugedeckt ca. 2 Wochen ziehen lassen. Durch ein Leinentuch abfiltern. Eignet sich zu Einreibungen bei rheumatischen Gelenkschmerzen und Muskelverspannungen.

Holundererkältungssaft
1 kg Holunderbeeren mit ca. 100 ml Wasser 10 Minuten leicht kochen lassen. Durch ein Sieb oder Tuch pressen. Den Saft mit 200 g Honig vermischen, nochmals kurz erwärmen und sofort heiß in saubere Flaschen abfüllen. Im Kühlschrank hält sich der Saft einige Monate. Der Saft ist ein wohlschmeckendes, stärkendes Getränk, vor allem für die »Grippezeiten«.

Löwenzahnwein
2 Handvoll Löwenzahnblüten mit 1 l Wein (Riesling) übergießen und zusammen mit 2 Pfefferminzblättern 1 Woche zugedeckt ziehen lassen. Durch ein Tuch abfiltern. Eignet sich zur Anregung der Gallensekretion und Nierentätigkeit.

Kümmellikör
30 g zerstoßenen Kümmel mit 0,5 l guten Korn übergießen und zugedeckt 2 Wochen ziehen lassen. Abfiltern und mit 50 g Zucker vermischen. Gut verschlossen und kühl aufbewahren. Eignet sich bei Magenbeschwerden mit Blähungen.

Spitzwegerichsirup
2-3 Handvoll saubere Spitzwegerichblätter klein hacken. Die Blätter zusammen mit ⅛ l Wasser in einem Topf langsam erhitzen. Nach ca. 15 Minuten 300 g Honig dazugeben und bei schwacher Hitze nochmals 15 Minuten auf dem Herd stehen lassen. Die Flüssigkeit in ein Glasgefäß gießen und 24 Stunden an einem warmen Ort ziehen lassen. Danach nochmals kurz erwärmen, durch ein Tuch pressen und heiß in saubere Gläser füllen. Gut verschlossen und kühl aufbewahren. Dieser Sirup ist ein gutes Heilmittel bei festsitzendem Husten.

Blütenessig
Blüten von sommerblühenden Kräutern und 100 g reife, geviertelte Erdbeeren mit einem ¾ l guten Obstessig übergießen. Zugedeckt an einem sonnigen Ort ca. 1 Woche ziehen lassen. Den roten, duftenden Essig abfiltern und in eine Flasche füllen. Eignet sich zum Würzen von Salaten und wirkt außerdem noch magenstärkend und verdauungsfördernd. Als Blüten kann man verwenden: Taubnessel, Malve, Lavendel, Fenchel, Ringelblume u. a.

Sammelkalender

Der Sammelkalender ermöglicht einen raschen Überblick, wann welche Pflanze bzw. welcher Pflanzenteil gesammelt werden kann.
Es werden in der Tabelle nur die Pflanzen genannt, die
- gebräuchlich sind,
- häufig vorkommen und
- unbedenklich verwendet werden können.

Kräuter	März	April	Mai	Juni	Juli	Aug.	Sept.	Okt.
Alant		Wurzel					Wurzel	Wurzel
Augentrost					Kraut	Kraut		
Bachbunge			zarte Triebe	zarte Triebe				
Baldrian							Wurzel	Wurzel
Bärenklau		zarte Blätter	zarte Blätter					
Beifuß						Stengelspitzen	Stengelspitzen	
Beinwell			zarte Blätter	zarte Blätter	zarte Blätter			
Berberitze							Früchte	Früchte
Birke		zarte Blätter						
Brennessel			zarte Blätter	zarte Blätter	zarte Blätter			
Brombeere		Blätter					Früchte	Früchte
Brunnenkresse	zarte Blätter	zarte Blätter						
Dost					Kraut	Kraut		
Eberesche								Früchte
Engelwurz		Wurzel					Wurzel	Wurzel
Erdrauch				Kraut	Kraut			
Faulbaum		Rinde						
Fichte			zarte Triebe					
Frauenmantel			Blätter	Blätter				
Gänseblümchen		Blüten u. Blätter	Blüten u. Blätter	Blüten u. Blätter	Blüten u. Blätter			
Gänse-Fingerkraut			Blüten u. Blätter	Blüten u. Blätter				
Giersch		zarte Triebe	zarte Triebe					
Goldrute						Stengelspitzen	Stengelspitzen	
Gundermann	zarte Blätter	zarte Blätter	zarte Blätter					
Hauhechel					Kraut	Kraut		
Heckenrose							Früchte	Früchte
Heidekraut						Stengelspitzen	Stengelspitzen	
Heidelbeere						Früchte	Früchte	
Himbeere		Blätter			Früchte	Früchte		
Hirtentäschelkraut				Kraut	Kraut			
Holunder				Blüten		Früchte	Früchte	
Hopfen		zarte Triebe					Blütenstände	Blütenstände

Sammelkalender

Kräuter	März	April	Mai	Juni	Juli	Aug.	Sept.	Okt.
Huflattich	Blüten		Blätter					
Johannisbeere		Blätter		Früchte				
Johanniskraut					Blüten			
Kamille				Blüten				
Klette							Wurzel	
Königskerze				Blüten				
Labkraut					Kraut			
Linde					Blüten			
Löwenzahn		Blätter u. Blüten					Wurzel	
Lungenkraut	Kraut							
Mädesüß					Blüten			
Odermennig					Kraut			
Pestwurz	Wurzel							
Pfefferminze			Kraut					
Quendel					Kraut			
Sanddorn							Früchte	
Sauerampfer		zarte Blätter						
Schachtelhalm				Kraut				
Schafgarbe		Blätter			Kraut			
Scharbockskraut	zarte Blätter							
Schlehe	Blüten						Früchte	
Steinklee						Kraut		
Stiefmütterchen			Kraut					
Taubnessel		zarte Blätter u. Blüten						
Veilchen	Blüten							
Vogelmiere		zarte Triebe						
Waldmeister			Kraut					
Walnuß			Blätter				Früchte	
Wegerich		zarte Blätter						
Wegwarte						Kraut		
Weide	Rinde							
Weißdorn			Blüten u. Blätter					
Wiesenknopf		Blätter						
Wiesen-Schaumkraut	Blätter							

Kulturstandorte

Bockshornklee
Trigonella foenum-graecum

Schmetterlingsblütler – *Fabaceae*

[K] Einjährige, bis 60 cm hohe Pflanze. Stengel kräftig, stark verzweigt. Blätter kurzgestielt, mit meist 3 länglichen Blättchen. Blüten gelblichweiß, in den Blattachseln sitzend. Frucht 7–10 cm lang, säbelartig gebogen, enthält 5–20 Samen. Blütezeit: April bis Juli.

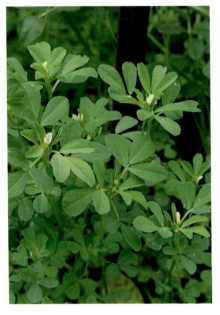

[S] Angebaut, gelegentlich verwildert.
[V] Ursprüngliche Heimat ist das Mittelmeergebiet.
[I] Schleimstoffe, Spuren eines fetten und eines ätherischen Öles, Saponin, und ein Alkaloid, das Trigonellin.
[E] Geerntet werden im Herbst die reifen Samen.

Die Verwendung des Bockshornklees ist uralt. In Ägypten war er eine wichtige Arznei- und Kultpflanze. Auf dem Papyrus Ebers finden sich Rezepturen für die Behandlung von Brandwunden mit Bockshornklee. Aber auch in China, Indien, in Griechenland und bei den Römern war der Samen sehr geschätzt. Gebraucht wurde er hauptsächlich als ein erweichendes und zerteilendes Schleimmittel. Karl der Große führte ihn als Futtermittel nach Mitteleuropa ein. Von der hl. Hildegard wird er bereits als Heilmittel gegen Hautkrankheiten erwähnt. Die Ärzte des Mittelalters übernahmen im allgemeinen diese Anwendungsart. Bei Lonicerus findet sich eine interessante Verwendung als Kosmetikum: »Bockshorn mit Rosenöl gesotten und den Leib damit beschmiert, macht eine schöne Farbe, vertreibt das Übelriechen des Mundes, auch den Gestank am Leib, so von faulem Schweiß entspringt.«

In der Volksmedizin findet der Brei von Bockshornkleesamen Verwendung als Umschlag bei Geschwülsten und Furunkeln. Der Tee soll bei Verschleimung der Lunge und bei Mandelentzündungen hilfreich sein. Bockshornklee in Öl aufgeweicht soll zur Förderung des Haarwuchses dienlich sein. Auch als Mittel gegen die Zuckerkrankheit wurde er verwendet.

Heutzutage empfiehlt sich noch die äußerliche Verwendung als Breiumschlag. Grob gemahlener Bockshornkleesamen wird mit warmen Wasser zu einem Brei vermischt, auf ein Leinentuch gestrichen und dann auf die betreffende Stelle gelegt. Bei Nagelbettentzündungen, Furunkeln, Karbunkeln und Schleimbeutelentzündung wirkt er erweichend und schmerzlindernd.

Weil er gepulvert stark riecht, findet er auch als magenstärkendes und anregendes Gewürz Verwendung. Er ist Bestandteil der exotischen Gewürzmischung »Curry«.

Kulturstandorte

Bohne
Phaseolus vulgaris
Schmetterlingsblütler – *Fabaceae*

[K] Ausdauernde Kletterpflanze, die sich bis zu 5 m hochranken kann. Blätter langgestielt, mit 3 bis zu 20 cm langen Blättchen. Blüten weiß oder rot, langgestielt. Fruchthülse flach, 10–20 cm lang. Blütezeit: Juni bis September.

[S] Angebaut; stellt keine besonderen Ansprüche an den Boden. Wegen der Frostempfindlichkeit werden die Bohnen erst ab Mitte Mai ausgelegt.

[V] Ursprünglich im tropischen Amerika beheimatet, gelangte etwa im 16. Jh. nach Europa.

[I] Flavone, Glukokinin, Aminosäuren, Phytoalexine.

[E] Geerntet werden die vollreifen Früchte. Die Bohnen werden entfernt, die Schalen kleingeschnitten und an einem luftigen, schattigem Platz getrocknet. Bohnen dürfen nie roh verzehrt werden, da sie giftig sind!

Die Sau- und Puffbohne, eine europäische Bohnenart, wurde von den Ärzten des klassischen Altertums häufig verwendet; Bock, Matthiolus und andere Kräuterbuchautoren des Mittelalters schätzten ihre harntreibende Wirkung. Sie warnen aber vor reichlichem Genuß, da sie eine »Melancholische Speiß« sei, die ein »schwer Geblüt« mache. Osiander schreibt in seinem Buch »Volksarzneymittel«, daß heißes Bohnenmehl äußerlich angewendet hilfreich bei Gicht und Rheuma ist. Auch das Aufstreuen von Bohnenmehl auf juckende, nässende Ekzeme zeige gute Erfolge.

In der Volksmedizin wird Bohnenschalentee u. a. auch bei Blutzuckererkrankung getrunken.

Die diuretische – wassertreibende – Wirkung der Bohnenschalen konnte wissenschaftlich exakt nachgewiesen werden. Seine Verwendung empfiehlt sich von daher besonders bei Nieren- und Blasenleiden. Die Bohnenschalen sind auch sinnvoller Bestandteil einer Teemischung zur Stoffwechselanregung. Im Volksmund spricht man von entschlakkender und blutreinigender Wirkung. Dies macht man sich zunutze bei rheumatischen Beschwerden und bei Gicht. Von einer Verwen-

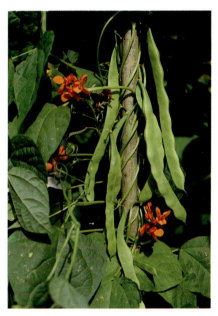

dung bei Diabetes – Blutzuckerkrankheit – sollte man absehen.

Mit dem Volksglauben ist die Bohne mannigfach verknüpft. Das zeigen die Redensarten, die sich um den rechten Zeitpunkt des Säens drehen. So sagt man z. B. in Haiger im Siegerland: »De Buhn sull't Middoagläure hören« (Die Bohne soll Mittagsläuten – 11 Uhr – hören). Die Bohne sollte am »Buhnefaazdoag« (Bonifatius, 14. Mai) in die Erde gelegt werden.

Kulturstandorte

Weinraute
Ruta graveolens

Rautengewächse – *Rutaceae*

K Ausdauernde, bis 50 cm hohe Pflanze. Stengel rund, nach oben stark verästelt. Blätter wechselständig, unpaarig gefiedert. Von blaugrüner Farbe; mit durchscheinenden, punktförmigen Öldrüsen besetzt. Blüten stehen in einem doldenartigen Blütenstand. Mittlere Blüte mit 5 gelben Kronblättern, seitliche Blüten mit 4 Kronblättern. Früchte kleine grauschwarze Kapseln. Blütezeit: Juni bis Juli.

S Braucht einen sonnigen Platz. Boden sollte mager, durchlässig und etwas kalkhaltig sein.

V Stammt aus den südeuropäischen Mittelmeerländern.

I Ätherisches Öl, Flavone, Gerbstoffe, Furocumarine sowie Alkaloide.

E Die jungen Blätter können als Würze frisch geerntet werden. Zum Trocknen erntet man das gerade blühende Kraut. Gebündelt an einem trocknen, luftigen Ort aufhängen.

Die Raute zählt zu den vergessenen Heilpflanzen. Im Altertum und Mittelalter war sie eine hochgeschätzte Heil- und Zauberpflanze. Ihr Anwendungsbereich war sehr ausgedehnt. Sie galt als harntreibend, magenstärkend, wurde bei Asthma, Fallsucht und zur Geburtserleichterung ebenso gebraucht wie bei Ohrenschmerzen und als Wurmmittel. Zwei Anwendungen wurden besonders gerühmt und finden sich in allen Überlieferungen: Raute soll bei Augenleiden helfen und die Sehkraft stärken. So steht in einer mittelalterlichen Schrift: »Der Rauten Tugend ist, die Augen heiler machen.« Ferner war sie mit das wichtigste Mittel gegen tierische und pflanzliche Gifte. Sie galt als Gegengiftmittel. So heißt es dann auch: »Salbei und Rauten vermengt mit Wein, lassen dir den Trunk nicht schädlich sein.«

Aus den Klostergärten gelangte sie in die Bauerngärten und war lange Zeit eine beliebte Pflanze in der Volksmedizin. Sie wurde bei Magenschmerzen, Bauchkrämpfen der Kinder, als Salbe bei Geschwüren und als Augenmittel u.a.m. verwendet. Recht bekannt war auch ihre abortive Wirkung. In Gegenden Frankreichs nannte man sie deshalb auch »herbe à la belle fille« (Kraut des schönen Mädchens).

In der heutigen Pflanzenheilkunde findet die Raute keine Verwendung mehr.

In der Küche kann das frische Kraut in kleinen Mengen zum Würzen von Hammelfleisch, Soßen und Fischgerichten genommen werden.

Als Zauberpflanze hatte sie eine dämonenabwehrende Kraft. Wer eine Raute bei sich trug, z.B. als Amulett, war vor den Nachstellungen des Teufels sicher.

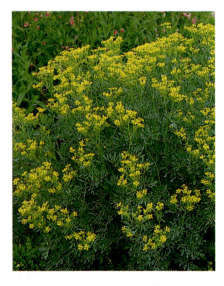

Kulturstandorte

Kapuzinerkresse
Tropaelum majus

Kapuzinerkressengewächse – *Tropaeolaceae*

[K] Einjährige, weitkriechende, zuweilen kletternde Pflanze. Stengel kahl, fleischig, wasserhaltig. Blätter auffallend kreisrund, Durchmesser 3–5 cm, schildförmig, d.h. Stengel sitzt in der Mitte der Blattunterseite. Blüten glockenförmig, gespornt. Blütenfarbe gelb, orange bis rot. Blütezeit: Mai bis Oktober.
[S] Sonniger bis halbschattiger Standort. Erde sollte nicht zu fett sein; frostempfindlich.
[V] Ursprüngliche Heimat ist Peru.
[I] Enthält Senfölglykoside, Vitamine und Schwefel.
[E] Die zarten Blätter können frisch geerntet werden. Sie eignen sich nicht zum Trocknen. Die unreifen Früchte können in Essig eingelegt zu Kapern konserviert werden.

Geschichtlich ist über die Pflanze wenig bekannt. In der Volksmedizin der peruanischen Indianer wurden die Blätter auf schlecht heilende Wunden gelegt.
Das in der Pflanze enthaltene Senfölglykosid wird auf enzymatischem Weg in einen scharf schmeckenden Wirkstoff umgewandelt. Dieser Wirkstoff hat eine breite antibakterielle Eigenschaft. Auf Sproßpilze der Soorgruppe und auf verschiedene Hautpilze wirkt er ebenso. Der Wirkstoff wird im Darm aufgenommen, über die Nieren ausgeschieden und über die Atemluft ausgeatmet. Die Kapuzinerkresse als Fertigpräparat eignet sich von daher besonders bei einfachen Infektionen im Harnwegsbereich und zur Behandlung von verschiedenen Atemwegserkrankungen, wie z.B. Luftröhrenentzündung und Bronchitis. Als unerwünschte Nebenwirkung kann es zur Magenschleimhautreizung kommen.
Zusätzlich besitzt die Kapuzinerkresse noch eine allgemein abwehrsteigernde Wirkung. Täglich ein paar frische Blätter im Salat oder Quark gegessen, sind zu empfehlen.

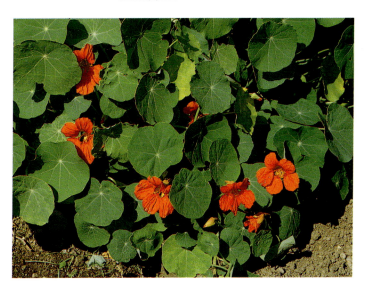

Kulturstandorte

Koriander
Coriandrum sativum

Doldengewächse – *Apiaceae*

[K] Einjährige, bis 70 cm hohe, kahle Pflanze. Stengel rund, fein gerillt, oben verzweigt. Blätter unten dreilappig, gekerbt; obere Blätter fein gefiedert. Blüten stehen in flachen Blütendolden. Kronblätter weiß bis rosa. Früchte hellbraun, kugelig, etwa 2–4 mm dick. Blütezeit: Juni bis Juli.

[S] Angebaut. Stellt wenig Ansprüche an den Standort. Sonniger Platz, lockerer, leicht kalkhaltiger Boden bevorzugt.

[V] Ursprünglich heimisch im Mittleren Osten und im Mittelmeerraum.

[I] Reichlich ätherisches Öl, etwas Bitterstoffe und Gerbstoffe.

[E] Geerntet werden die noch nicht voll ausgereiften Körner. Dazu werden die Samenstände abgeschnitten, gebündelt und zum Trocknen an einen luftigen, trockenen Platz aufgehängt. Später werden die reifen Körner über einem Leinentuch abgeschüttelt.

Koriander zählt zu den <u>ältesten Gewürzen</u>. In ägyptischen Papyrusschriften und alten indischen und chinesischen Medizinbüchern wird er erwähnt. Im Alten Testament findet sich auch eine Stelle, die belegt, daß Koriander sehr geschätzt war. »Und es war wie Koriandersamen und weiß und hatte einen Geschmack wie Semmel und Honig«. Dieser Vergleich aus der Bibel bezieht sich auf die göttliche Speise Manna. In der Volksmedizin findet er keine Verwendung.

Als Gewürz ist er fester Bestandteil der orientalischen Küche. Bei uns

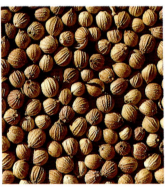

Vollreifer Koriandersamen.

wird er als Lebkuchengewürz und zum Einmachen von Roter Beete genutzt. Wegen seiner blähungswidrigen Eigenschaft findet er auch als <u>Brotgewürz</u> Verwendung.

Als stark duftende Pflanze galt er früher als dämonenabwehrend. In Westpreußen bestand der Aberglaube, daß, wer ein mit Koriander gewürztes Brot nicht ißt, eine Hexe sei. Die von Tabernaemontanus gegebene Empfehlung »Grün Corianderkraut tödtet die Flöh und Wandtläuß« war wohl eher ein Sympathiezauber. Denn das Kraut riecht unangenehm nach Wanzen, deswegen heißt es auch Wanzendill, Wanzenkraut.

Kulturstandorte

Petersilie

Petroselinum crispum

Doldengewächse – *Apiaceae*

[K] Ausdauernde, bis 80 cm hohe Pflanze. Wurzel ca. 20 cm lang, spindelförmig. Stengel rund, röhrig und oben verzweigt. Blätter je nach Art verschieden gefiedert. Blüte langgestielt, bildet eine Doppeldolde mit 10–20 Dolden. Einzelblüte klein, grüngelb. Frucht eiförmig, mit Längsrippen. Blütezeit: Juni bis Juli.
[S] Bei uns angebaut.
[V] Stammt aus dem südöstlichen Mittelmeergebiet.
[I] Ätherisches Öl mit dem giftigen Apiol (reichlich in den Samen enthalten), ein Glykosid, Mineralstoffe, Vitamin C.
[E] Die frischen Blätter können zum Würzen laufend geerntet werden. Die Wurzel wird im Herbst ausgegraben. Arzneiliche Verwendung finden die Samen.

In Ägypten spielte die Petersilie im Totenkult eine Rolle. Man bestattete die Toten mit Kränzen aus Eppich und Petersilie. Die Griechen und Römer schätzten ihre Heilkraft; als Gewürz war sie damals weniger bekannt. Dioskurides bezeichnet sie als harntreibend und menstruationsfördernd. Im Capitulare Karls des Großen und im Bauplan des Klosters von St. Gallen, die beide aus der gleichen Zeit stammen (9. Jh.), wird die Petersilie als Kulturpflanze für den »hortus« (Gemüsegarten) erwähnt. Die Ärzte des Mittelalters loben sie als Heil- und Gewürzpflanze. Bock sagt vom »Peterlein«: »Under allen Apiis ist kein breuchlicheres /als der gemein garten Peterling /«. In der Volksmedizin galt er als harntreibend, fieberwidrig und blutreinigend. Frisch zerquetschte Petersilie legte man auf Mückenstiche, Geschwüre und Milchknoten.

Die harntreibende Wirkung konnte in Versuchen nachgewiesen werden. Die Samen sind Bestandteil einer Teemischung bei Gicht, Rheuma, Nierengrieß und bei Krankheiten, bei denen eine entwässernde Wirkung erwünscht wird.
In der Küche findet das frische Petersilienkraut reichlich Verwendung, z. B. für Salate, zu Kartoffeln, Quarkgerichten, Suppen und Soßen. Die Petersilienwurzel wird häufig zum Würzen von Gemüseeintopfgerichten gebraucht.
Im Volksglaube und Brauchtum ranken sich zahlreiche Geschichten um die Petersilie. So trägt in Galizien

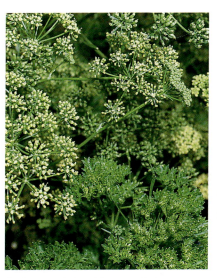

die Braut auf dem Weg zur Kirche Brot und Petersilie unter dem Arm, um die bösen Geister fernzuhalten. In Slowenien legte man der Wöchnerin die Pflanze unters Leinentuch, um sie vor Zauberei und dem Teufel zu schützen. Beim Säen mußte man lachen oder zornig sein, damit die Pflanze gut gedeiht; und wenn man die Pflanze versetzte, so mußte derjenige sterben, an den man gerade dachte.

Kulturstandorte

Wiesen-Kümmel
Carum carvi

Doldengewächse – *Apiaceae*

[K] Einjährige, bis 1 m hohe, kahle Pflanze. Stengel kantig, gerillt, schon von unten her verzweigt. Blätter fein gefiedert. Blüten stehen in 8- bis 16-strahligen Blütendolden; Einzelblüte klein, weiß-rosa. Früchte zerfallen in 2 Teilfrüchte, die länglich gebogen sind. Blütezeit: Juni bis August.

[S] Wildwachsend kommt der Wiesen-Kümmel in Mitteleuropa auf Wiesen, Weiden, an Wegrändern und häufig auf Bergwiesen vor. Der arzneilich verwendete Kümmel wird angebaut. Liebt feuchten, tiefgründigen Boden.

[V] In Mittel- und Nordeuropa häufig vorkommend; aber auch in Nordasien und Nordafrika verbreitet.

[I] Reichlich ätherisches Öl, vor allem Carvon, fettes Öl, Gerbstoffe, Bitterstoffe.

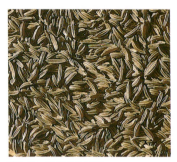

Vollreifer Kümmelsamen.

[E] Die noch nicht vollreifen Samenstände werden abgeschnitten, gebündelt und zum Trocknen aufgehängt. Die reifen Früchte werden abgerebelt und kurz nachgetrocknet.

Der Kümmel ist ein uraltes Gewürz. Bei Ausgrabungen von Pfahlbauten (3000 v. Chr.) fand man Kümmelsamen. Erste schriftliche Überlieferungen stammen aus dem »Capitulare« Karls des Großen. Den griechischen und römischen Ärzten war der Wiesen-Kümmel nicht bekannt. Sie verwendeten eine Art, die aus Kleinasien stammt. Kümmel galt in der mittelalterlichen Heilkunde, wie auch in der Volksmedizin als magenstärkend, blähungstreibend, erwärmend und harntreibend.

Nachgewiesenermaßen haben die ätherischen Öle eine krampflösende und verdauungsfördernde Wirkung. Kümmel ist wichtiger Bestandteil eines Magen- und Galletees, vor allem, wenn Blähungen und Verkrampfungen bestehen. Als Gewürz wird er gern bei blähenden Speisen, z.B. Kohlgerichten, verwendet. Aber auch zum Würzen von Wurst, Suppen, Soßen, Käse und Kartoffelspeisen eignet er sich.

Wegen seines Geruchs galt er als geheimnisvolle Pflanze. Er soll die Zwerge und Waldweiber vertreiben. Sie riefen: »Kümmelbrot macht Angst und Not!«

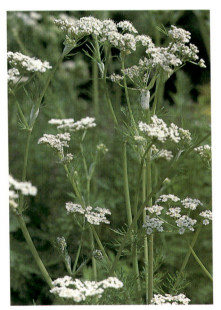

Kulturstandorte

Anis
Pimpinella anisum

Doldengewächse – *Apiaceae*

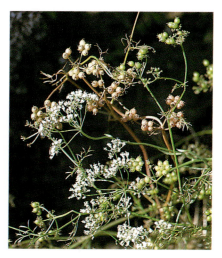

[K] Einjährige, bis 60 cm hohe Pflanze; Stengel ästig gerillt, feinbehaart. Bildet drei verschiedene Blattformen; Grundblätter langstielig, ungeteilt; mittlere Blätter 3- bis 5-fach gefiedert; obere Blätter schmal, tief eingeschnitten, kurzgestielt. Blütendolden mit 5–15 Kleindolden; Kronblätter weiß, herzförmig. Früchte eiförmig, kurzborstig. Blütezeit: Juli bis August.

[S] Braucht einen warmen, sonnigen Platz. Erde sollte humos, etwas kalkhaltig sein.

[V] Ursprüngliche Verbreitung östliches Mittelmeergebiet.

[I] Die Samen enthalten ätherisches Öl, vor allem Anethol, ferner Fett, Eiweiß und Zucker.

[E] Geerntet werden die Dolden, wenn die Früchte sich gelbbraun verfärben. Man bündelt sie und hängt sie trocken und luftig auf, Dolden nach unten. Im ausgereiften Zustand klopft man die Früchte heraus – Tuch darunter legen.

In seiner unsprünglichen Heimat war er seit alters her sehr geschätzt. Bereits 1500 v. Chr. wird er auf ägyptischen Papyrusaufzeichnungen erwähnt. Die Ärzte des Mittelalters gebrauchten ihn als erwärmendes und als verdauungsstärkendes Mittel. So schreibt Matthiolus 1626: »in summa / er öffnet / värmet / und stärcket alle innerliche Glieder.« Als volkstümliches Heilmittel wird er bei Krämpfen, Blähungen und bei Magenschwäche gebraucht – häufig in Form von Schnäpsen und Likören.

Anis hat aufgrund seines ätherischen Ölgehaltes eine gute schleimlösende Wirkung und ist daher ein wichtiger Bestandteil in einer Hustenteemischung. Die krampflösenden Eigenschaften nutzt man bei Beschwerden im Magen-Darm-Bereich. Er wirkt lindernd auf krampfartige Schmerzen und vertreibt Blähungen. Anis ist nicht nur wegen der Wirkung, sondern auch wegen seines guten Geschmacks ein häufig verwendeter Bestandteil in Husten- und Magen-Darm-Tees.

Anis galt in vielen ländlichen Gebieten als Aphrodisiakum. Am 30. November (Andreastag) sollte er besonders zauberkräftig sein. In Böhmen hieß dieser Tag »Anischtag«. Die Bauern bestrichen mit Anisöl ihren Taubenschlag, um die Tauben an den neuen Schlag zu gewöhnen.

Vollreifer Anissamen.

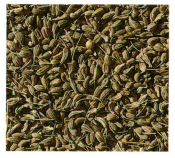

Kulturstandorte

Fenchel
Foeniculum vulgare

Doldengewächse – *Apiaceae*

[K] Mehrjährige Pflanze mit krautigem, bis 1,50 m hohem Stengel. Stengel markig, fein gerillt, bläulich angehaucht. Blätter fein gefiedert, wachsen aus langen Blattscheiden. Blüten gelb, in großen Dolden stehend. Frucht besteht aus zwei Teilfrüchten, Früchte gerippt. Blütezeit: Juli bis September.

[S] Braucht einen warmen, sonnigen Standort. Der Boden muß nährstoffreich, kalkhaltig, tiefgründig und feucht sein.

[V] Ursprünglich in den Mittelmeerländern beheimatet.

[I] Samen sind reich an ätherischen Ölen. Ferner fettes Öl, Eiweiß, Mineralstoffe und Zucker.

[E] Grüne Blätter können laufend geerntet werden. Die braunen, reifen Dolden werden abgeschnitten und ausgeklopft; dabei fällt der reife Samen heraus.

Seit alters her ist der Fenchel eine geschätzte Gewürz- und Heilpflanze. In den alten Hochkulturen Ägyptens, Arabiens und Chinas war er bekannt. Er wurde bei Blasen- und Nierenleiden, Lungenerkrankungen und gegen den Biß »toller« Hunde gebraucht. Plinius berichtet, daß sich die Schlangen, wenn sie ihre Haut abstreifen, ihre Augen mit Fenchelsaft stärken. Daß der Fenchelsaft auch gut für die Menschen ist, geht aus allen mittelalterlichen Kräuterbüchern hervor. Der Abt Walafrid Strabo beschreibt 838 n.Chr. auch die noch heute gültigen Heilwirkungen: »Augen stärkend, blähungstreibend, Husten lindernd.«

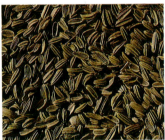

Vollreifer Fenchelsamen.

Durch seinen ätherischen Ölgehalt wirkt der Fenchel krampflösend und blähungstreibend. Fencheltee findet von daher Verwendung bei Säuglingsblähungen und Durchfall. Aber auch als Bestandteil eines Hustentees wird er wegen seiner schleimlösenden Eigenschaften und seines guten Geschmacks recht gern gebraucht. Umschläge mit Fenchelwasser wirken bei Entzündungszuständen am äußeren Auge angenehm lindernd. In der Küche wird er als Gewürz für Brot, Gebäck und Suppen verwendet.

Auch im Volksglauben hat er eine gewisse Bedeutung. Wahrsager sollen mit Fenchelsamen verzauberte Personen heilen.

Kulturstandorte

Dill

Anethum graveolens

Doldengewächse – *Apiaceae*

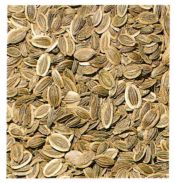

Vollreifer Dillsamen.

[K] Einjährige, bis 1,20 m hohe Pflanze. Stengel röhrig, fein gerillt. Blätter sehr fein gefiedert; Blattscheiden stengelumfassend. Blüten stehen in breiten Dolden; einzelne Blüten klein, Kronblätter honiggelb. Frucht flach, fast rund, gerippt. Blütezeit: Juni bis September.

[S] Braucht einen warmen, windgeschützten Standort; Erde sollte humusreich und trocken sein. Staunässe vermeiden.

[V] Ursprünglich beheimatet im Vorderen Orient und Mittelmeerraum.

[I] Hoher Gehalt an ätherischen Ölen; fette Öle, Flavone.

[E] Die grünen Blätter können als Würze laufend geerntet werden. Samen werden geerntet, wenn sie bräunlich werden. Stengel gebündelt an einem schattigen, luftigen Ort aufhängen; der trockene Samen fällt heraus. Tuch unterlegen.

Als Gewürz- und Arzneipflanze wird der Dill schon seit uralten Zeiten geschätzt. Im Papyrus Ebers wird er gegen Kopfschmerzen empfohlen, und aus dem Neuen Testament kann man schließen, daß der Dillsamen sogar mit einer Steuer belegt wurde. Bei den mittelalterlichen Ärzten wurde er verwendet bei Blähungen, Kopfschmerzen, üblem Mundgeruch, zur Milchförderung u. a. m.

In der Volksmedizin wird auch seine ruhe- und schlaffördernde Wirkung geschätzt.

Heutzutage wird Dillsamen als Heilpflanze nur noch gelegentlich verwendet. Als Bestandteil eines Milchbildungstees ist er zu empfehlen.

Sehr geschätzt wird aber das frische Dillkraut als Küchengewürz. Grüner Salat, Quarkspeisen, Kartoffelsalat, aber auch Fischgerichte gewinnen durch sein pikantes Aroma. Die Samen sind unverzichtbarer Bestandteil beim Gurkeneinlegen.

Im Volksglauben stand der Dill als »Samen des Merkur« in dem Ruf, bösen Zauber zu verhindern und Dämonen abzuwehren. Neugeborene wurden mit Dill und Salz bestreut und die junge Braut schüttete sich Dillsamen in die Schuhe. Auch die Bauern schätzten ihn. In Ostpreußen steckte man am Johannisabend Dill in den Stallpfosten, um die Kühe vor Hexen zu beschützen.

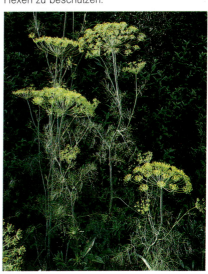

Kulturstandorte

Liebstöckel
Levisticum officinale

Doldengewächse – *Apiaceae*

[K] Kahle, bis 2 m hohe Pflanze. Wurzelstock verzweigt, zuweilen rübenartig verdickt. Stengel röhrig, rund, im oberen Teil verzweigt. Blätter glänzend dunkelgrün, gestielt. Untere Blätter groß, dreizählig, fiederig zerschnitten; obere Blätter kleiner, weniger zerschnitten. Blüten un-

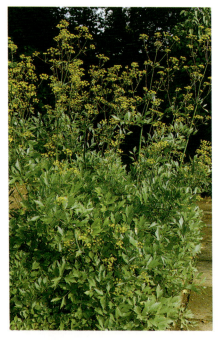

scheinbar, blaßgelb, stehen in Doiden. Blütezeit: Juni bis August.

[S] Angebaut, gelegentlich verwildert. Braucht einen tiefgründigen, nährstoffreichen Boden.

[V] Die ursprüngliche Heimat ist wahrscheinlich Südeuropa.

[I] Ätherische Öle, Bitterstoffe, Harze, Säuren, Cumarine.

[E] Junge Blätter können frisch zum Würzen laufend geerntet werden. Beim Trocknen verliert sich etwas vom typischen Selleriearoma. Die Wurzeln werden im Frühjahr oder Herbst geerntet, gründlich gesäubert, zerkleinert und sorgsam getrocknet. Die Wurzeln sind hygroskopisch (wasseranziehend). Sie müssen gut verschlossen aufbewahrt werden, sonst verderben sie leicht.

Liebstöckel war sicherlich schon im Altertum bekannt. Dioskurides verwendet eine Pflanze, die er »ligystikon« nennt als harntreibendes, verdauungsförderndes, erwärmendes Mittel. Die hl. Hildegard berichtet von der heilsamen Wirkung bei Halskrankheiten. Die Kräuterbücher des 16. Jh. loben ihn über alle Maßen. Bei Bock ist er das Mittel gegen »kalten Magen, Gifft, Hals und Seitengeschwär, Gälsucht, Melancolei, Wunden gebissen von Schlangen«.

Die Volksmedizin übernimmt viele dieser Anwendungen. Eine eigenartige Anwendungsart ist aus dem Elsaß bekannt. Dort trank man heiße Milch durch den hohlen Liebstökkelstengel gegen Halsschmerzen.

Heute findet der Liebstöckel als Heilpflanze kaum noch Verwendung. Lediglich als Bestandteil einer wassertreibenden Teemischung ist er zu empfehlen.

In der Küche sind Blätter und Wurzel als Gewürz für Suppen und Eintopfgerichte sehr beliebt. Wegen seines Aromas nennt man ihn auch Maggikraut.

Im Volksglauben ist er eine Zauberpflanze, die die bösen Geister vertreibt. »In Schlesien wird am Johannistag Liebstöckel in den Trank gegeben, damit dem Vieh die Hexen nichts antun können.« In den osteuropäischen Ländern war er eine Pflanze für den Liebeszauber. Eine Pflanze bei sich getragen, verhilft zum Glück in der Liebe.

Kulturstandorte

Meerrettich
Armoracia rusticana
Kreuzblütler – *Brassicaceae*

[K] Ausdauernde, bis 1,50 m hohe Pflanze. Wurzel bis 1 m lang, fleischig. Blätter langgestielt, bis 80 cm lang werdend, Ränder gekerbt. Blüten erscheinen im 2. Jahr. Blüten weiß, stehen in einer lockeren Traube. Blütezeit: Mai bis Juli.

[S] Angebaut, gelegentlich verwildert an Wegrändern und Schuttplätzen. Für die Kultur braucht er einen tiefgründigen, lockeren, nahrhaften Boden.

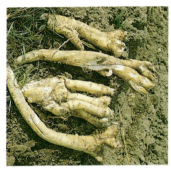

Frischgeerntete Meerrettichwurzeln.

[V] Ursprünglich Südosteuropa.
[I] Ätherisches Öl mit einem Senfölglykosid, antibiotisch wirkende Stoffe, Vitamin C.
[E] Die Wurzeln werden im Herbst ausgegraben. In einem kühlen Keller, mit Sand bedeckt, bleiben sie lange frisch.

Seit dem 12. Jh. ist der »Meerech«, wie er von der hl. Hildegard genannt wurde, in Mitteleuropa heimisch. Im Mittelalter war er eine bekannte Heilpflanze. Tabernaemontanus berichtet vom Meerrettichwasser: »Dis Wasser kann zu allen Gebrechen gebrauchet werden / treibt den Harn und den Stein gewaltiger / und zertheilt allen großen Schleim der Phlegmata /...«

In den Gegenden, wo er häufig angebaut wurde, z. B. in Oberösterreich, war er eine beliebte Pflanze in der Volksmedizin. Geriebener Meerrettich mit Honig vermischt sollte bei Husten und Heiserkeit helfen. Äußerliche Breiumschläge wurden bei Nervenschmerzen und Rheumaleiden aufgelegt. Gegen trockenen Husten und Fieber wurden die Meerrettichwurzeln in dünne Scheiben geschnitten, aufgefädelt und als Kette um den Hals gehängt.

Meerrettich wird heute als Fertigpräparat bei Infekten der Atemwege und der Harnwege verwendet.

In der Küche ist roh geriebener Meerrettich eine beliebte Beilage zu gekochtem Rindfleisch, Fisch und fetter Wurst.

Im Volksglauben galt er als Beschützer und Glücksbringer. Ein Stückchen Meerrettich in der Tasche oder Geldbörse getragen, schützte vor Hexen, Drachen und wütenden Hunden. Außerdem bewirkt er, daß der Geldbeutel das ganze Jahr über nicht leer wird.

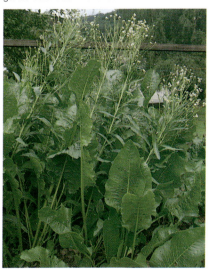

Kulturstandorte

Kohl, Weißkohl
Brassica oleracea **var.** *capitata*

Kreuzblütler – *Brassicaceae*

K Beim Weißkohl erübrigt sich eine Pflanzenbeschreibung, da ja wohl jeder weiß, wie er aussieht.
Die verschiedenen kultivierten Weißkohlarten können alle arzneilich verwendet werden.

S Angebaut.

V Die Ursprungspflanze ist der Saatkohl. Diese Pflanze ist an den Küstenregionen des Mittelmeeres, Atlantiks und der Nordsee ursprünglich beheimatet.

I Verschiedene Mineralien und Spurenelemente, mehrere Vitamine, ein schwefeliger Inhaltsstoff und ein sogenannter Anti-Ulcus-Faktor, auch Vitamin U genannt.

E Arzneilich werden die frischen Blätter verwendet. Die Ernte ist in der Regel im Herbst.

Geschichtliches ist über den Kohl nicht bekannt. In der Volksmedizin wird der Kohl geschätzt und vielfältig angewendet. Kohlblätter legte man auf Entzündungen, Geschwüre, Frostbeulen, schlecht heilende Wunden und gichtige Gelenke. Innerlich wurde der Kohlsaft bei Magen- und Darmleiden getrunken.
Durch wissenschaftliche Untersuchungen konnte im Kohl ein sogenannter Anti-Ulcus-Faktor nachgewiesen werden. Eine kurmäßige Anwendung des Kohlsaftes, d. h. 2 Wochen lang täglich ca. 1 l Kohlsaft getrunken, wirkt sehr gut bei Magen- und Zwölffingerdarmgeschwüren. Auch auf Entzündungszustände im Dünn- und Dickdarm zeigt er eine gute Wirkung. Auch die äußerliche Anwendung, z. B. bei Arthrose, ist noch zu empfehlen. Dazu schneidet man die dicke Mittelrippe heraus, walkt das Blatt weich und legt es für einige Stunden auf das betroffene Gelenk.

Als alte Kulturpflanze gibt es über den Kohl reichlich volkskundliches Wissen. So durfte der Kohl nicht im Mai gepflanzt werden. »Kohl im Mai gibt Köpfe wie ein Ei« lautet der Spruch. Daß er gut gedeiht, muß man den Kohl »schrecken«. Dabei gingen an Johanni die Frauen, bloß mit einem Hemd angetan, auf den Krautacker.

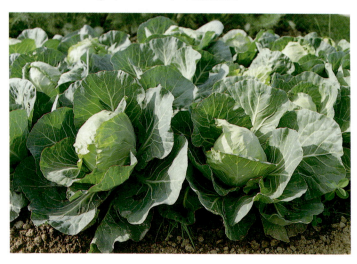

Kürbis

Cucurbita pepo

Kürbisgewächse – *Cucurbitaceae*

[K] Einjährige, niederliegende, rankende oder kletternde Pflanze. Stengel bis zu 10 m lang, steifhaarig. Blätter wechselständig, gestielt, sehr groß, herzförmig, deutlich fünflappig, borstig behaart. Blüten eingeschlechtig, groß, gelb, trichterförmig. Frucht je nach Kulturart sehr verschieden. Kann sehr groß werden, bis 40 cm im Durchmesser. Samen meist weißlich, oval. Blütezeit: Juni bis September.

[S] Bei uns angebaut. Braucht einen sonnigen Standort. Boden muß locker und gut gedüngt sein.

[V] Ursprünglich beheimatet in Mittelamerika.

[I] Reichlich fettes Öl; Phytosterin, Vitamin E und hormonartige Wirkstoffe.

[E] Geerntet werden die vollreifen Früchte. Arzneiliche Verwendung finden nur die Samenkerne.

Kürbis kam mit den spanischen Seefahrern im 16. Jh. nach Mitteleuropa. In den alten Kräuterbüchern finden sich zahlreiche Verwendungen. Lonicerus beschreibt ihn als Mittel gegen Lebersucht, Nierenentzündung, Blasenleiden und andere »innere gebresten«.

In der Volksmedizin sind die Kürbiskerne ein beliebtes Mittel gegen Band- und Spulwürmer. Kürbiskompott galt als ein gutes Mittel gegen Schwangerschaftserbrechen.

Heutzutage verwendet man die Kürbiskerne bei Blasen- und Prostataleiden. Bei der Reizblase, bei der das feine Zusammenspiel von Blasenmuskulatur und Blasenschließmuskel gestört ist, zeigen sich günstige Effekte. Auch bei einer beginnenden Prostatavergrößerung mit leichten Harnabflußstörungen sind die Kerne wirksam.

Aus dem Kürbisfleisch kann man ein Gemüse, Suppen und Kompott zubereiten.

Beim Pflanzen und Säen des Kürbis gab es zahlreiche Bräuche. Damit der Kürbis möglichst groß wird, muß der Samen beim Läuten der großen Kirchenglocken gesteckt werden, dann werden sie so groß wie die Glocken.

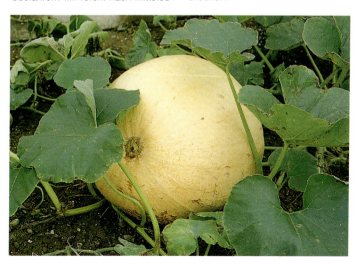

Kulturstandorte

Rhabarber
Rheum palmatum

Knöterichgewächse – *Polygonaceae*

[K] Ausdauernde, 1,50 m hohe Staude. Wurzelstock holzig. Stengel dick, hohl, oben verzweigt. Grundblätter langgestielt, sehr groß; handförmig gelappt; obere Blätter kleiner, kurzgestielt. Blüten weiß-rosa, klein, in rispenartigem Blütenstand. Blütezeit: Juni.
[S] Halbschattiger Platz, Boden sollte gut gedüngt sein.
[V] Stammt aus China und Tibet.
[I] Anthrachinone und Gerbstoffe.
[E] Vom medizinisch verwendeten Rhabarber werden die Wurzelstöcke gebraucht. Der Speiserhabarber ist eine andere Pflanze.

In der chinesischen Heilkunde ist der Rhabarber schon seit Jahrtausenden bekannt. In einem Pflanzenbuch, das aus der Zeit 2700 v. Chr. stammt, wird er aufgeführt. Über die Seidenstraße gelangte er nach Kleinasien und Südeuropa. Bereits bei Dioskurides und Plinius wird er als galletreibendes und abführendes Mittel gebraucht. In den Klöstern wurde Rhabarber wegen seiner abführenden und verdauungsfördernden Wirkung bereits im frühen Mittelalter angebaut. Die Ärzte des Mittelalters nahmen ihn zur Reinigung und Stärkung von Magen, Leber und Milz. Matthiolus schreibt: »Ein Stück Wurzel jeden Morgen gekaut, dienet der Erhaltung der Gesundheit.«

Heute findet der Rhabarber hauptsächlich als mildes Abführmittel Verwendung. Der Wirkstoff Anthrachinon verhindert die Resorption von Wasser aus dem Dickdarm. Dadurch wird der Darm stärker gefüllt. Durch den Dehnungsreiz der Darmwand kommt es zu einer stärkeren Peristaltik und somit zu einem raschen Stuhlgang. Nimmt man nur kleine Mengen Rhabarber, wirken mehr die Bitterstoffe und Gerbstoffe. Es kommt dann zu einem allgemein kräftigenden Effekt. Die Gerbstoffe wiederum wirken stopfend auf den Darm.

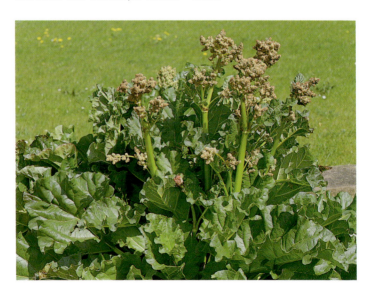

Borretsch
Borago officinalis

Rauhblattgewächse – *Boraginaceae*

[K] Einjährige, bis 80 cm hohe Pflanze. Stengel verzweigt, kräftig, rauh behaart. Blätter wechselständig, kurzgestielt, elliptische Form, weich, saftig, beidseits behaart. Blüten lilablau, an ca. 2–3 cm langen Stengeln, nickend. Blütezeit: Mai bis September.
[S] Braucht nahrhafte, durchlässige Erde. Nicht zu eng pflanzen, sonst bekommt er leicht Läuse und Mehltau.
[V] Ursprünglich stammt er aus dem Mittelmeerraum.
[I] Enthält viel Schleimstoffe, Stärke, Gerbstoffe, geringe Mengen Saponine und ätherische Öle sowie Mineralstoffe.
[E] Geerntet und verwendet werden die jungen, zarten, frischen Blätter zum Würzen. Auch die Blüten können verwendet werden.

Borretsch war bei den Römern sehr beliebt. Der römische Schriftgelehrte Plinius schreibt: »Ich, Borretsch bringe immer Freude«. Man glaubte, daß der Borretsch die Menschen fröhlich mache und die Traurigkeit vertreibe. Das findet sich auch noch in den Kräuterbüchern des Mittelalters. Tabernaemontanus schreibt: »Unter Tags fünff Löffel voll getrunken / reinigt das Geblüt von aller Unsauberkeit. Nimmt auch alle schwärze Fantasey und Traum / und was sich von böser Melancholey erhebt.« Viele volkstümliche Namen zeugen von dieser erheiternden Wirkung, z.B. Herzfreude, Wohlgemutsblume, Liebäuglein.

In der Volksmedizin wurde er häufig verwendet. Frische Borretschblätter in Milch gelegt sollten bei Herzklopfen, Nervosität und Melancholie helfen. Die Blüten zählen zu den vier herzstärkenden Blüten.

In der modernen Pflanzenheilkunde findet der Borretsch keine Verwendung.

Weit verbreitet und bekannt ist aber die Verwendung in der Küche. Er heißt auch Gurkenkraut, was besagt, daß er in keinem Gurkensalat fehlen sollte. Aber auch grünem Salat, Quark und Eierspeisen gibt er ein frisches Aroma. Aus den Blüten wurde ein Konfekt hergestellt, indem man diese in Eischnee tauchte, mit Puderzucker bestreute und dann trocknete.

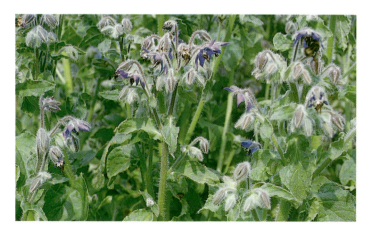

Kulturstandorte

Rosmarin
Rosmarinus officinalis

Lippenblütler – *Lamiaceae*

[K] Immergrüner, holziger Halbstrauch, bis 1 m hoch werdend. Äste sind stark verzweigt. Blätter gegenständig, nadelförmig, Rand nach unten umgerollt; oberseits glänzend dunkelgrün; unterseits grau, filzig behaart. Blüten zartblau bis lila, sitzen endständig in Scheintrauben. Blütezeit: März bis Juni.

[S] Braucht einen warmen, sonnigen Standort. Boden muß locker sein. Sand oder Kieselsteine sind zum Auflockern günstig. Muß zum Überwintern mit Tannenzweigen zugedeckt werden als Schutz gegen Frost.

[V] Gesamtes Mittelmeergebiet. Bei uns angebaut.

[I] Ätherisches Öl, Gerbstoffe, Bitterstoffe.

[E] Geerntet werden die nichtverholzten Triebspitzen. Gebündelt zum Trocknen aufhängen, anschließend die Blätter abstreifen. Behält bei richtiger Lagerung lange sein intensives Aroma.

Im Altertum hatte Rosmarin wegen des stark duftenden Aromas vor allem kultische Bedeutung. Den Völkern des Mittelmeerraums – Ägyptern, Juden, Griechen und Römern – galt er als heilig. In Gräbern früher ägyptischer Dynastien wurde er gefunden. Wahrscheinlich wurde er zu Totenkulten gebraucht. Bei den Griechen war er der Liebesgöttin Aphrodite geweiht und wurde zu kultischen Handlungen benützt. Götterbilder wurden mit Rosmarin bekränzt. Zusammen mit Lorbeer und Myrthe wurde er in die Siegeskränze gebunden oder als Tischschmuck bei Festgelagen verwendet.

Als Heilpflanze wurde Rosmarin offensichtlich weniger benutzt. Bei Dioskurides steht lediglich, daß er eine erwärmende Eigenschaft besitzt und die Gelbsucht heilt. Über die Alpen gelangte er wahrscheinlich mit den römischen Soldaten oder durch die Mönche. Im Bauplan für das Kloster St. Gallen in der Schweiz aus dem Jahre 820 ist er im Klostergarten als »rosmarino« aufgeführt. Auch im »Capitulare« Karls des Großen ist er genannt. In den Kräuterbüchern des 16. Jh. wird er als Zier- und Heilpflanze beschrieben. Matthiolus schätzt ihn als Stärkungs- und Anregungsmittel bei Schlafsucht, Lähmungen und Epilepsie und bei Tabernaemontanus findet sich folgendes Zitat: »... Man destilliert auch aus Rosmarin ein Wasser / ein Trüncklein am Morgen davon gethan / dient dem Magen und Hertzen ...«

In der Volksmedizin galt er als schweiß-, harn- und windtreibend. Er wurde bei Magenverstimmung, Appetitlosigkeit, Blähungen, Was-

Kulturstandorte

sersucht, Asthma, Rheumatismus und Leberleiden angewendet. Mit Rosmarinspiritus oder -salben behandelte man u.a. Muskelschmerzen und Nervenlähmungen. Rosmarinwein galt als ein Mittel zur Stärkung der Potenz.
Heutzutage gilt Rosmarin als Tonika. Wegen seines kampferartigen Öls wirkt er anregend auf den Kreislauf und das Nervensystem. Als Tee ist er angezeigt bei Erschöpfungszuständen, z.B. nach einer Infektionskrankheit oder bei niedrigem Blutdruck. Als Rosmarinwein ist er ein gutes Stärkungsmittel bei Altersschwäche und Appetitlosigkeit. Sehr angenehm sind Rosmarinbäder. Als morgendliche Bäder wirken sie anregend und kräftigend bei Kreislaufschwäche. Rosmarinspiritus eignet sich als Einreibung bei rheumatischen Muskelschmerzen, Neuralgien und zur Anregung der Durchblutung.
Rosmarin ist ein gutes Gewürz, das man aber sparsam verwenden sollte. In der italienischen Küche wird es gern genommen. Es paßt zu Gemüseeintopf ebenso wie zu Hähnchen und Lammbraten. Tomatensuppe bekommt erst durch ihn das richtige Aroma. Feingemahlen eignet er sich auch zum Würzen von Weichkäse und Quark.
Eine große Bedeutung hatte der Rosmarin im Volksglauben. Er begleitete den Menschen auf seinem gesamten Lebensweg. Wie so viele andere aromatische Pflanzen sollte er vor bösen Geistern schützen. Besonders einflußreich und gefährlich waren diese Geister zu den Hauptmomenten des menschlichen Daseins: Geburt, Hochzeit, Tod. So trug dann auch der Pate bei der Taufe einen kleinen Rosmarinzweig in der Hand. Im Liebeszauber und für die Hochzeit gibt es zahlreiche Bräuche. Als Fruchtbarkeitssymbol tritt er uns in einigen deutschen Volksliedern in Erscheinung. Ebenso in dem Spruch: »Rosmarin und Thymian wächst in unserm Garten. Jungfer Ännchen ist die Braut, soll nicht lange warten.« Als fruchtbar machendes Mittel erscheint er in der »Lebensrute«. Mit dieser Rute wurden beim Kathreintanz (25. November) die Mädchen von einem festlich gekleideten Tänzer »gepeitscht«. Im Hochzeitsbrauch trägt der Bräutigam einen Zweig an der Brust und die Braut einen Kranz im Haar. Es bedeutet dabei ein schlechtes Zeichen für die Ehe,

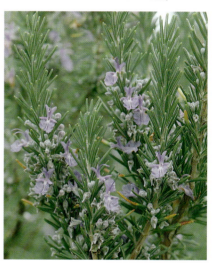

wenn bei der Hochzeit das Rosmarinsträußchen des Bräutigams herabfällt. Zum Rosmarinkränzchen erfahren wir durch Shakespeares Ophelia die tiefere Bedeutung: »Und da ist Rosmarin, das ist für die Treue.«
Auch im Totenkult trifft man den Rosmarin. Er wird in den Sarg gelegt oder von den Teilnehmern an der Beerdigung in der Hand getragen. Weit verbreitet war auch der Aberglaube, daß, wenn ein Rosmarinstock verdorrt, ein Todesfall im Hause folgt.

Kulturstandorte

Lavendel
Lavandula angustifolia
Lippenblütler – *Lamiaceae*

[K] Ausdauernder, bis 60 cm hoher, verzweigter Halbstrauch. Blätter schmal, länglich, am Rand eingerollt. Untere Blätter silbergrau filzig, obere Blätter graugrün. Blüten stehen in Scheinquirlen. Ein Quirl besteht aus 6–10 einzelnen Blüten. Blüten blauviolett, stark duftend. Blütezeit: Juli bis September.

[S] Bei uns angebaut. Braucht einen sehr sonnigen Standort. Der Boden muß trocken und leicht kalkhaltig sein.

[V] Ursprünglich im Mittelmeerraum beheimatet. Dort wächst er auf trocknen, warmen Hängen.

[I] Reichlich ätherisches Öl, Gerb- und Bitterstoffe, Harze und etwas Saponin.

[E] Geerntet werden die Blüten, wenn sie sich gerade öffnen. Man schneidet sie mit den Stengeln ab, bündelt sie und trocknet sie an einem schattigen Ort. Anschließend werden die Blütchen abgerebelt und gut verschlossen in dunklen Gläsern aufbewahrt.

Obwohl der Lavendel aus den Mittelmeerländern stammt, wird er in den klassischen Heilpflanzenwerken nur vereinzelt erwähnt. Dioskurides nennt lediglich eine verwandte Lavendelart, den Stoechas-Lavendel. Erst im 12. Jh., bei der hl. Hildegard, finden sich Aufzeichnungen über seine heilkräftige Wirkung. Im »Gart der Gesundheit«, einem Werk von 1485, wird der Lavendel als »Muttergottespflanze« bezeichnet, der die »unkeuschen Gelüste« vertreibt. Bei Bock und Matthiolus wird er als herzberuhigendes und blähungstreibendes Mittel sowie gegen Schwindel, Schlag, Krampf und Zittern, bei Mundfäule und Wassersucht empfohlen. Matthiolus beschreibt das sehr treffend mit folgenden Worten: »... ein köstlich Kraut wider alle kalten Gebresten des Hirns und der Senader / als da ist der Schwindel / ganze und halbe Schlag / der fallend Siechtag / die Schlafsucht / Krampff / Zittern / Contract und Lähme.« Als Kopfwaschmittel sollte er das Hirn stärken. Bei Lonicerus findet sich folgende Stelle: »Lavendel in Wasser gesotten / in dem Wasser ein Hemd genetzt / von sich selbst getrucknet und angethan / fängt und behält keine Läuß / so lang es den Geruch von Lavendel hat.«

In der Volksmedizin wurde Lavendeltee bei Magenschmerzen, Migräne, Krämpfen, Schwindel und bei Schlaflosigkeit getrunken. Beliebt waren auch Einreibungen mit Lavendelöl bei Rheumatismus, Ischias, Verrenkungen und Blutergüssen. Lavendelspiritus galt als Spezialität gegen rheumatische Schmerzen und Neuralgien. In der Steier-

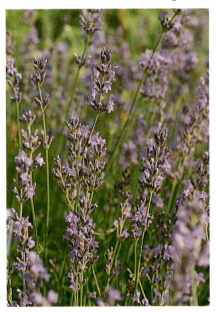

Kulturstandorte

mark träufelte man bei Schwerhörigkeit den Saft des Lavendelkrautes ins Ohr. Als Badezusatz wurde er für schwächliche, nervöse Kinder gebraucht.

Wegen seines angenehmen Geruchs und seiner schönen blauvioletten Blüten wurde er häufig in Bauerngärten angepflanzt. Die getrockneten Lavendelsträuße oder Lavendelblütensäckchen wurden dann von den Bauersfrauen in ihre Schränke gehängt. Die Wäsche duftete angenehm, und außerdem wurden dadurch die Motten vertrieben. Dieser Brauch sollte nicht in Vergessenheit geraten, denn er zeigt durchaus seine Nützlichkeit.

Als Heilpflanze kann man heute die Lavendelblüten bei Nervenschwäche empfehlen. Die ätherischen Öle wirken beruhigend auf gestreßte Nerven und fördern das Einschlafen. Wegen seiner entkrampfenden Wirkung lohnt sich auch ein Versuch bei leichter Migräne. Angenehm entspannend und gleichzeitig kreislaufstärkend ist auch ein Lavendelbad.

Dies wußten auch schon die alten Römer, die das duftende Kraut ihren Bädern zusetzten. Von daher stammt auch der Name, denn *Lavendula* leitet sich von »lavare« = waschen ab. Auch heute noch findet der Lavendel als Lavendelspiritus Verwendung. Als Einreibung bei Muskelschmerzen, rheumatischen Schmerzen und Verspannungen wird er gebraucht. Als Tee kann man den Lavendel unbedenklich verwenden. Bei der innerlichen Anwendung von Lavendelöl ist allerdings Vorsicht geboten, da es bereits bei ca. 1 g zu Reizerscheinungen des Magens und zu Benommenheit kommen kann.

Seit dem Mittelalter wird der Lavendel in der Parfümherstellung hoch geschätzt.

Lavendel zählt im Volksbrauchtum zu den Zauberpflanzen gegen »Fraisen« (Krämpfe). In der Toskana gilt er als ein bewährtes Mittel gegen den bösen Blick. Der in der Johannisnacht gepflückte Lavendel sollte allen Zauber abhalten.

Im Mittelmeerraum, vor allem in der Provence, gibt es für die Parfümherstellung riesige Lavendelfelder. Zur Blütezeit liegt dann ein schwerer, süßer Duft über der Landschaft.

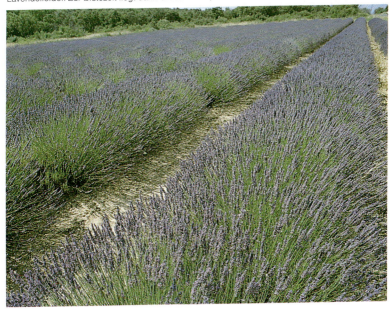

Kulturstandorte

Salbei
Salvia officinalis

Lippenblütler – *Lamiaceae*

[K] Ausdauernder, bis 60 cm hoher, unten verholzender Halbstrauch, Stengel vierkantig, filzig behaart. Blätter gestielt, gegenständig, länglich-elliptisch. Feinnetzige Blattstruktur, fein behaart, von graugrüner Farbe. Blüten blauviolett, stehen quirlig in einem ährenartigen Blütenstand. Blütezeit: Juni bis August.
[S] Braucht einen sonnigen Standort mit einem trockenen, durchlässigen, leicht kalkigen Boden.
[V] Im gesamten Mittelmeerraum.
[I] Ätherische Öle, Gerbstoffe, Bitterstoffe.
[E] Junge Blätter können frisch zum Würzen im Sommer laufend geerntet werden. Zum Trocknen erntet man die oberen Triebe vor der Blüte. Gebündelt an einem luftigen Ort aufhängen, anschließend die Blätter abstreifen. Richtig aufbewahrt bewahren sie lange ihr intensives, typisches Aroma.

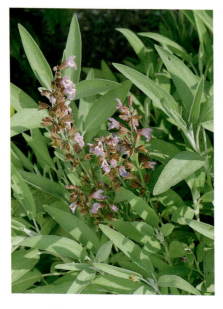

Der Salbei ist eine uralte Heilpflanze. Bereits im alten Ägypten gab man unfruchtbaren Frauen Salbeisaft zu trinken, damit sie Kinder bekämen. Auch bei Hippokrates wird er als »Uterusmittel« häufig angewendet. Bei Dioskurides wird der Salbei als harntreibend, menstruationsfördernd und blutstillend beschrieben. Bei Plinius findet sich das gleiche. Er verwendet Salbei auch noch zur Wundreinigung nach Schlangenbissen und zusammen mit Wermut bei der Ruhr. Mit den römischen Soldaten und den Benediktinermönchen gelangte er über die Alpen und verbreitete sich rasch in den Bauerngärten Mitteleuropas. Walafrid Strabo (9.Jh.), ein Abt aus dem Kloster Reichenau, rühmt den Salbei in seinem wundervollen Buch »Hortulus« wie folgt: »Der süßduftende, allzu samenreiche Salbei, Salvia, die Mutter der Kräuter.« Im Capitulare Karls des Großen werden mehrere Salbeiarten aufgeführt. Wie hoch der Salbei zu der damaligen Zeit in Ansehen stand, geht aus dem Spruch der »Schola Salernitana« (14.Jh.) hervor: »Warum soll der Mensch sterben, wenn Salbei im Garten wächst?«

Bei der hl. Hildegard war er das wichtigste Mittel gegen Koliken. In den mittelalterlichen Kräuterbüchern gibt es seitenlange Aufzählungen seiner Heilverwendungen. So heißt es z.B.: »Under allen Teutschen Kreuttern ist nichts breuchlicheres dann edel Salbey / wüst nit unbillich / als ein köstliche würtz in die Kuchen und Keller geordnet ... Die Zän mit frischen Salbeyblettern gerieben / behelt sie steiff und sauber.«

Salbei ist eine sehr beliebte Heilpflanze in der Volksmedizin. Ein Salbeitee heilt Entzündungen im Mund

Kulturstandorte

und Rachen, hilft bei Nachtschweiß, Verdauungsstörungen, dient zur Kräftigung der Nerven und zur Erleichterung des Geburtsvorgangs. Häufig wurde er auch zur Verminderung der Milchsekretion benutzt. Äußerlich angewendet diente er zur Wundreinigung bei schlecht heilenden Wunden. Getrocknete Salbeiblätter wurden zum Zähneputzen verwendet. Dem Salbei sagte man auch eine desinfizierende und konservierende Wirkung nach. So wurden die Zimmer, in denen sich Schwerkranke aufhielten, dadurch gereinigt, daß man Salbeiblätter auf Kohle verbrannte; und Salbei zählte zu den Kräutern, die das Ranzigwerden von Fetten verzögern sollten.
Heutzutage findet Salbei hauptsächlich als Gurgelmittel bei Mund- und Rachenentzündungen seine Verwendung. Seine schweißsekretionshemmende Wirkung erklärt sich über eine Beruhigung des zentralen Wärmeregulationszentrums. Ein Salbeitee empfiehlt sich deshalb auch bei funktionellem Nachtschweiß, z.B. in der Pubertät oder in Streßsituationen.
In der Küche kann man die frischen Blätter zu Suppen, Eintopfgerichten und Fleischspeisen verwenden. Getrockneter Salbei muß als Würze sehr sparsam verwendet werden.
Im Volksglauben und -brauchtum gibt es viel Geheimnisvolles über den Salbei. Beim Liebeszauber sollte man drei Löcher in ein Salbeiblatt stechen und einige Haare der begehrten Frau zusammen mit den eigenen hindurchziehen. Dieses Blatt mußte man dann unter der Türschwelle der Geliebten vergraben, um dadurch ihre ewige Zuneigung zu bewirken. Im Sympathiezauber mußte man neun Salbeiblätter unter Beschwörungsformeln oder Gebeten verzehren, um vor Fieber geschützt zu sein.
In der Schweiz war es Brauch, Salbeisträußlein mit in die Kirche zu nehmen. »Altweiberschmeckele« nannte man dieses Würzsträußlein. Es sollte die alten Weiber am Einschlafen in der Kirche hindern, wenn der Pastor zu lange predigte.
In der Symbolik zählt der Salbei zu den Marienpflanzen. Das hängt mit der Legende zusammen, daß die

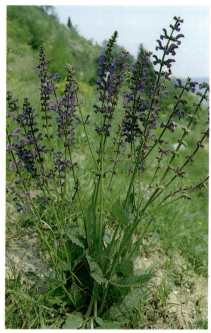

Der Wiesen-Salbei *(Salvia pratensis)* wird arzneilich nicht verwendet.

heilige Familie auf der Flucht nach Ägypten vor ihren Verfolgern Schutz unter einem Salbeistrauch fand. Seitdem wird er »Strauch, der das Heil der Welt barg« genannt, und Gott verlieh ihm große Heilkraft. Diese Legende war der Anlaß, daß einige Maler des Mittelalters und der Gotik den Salbei als Marienpflanze darstellten, so z.B. auf dem wunderschönen Bild »Das Paradiesgärtlein«, das ein unbekannter Meister um 1410 schuf.

Melisse
Melissa officinalis

Lippenblütler – *Lamiaceae*

[K] Ausdauernde, 60–80 cm hohe Pflanze. Stengel vierkantig, verzweigt. Blätter gegenständig, gestielt, eiförmig, gezahnt, schwach behaart. Blüten weiß, quirlständig in den oberen Blattachseln. Ganze Pflanze duftet beim Berühren nach Zitrone. Blütezeit: Juli bis August.

[S] Bei uns angebaut. Braucht einen warmen, geschützten Platz. Boden muß locker und nahrhaft sein.

[V] Stammt ursprünglich aus dem vorderen Orient. Schon seit dem Altertum im gesamten Mittelmeerraum heimisch.

[I] Ätherisches Öl, Gerb- und Bitterstoffe.

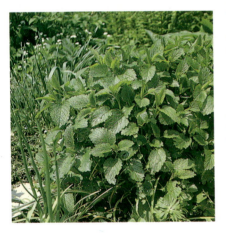

[E] Die jungen Blätter können laufend geerntet werden. Zum Trocknen schneidet man die Stengel kurz vor der Blüte. Gebündelt an einem luftigen, trockenen Ort aufhängen. Das Zitronenaroma verfliegt beim Trocknen ziemlich.

Der Name *Melissa* leitet sich aus dem griechischen »mĕlissa« ab und bedeutet »Honigbiene«. Sie war im Altertum nicht nur Heilpflanze, sondern wurde als Bienenfutterpflanze hoch geschätzt. Der arabische Arzt Avicenna (11.Jh.) brachte sie nach Spanien. Er behauptete, daß sie »Geist und Herz fröhlich mache«. Die hl. Hildegard nannte sie »Binsuga« (Bienenauge). Bei ihr ist sie ein Mittel, das durch »die Wärme die Milz angreift und dadurch das Herz freudig macht«. Bei den mittelalterlichen Kräuterbuchautoren ist sie der »Herztrost« und das »Mutterkraut«. Melisse wurde bei Herzklopfen, Melancholie und Unterleibsschmerzen getrunken. Diese Anwendungen übernimmt auch die Volksmedizin. Sie gebraucht sie auch äußerlich zum Einreiben bei Rheuma, Hüftschmerzen und Insektenstichen.

Pharmakologische Untersuchungen haben die beruhigende Wirkung der Melisse nachgewiesen. Ihre Inhaltsstoffe haben eine Wirkung auf das limbische System. Dieses System liegt im Gehirn und dient unter anderem der Abschirmung gegen allzu starke Reize. Die Melisse ist von daher ein wichtiger Bestandteil in einer Teemischung mit nervenstärkender, belebender, krampflösender Wirkung, z.B. bei nervösen Herz- und Magenbeschwerden. Ein Melissenextrakt findet heute als Salbenpräparat wegen seiner antiviralen Eigenschaft Verwendung bei der Behandlung des Herpes labialis.

In der Küche ist die Melisse wegen ihres erfrischenden Zitronenaromas ein beliebtes Gewürz für Salate, Tomatenspeisen, Erfrischungsgetränke und Süßspeisen. In den Klöstern wird sie zur Likörbereitung benutzt. Die Parfümerie verwendet das Melissenöl ebenso.

Von den Imkern wird Melisse als Lockmittel für die Bienen benutzt. Es wird damit der neue Bienenstock eingerieben, damit das Volk nicht ausschwärmt.

Kulturstandorte

Bohnenkraut
Satureja hortensis

Lippenblütler – *Lamiaceae*

[K] Einjährige, bis 30 cm hohe Pflanze. Stengel verzweigt, unten verholzend. Blätter gegenständig, schmal, lanzettförmig, leicht behaart, mit nur leicht angedeutetem Stiel. Blüten rosa, auch weiß oder lilafarben, bilden Scheinähren in den Achseln der oberen Blätter. Blütezeit: Juli bis September.
[S] Braucht einen warmen, sonnigen Standort. Erde sollte locker und humusreich sein. Düngung schadet eher dem Aroma.
[V] Ursprünglich im Mittelmeergebiet beheimatet. Im 9. Jh. mit den Mönchen in Mitteleuropa eingebürgert.
[I] Hauptsächlich ätherische Öle (Carvacol, Thymol, Cymol) und Gerbstoffe.
[E] Zum Würzen kann man das Bohnenkraut jederzeit ernten. Will man es trocknen, ist die beste Erntezeit kurz vor der Blüte. Gebündelt an einem luftigen, schattigen Platz aufhängen. Nachdem es getrocknet ist, die Blättchen von den Stengeln streifen.

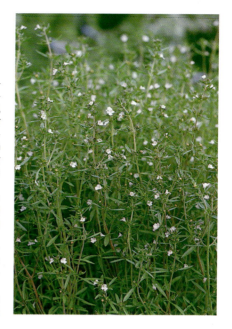

Es gibt auch eine ausdauernde Bohnenkrautart, das Berg-Bohnenkraut (*Satureja montana*) mit ganz verholztem Stengel. Die Inhaltsstoffe und Verwendung sind gleich.
In den Schriften des Altertums findet sich wenig über das Bohnenkraut. Als Gewürz dürfte es aber sicher bei den Griechen und Römern Verwendung gefunden haben, da ja die ursprüngliche Heimat das Mittelmeergebiet ist. In Mitteleuropa wurde es bereits im 9. Jh. angebaut. Es war eine bekannte und geschätzte Pflanze, die häufig in den Klostergärten zu finden war. Den Ärzten des Mittelalters war es als Heilpflanze wohl bekannt. Sie gebrauchten es als leber-, magen-, und uterusreinigendes Mittel. Sehr geschätzt wurde die magenstärkende und appetitanregende Wirkung. Hieronymus Bock schreibt: »zu aller speiß bei fleisch und fischen gekocht / bringen lust zu essen / dienen dem Magen / reitzen zu Ehelichen wercken.«
In der Volksmedizin wurde es als nervenstärkendes, verdauungsförderndes und blähungstreibendes Mittel gebraucht.
Heutzutage ist die Verwendung als Heilpflanze zweitrangig. Als Bestandteil einer Teemischung mit entkrampfender, blähungswidriger Wirkung ist das Bohnenkraut zu empfehlen.
Als Gewürz wird es aber noch sehr geschätzt. Das aromatische, leicht bitter-scharfe Aroma paßt sehr gut zu deftigen Gemüseeintöpfen, zu Fleischeintöpfen mit dicken Bohnen, zu Lammbraten mit grünen Bohnen und zu Bratkartoffeln.

Kulturstandorte

Ysop
Hyssopus officinalis

Lippenblütler – *Lamiaceae*

[K] Ausdauernder, bis 60 cm hoher Halbstrauch. Stengel vierkantig, verzweigt, unten verholzend. Blätter gegenständig, schmal, lanzettförmig, dicht mit Öldrüsen besetzt. Blüten leuchten blauviolett; deutlich einseitswendige Scheinähre. Blütezeit: Juli bis September.

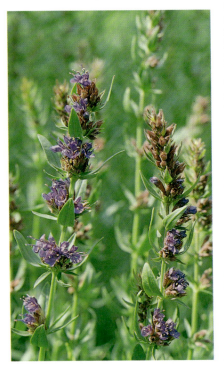

[S] Braucht einen sonnigen Platz mit lockerem, leicht kalkigem Boden.
[V] Stammt aus Südosteuropa und Vorderasien.
[I] Ätherisches Öl, Bitterstoffe und Gerbstoffe.
[E] Junge Triebspitzen können zum Würzen laufend gepflückt werden.

Zum Trocknen schneidet man während der Blüte die oberen Triebe. Gebündelt an einem luftigen, trocknen Ort rasch trocknen.

Der Ysop zählt zu den uralten Heilpflanzen. Bereits in der Bibel (Psalm 51, Vers 7) heißt es: »Reinige mich mit Ysop, und ich werde frei von Schuld sein.« Im jüdischen Kulte spielt er als Wedel für das Weihwasser eine Rolle. In der griechischen Antike war er sehr geschätzt und wurde als Husten- und Magenmittel verwendet. Mit den Mönchen gelangte er nach Mitteleuropa. So ist es nicht verwunderlich, wenn man die ersten schriftlichen Angaben bei der hl. Hildegard findet. Sie gebrauchte ihn bei Magenschmerzen und Wassersucht. In den Kräuterbüchern des Mittelalters finden sich viele Anwendungen, so z.B. bei Lungenleiden, Asthma, Gelbsucht, Eingeweidewürmern, Rheuma, Magen- und Gebärmutterleiden. Bei Tabernaemontanus steht: »Von dem Ysop wird auch gar ein nutzlicher Wein bereitet / ... und tauget dieser Wein sonderlich den Alten / dann er erwärmet alle innerlichen Glieder.«

Bei den persischen Ärzten galt Ysopwasser als ein Mittel, das der Haut eine zarte Tönung verleiht.

In der deutschen Volksmedizin war der Ysop nur wenig bekannt. Ein Absud in Wein soll ein Gegenmittel bei Schierlingsvergiftungen gewesen sein.

In der heutigen Pflanzenheilkunde wird er nur selten verwendet. Als Bestandteil einer Teemischung mit magenstärkender, blähungswidriger, appetitanregender Wirkung wäre er aber durchaus noch zu empfehlen. In der Küche gibt der Ysop Bohnengemüse, Salaten, Kartoffelsuppe und Soßen eine eigenwillige Note. Er sollte aber nur sparsam verwendet werden.

Kulturstandorte

Majoran
Origanum majorana

Lippenblütler – *Lamiaceae*

[K] Ausdauernde, bis 40 cm hohe, stark verzweigte Pflanze. Stengel vierkantig, rötlich angehaucht. Blätter gegenständig, kurzgestielt, verkehrt-eiförmig. Blüten rosa bis weiß, sitzen in köpfchenartigen Scheinähren in den Achseln der oberen Äste. Blütezeit: Juni bis September.

[S] Bei uns angebaut. Braucht einen warmen, sonnigen Platz. Der Boden muß leicht sowie nährstoffreich sein.

[V] Stammt wahrscheinlich ursprünglich aus Indien und Vorderasien. Im Mittelmeerraum schon im Altertum heimisch.

[I] Ätherische Öle, Bitterstoffe, Gerbstoffe.

[E] Frische, junge Blätter können zum Würzen laufend geerntet werden. Zum Trocknen werden die Stengel kurz vor dem Öffnen der Blüten geerntet. Es wird gebündelt und an einem luftigen Ort getrocknet. Gut verschlossen aufbewahrt, behält es lange sein kräftiges Aroma.

Majoran war schon als Pflanze »Sopho« im alten Ägypten bekannt. Die Ärzte der griechischen und römischen Antike schätzen ihn bei Kopfweh, Nervenschmerzen, Schnupfen und bei Skorpionbissen. Die arabischen Ärzte empfahlen ihn gegen Migräne, Gesichtszucken und Betrunkenheit. Die hl. Hildegard und Paracelsus erwähnen ihn lobend. In den mittelalterlichen Kräuterbüchern wird er gegen viele Beschwerden empfohlen. So sollte er gegen »Fantasei«, »alle Gebresten im Hirn«, »schwerlichen Atem« u. a. m. helfen.

Die Volksmedizin gebrauchte ihn hauptsächlich bei Magen-Darm-Beschwerden, Blähungen, Appetitlosigkeit, als Gurgelmittel und als Salbe bei Schnupfen. Majoransalbe kann man auch heute noch bei einem Schnupfen – vor allem beim Säuglingsschnupfen – empfehlen. Dazu wird die Salbe dünn auf beide Nasenflügel gestrichen. Als Heilpflanze findet er lediglich noch Verwendung in einer Teemischung zur Appetitanregung und gegen Blähungen.

In der Küche ist er ein beliebtes Gewürz zu Gänsebraten, Kartoffelgerichten, Eintöpfen und zur Wurstbe-

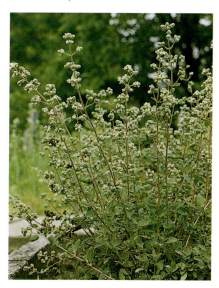

reitung. Fette Speisen werden schmackhafter und besser verdaulich.

Wegen seines stark aromatischen Geruches galt er im Volksglauben als ein gutes Hexenkraut. In einem Zimmer, in dem Majoran stand, war man vor den Hexen sicher. Und Majoran unters Bett gelegt, sollte die Gespenster vertreiben. Wenn ein Kind lange nicht zu reden beginnt, so sollte man ihm einen Löffel voll Majoranwasser geben.

Kulturstandorte

Echter Thymian
Thymus vulgaris

Lippenblütler – *Lamiaceae*

[K] Mehrjähriger, niederliegender Halbstrauch. Stengel vierkantig, unten verholzend. Blätter gegenständig, länglich-elliptisch, Ränder nach unten eingerollt, unterseits dicht behaart. Blüten blaßrosa, in den oberen Blattachseln, kurzgestielt, bilden einen ährenartigen Blütenstand. Blütezeit: Mai bis September.
[S] Braucht einen sonnigen, trocknen Platz.
[V] Stammt aus dem Mittelmeerraum.
[I] Ätherische Öle, besonders Thymol und Carvacrol; Bitterstoffe, Gerbstoffe, Harze.
[E] Zum Trocknen erntet man das Kraut kurz vor der Blüte. Gebündelt

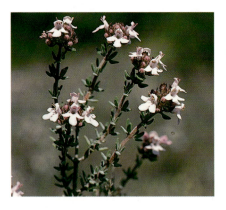

an einem luftigen, trocknen Ort aufhängen. Wenn die Stengel ganz trocken sind, werden die Blättchen abgestreift. Sie behalten bei richtiger Aufbewahrung lange ihr würziges, intensives Aroma.

Seit uralten Zeiten ist der Thymian eine Heilpflanze. In Ägypten wurde eine Thymianart zu Bestattungsritualen (Leichenwaschung) verwendet. Diese Thymianart wurde »tham« genannt. Von dieser Bezeichnung »tham« leitet man den Namensursprung des Thymians ab. Eine andere Erklärung des Namens geht von dem griechischen Begriff »thyein« aus. Dieses Wort bedeutet »räuchern« und deutet darauf hin, daß eine Thymianart im antiken Griechenland als Zusatz zu Räuchermitteln diente, mit denen man den Geist und das Gemüt anregen wollte. Bei Hippokrates und Dioskurides stand der Thymian in hohem Ansehen. Im Capitulare, einer »Pflanzenliste« Karls des Großen (9. Jh.), wird er schon aufgeführt. In den Büchern des Albertus Magnus und der hl. Hildegard ist er auch beschrieben. Die hl. Hildegard rühmt ihn vor allem bei Keuchhusten. Die mittelalterlichen Kräuterbuchautoren empfehlen ihn bei Asthma, Atemnot, gegen Würmer, Vergiftungen und zur Austreibung der Plazenta und der »toten Geburt«.
In der Volksmedizin ist er ein beliebtes Mittel bei Verschleimungen der Lunge, Keuchhusten, Asthma, Unterleibsschmerzen, Magenkrämpfen und bei Kopfschmerzen. In Form von Waschungen und als Umschlag wurde er bei Quetschungen, Verrenkungen und als Badezusatz für schwächliche Kinder verwendet.
Die heilsame Wirkung des Thymians konnte durch wissenschaftliche Untersuchungen sehr eindrucksvoll nachgewiesen werden. Bei der innerlichen Einnahme wird das Thymianöl wieder über die Lungen ausgeatmet und kommt dort zur Wirkung. Es besitzt eine krampflösende, schleimverflüssigende und desinfizierende Wirkung. Der Hauptwirkstoff, das Thymol, hat auch eine deutliche antiseptische Eigenschaft und wirkt in gewisser Weise wachstumshemmend auf Bakterien. Zu dieser Eigenschaft kommt auch noch ein desodorierender Effekt

Kulturstandorte

hinzu, wodurch die Anwendung des Thymians bei übelriechendem Auswurf angezeigt ist. Thymian zählt aufgrund dieser Wirkungen zu den wichtigsten Heilpflanzen für das Bronchialsystem. Bei Husten, besonders von krampfartigem Charakter, z.B. Keuchhusten, trockene Bronchitis, ist er unbedingt zu empfehlen. Bei krampfartigen Beschwerden im Magen-Darm-Bereich, z.B. Blähungen, Koliken, Magenkrämpfe, ist er Bestandteil einer entsprechenden Teemischung. Als Badezusatz eignet sich das Thymianöl bei grippalen Infekten.

Von der in der Volksmedizin empfohlenen Verwendung als Wurmmittel sollte man Abstand nehmen, da die Mengen, die hierzu benötigt werden, nicht ungefährlich sind.

In der Küche ist der Thymian ein aromatisches, kräftiges Gewürz für Fleisch, Eintöpfe, Kartoffelgerichte und Pizza.

In der Parfümerie werden Thymianextrakte zu Seifen, Eau de Cologne und Deodorants verwendet.

Im Volksbrauchtum und Aberglauben besitzt der Sand-Thymian oder Quendel (s. S. 122) eine größere Bedeutung als der Echte Thymian. Gelegentlich werden aber beide gleichsinnig verwendet. In der Brandenburg z.B. gibt es einen Brauch, in dem die Braut vor der Trauung einen geweihten Thymian in die Schuhe legt und dazu spricht: »Ich tret', ich tret' auf Thymian, guck' mir keine andere an!« Der Thymian zählt auch zu den »Marienpflanzen« und darf deshalb nicht im »Würzwisch«, einem Kräuterstrauß, der an Marie Himmelfahrt (15. August, Tag der Kräuterweihe) geweiht wird, fehlen. In Bayern werden Thymiankränze oft bei den Fronleichnamsprozessionen mitgetragen. Diese Kränze werden später in die Häuser und Ställe gebracht, damit »die Hexen, Dämonen und Teufel ihr böses Werk nicht ausführen können«. Man nennt ihn deshalb auch »Kranzlkraut«, oder »Herrgottskraut«. In der Symbolik gilt der Thymian als Zeichen für Mut. Dies leitet sich aus dem griechischen »thymos«, d.h. Mut ab. In der frühgotischen Zeit stickten deshalb die Hofdamen ihren Rittern einen von Bienen umschwärmten Thymianzweig als Attribut der Tapferkeit und des Mutes auf die Schärpe.

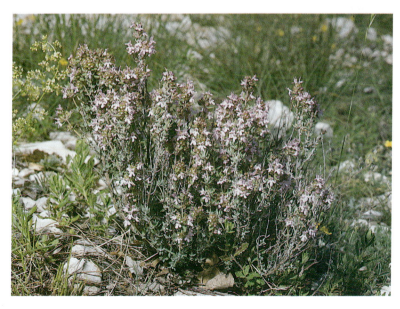

Kulturstandorte

Basilikum
Ocimum basilikum

Lippenblütler – *Lamiaceae*

[K] Einjährige, bis 40 cm hohe, Pflanze. Stengel kantig. Blätter gegenständig, kurzgestielt, eiförmig, leicht gewellt. Blüten weiß, in Scheinquirlen angeordnet. Blütezeit: Juni bis September.
[S] Braucht im Garten den wärmsten und sonnigsten Platz. Erde sollte humusreich und locker sein. Gedeiht auch gut in Töpfen am Fensterbrett.
[V] Wahrscheinlich ursprünglich in Vorderasien beheimatet. Kam schon sehr früh über den vorderen Orient in die Mittelmeerländer. Im Mittelalter gelangte er nach Mitteleuropa.

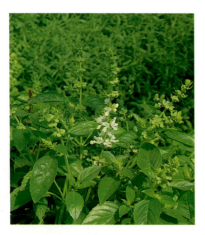

[I] Enthält vorwiegend ätherische Öle und Gerbstoffe.
[E] Geerntet und verwendet werden vorwiegend die frischen Blätter. Im getrockneten Zustand verliert er viel von seinem würzigen, leicht süßlich-pfeffrigem Aroma.

Sehr alt ist die Verwendung des Basilkumkrauts in seiner Heimat Indien. Bereits in sehr frühen Sanskritwerken wird es unter dem Namen »Arjaka« erwähnt. Basilikumkränze fand man auch in ägyptischen Gräbern. Bei den Römern war er eine geschätzte Heil- und Gewürzpflanze. Der Basilikumsaft wurde unter anderem bei Ohrenentzündungen verwendet. Verbreitet war auch die Verwendung bei Schlangenbissen und Skorpionstichen. Basilikum wird eigenartigerweise im Mittelalter recht häufig in Beziehung zu Skorpionen gebraucht. So berichtet Matthiolus, daß sich Skorpione häufig in der Nähe von Basilikumpflanzen aufhalten. Sehr verbreitet war auch folgender Aberglaube: »So man die Basilien zwischen zweyen Steinen reibet und einen newen Hafen darüber stuerzet, so sollen nach etlichen Tagen darauß Skorpionen wachsen.«
In den mittelalterlichen Kräuterbüchern findet er Verwendung als magenerwärmendes, verdauungsförderndes, herzstärkendes, uterusreinigendes und geburtsförderndes Mittel. Er zählt zu den »Haupt- und Mutterkräutern«. Ihm wird eine nervenstärkende, aufhellende Wirkung zugeschrieben. Er dient der Vermehrung der Milchsekretion; Tabernaemontanus schreibt: »das Kraut bewegt zu ehelichen Werken.«
Heutzutage findet Basilikum als Heilpflanze kaum noch Verwendung. In einer Teemischung gegen Blähungen oder bei einer Magenverstimmung mit nervöser Unruhe ist er noch angebracht.
Großer Beliebtheit erfreut er sich aber als Gewürz. Die frischen Blätter geben einem Tomatensalat ein südländisches Aroma. Kräutersoßen, z.B. das berühmte italienische »Pesto«, Kräuterbutter und Gemüsegerichte bekommen durch Basilikum eine süßlich-feurige Würze. Wenn man Basilikum verwendet, sollte man aber nicht damit sparen, er soll »den Ton angeben«.

Sonnenhut

Echinacea angustifolia

Korbblütler – *Asteraceae*

[K] Einjährige, bis 1,50 m hohe Pflanze. Stengel aufrecht, behaart. Blätter lanzettlich, schmal, borstig behaart. Blüten groß, mit kegelförmigem Blütenboden. Strahlenblüten blaßrosa, bis 4 cm lang. Blütezeit: Mai bis August.
[S] Angebaut, stellt an den Standort keine besonderen Ansprüche.
[V] Heimisch in Nordamerika.
[I] Phytosterine, Phenolsäure, Bitterstoffe, Harze, ätherisches Öl.
[E] Geerntet wird die ganze Pflanze zur Blütezeit. Getrocknet findet der Sonnenhut keine Verwendung. Nur der alkoholische Auszug aus der frischen Pflanze wird als Heilmittel gebraucht.

Der Sonnenhut ist in der Medizin der Indianer Nordamerikas eine wichtige Heilpflanze. Sie verwendeten ihn äußerlich bei schlecht heilenden Wunden und Geschwüren. In der europäischen Volksmedizin ist er nicht bekannt.
Die Wirksamkeit des Sonnenhuts ist in zahlreichen medizinischen und pharmakologischen Untersuchungen eindrucksvoll nachgewiesen worden. Das Hauptprinzip seiner Wirkung liegt in der Steigerung der körpereigenen Abwehrkräfte. Ferner wirkt er noch granulationsfördernd, und somit beschleunigt er die Heilung von Wunden. Zu einer Abwehrsteigerung kommt es dadurch, daß die Aktivität der Phagozyten – spezielle Blutzellen – angeregt wird. Fremdkörper, Mikroben und Gewebstrümmer werden von den Phagozyten »gefressen«, und somit werden auf diese Weise Erreger und Zerfallstoffe beseitigt. Außerdem stimuliert der Sonnenhut spezielle Bindegewebszellen – Fibroblasten.

Für die innerliche Anwendung eignen sich Sonnenhutextrakte vor allem bei Erkältungskrankheiten wie grippale Infekte, Schnupfen, Nasennebenhöhlenerkrankung und Halsentzündung in besonderer Weise. Bei Infektanfälligkeit, Eierstockentzündung und entzündlichen Prozessen im Urogenitalbereich ist eine Therapie in Form einer mehrmaligen intravenösen »Spritzenkur« anzuraten.
Da er eine gewisse antivirale Wirkung hat, eignet er sich auch zur Behandlung von Herpesinfektionen, z. B. Herpes labialis – Lippenbläschen. Hier finden auch Salbenpräparate ihre Anwendung. Bei der äußerlichen Anwendung können feuchte Umschläge mit Sonnen-

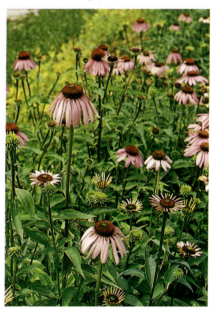

hutessenz oder Salbenpräparate für Abszesse, Furunkel, Nagelbettentzündungen, Brandwunden, Unterschenkelgeschwüre, Insektenstiche und schlecht heilende Wunden genommen werden.

Estragon

Artemisia dracunculus

Korbblütler – *Asteraceae*

[K] Ausdauernde, bis 1 m hohe Pflanze. Stengel weich, stark verzweigt. Blätter schmal-länglich, lokker verteilt. Blüten unscheinbar, gelb-grünlich. Blütezeit: Juni bis Juli.

[S] Es gibt für den Anbau zwei Arten, russischer Estragon und französischer Estragon. Der russische ist anspruchslos und klimabeständiger, aber auch weniger aromatisch. Der französische, auch aromatischer Estragon genannt, ist empfindlicher, aber im Aroma intensiver. Der Boden sollte für beide Arten humusreich und feucht sein, verträgt aber keine Staunässe. Den russischen Estragon kann man im April aussäen, den aromatischen Estragon gibt es nur als Wurzelableger.

[V] Ursprünglich in Süd- und Mittelasien beheimatet; gelangte im Frühen Mittelalter nach Europa.

[I] Enthält vorwiegend ätherische Öle, etwas Harze, Gerb- und Bitterstoffe.

[E] Frische, junge Triebe können den ganzen Sommer geerntet werden. Zum Trocknen schneidet man das gerade erblühende Kraut. Gebündelt an einem luftigen Ort trocknen.

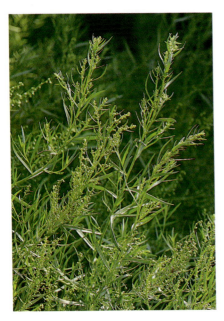

Estragon war sicherlich auch den griechischen und römischen Ärzten bekannt. Schriftliche Aufzeichnungen gibt es allerdings nur spärlich. Bei Plinius steht, daß die Blätter beim Biß giftiger Tiere aufgelegt werden. Nach Mitteleuropa gelangt der Estragon mit den Kreuzzügen. Er wurde als Heilpflanze bei Wassersucht, Nierenträgheit, bei Appetitlosigkeit, Magenschwäche und Blähungen gebraucht. Aber auch im Mittelalter galt der Estragon noch als ein Heilmittel, das vor Schlangenbissen schützen sollte. Es heißt: »Die Blätter auf gifftige Biss gelegt / ziehen das Gift heraus / und heilen die Biss.«
Als Heilpflanze findet er heutzutage keine Verwendung mehr.
Geschätzt wird der Estragon wegen seines schwach bitteren, aromatischen Geschmacks als Würze zu Geflügel, Soßen und zum Einlegen von Gurken. Bekannt ist auch der Estragonessig, der besonders in der französischen Küche vielseitige Verwendung findet. Über seine Verwendung schreibt bereits Tabernaemontanus: »Es werden Salsen und Eintuncken aus diesem Kraut gemacht. Dann es bekommt wol dem kalten Magen / bringet ein Appetit und Begierd zu essen . . .«
Estragonöl wird zur Herstellung von Parfüm benutzt.
Als appetitanregende Pflanze wird Estragon zur Herstellung von Kräuterlikören und Aperitifs verwendet.

Kulturstandorte

Wermut
Artemisia absinthium

Korbblütler – *Asteraceae*

[K] Mehrjährige, reich verästelte, bis 1,5 m hohe Pflanze. Stengel aufrecht, verzweigt. Blätter silbergrau, wechselständig, unten groß, dreifach fiederteilig, oben ungeteilt. Blüten klein, gelblich, stehen reichlich in einer lockeren Rispe. Blütezeit: Juni bis September.

[S] Braucht einen sehr sonnigen Platz. Der Boden sollte locker, sandig und etwas kalkhaltig sein. Gelegentlich bei uns verwildert.

[V] Ursprüngliche Verbreitung südliches Europa sowie Asien und Nordafrika.

[I] Ätherisches Öl, vor allem Thujon, reichlich Bitterstoffe, Harze.

[E] Geerntet werden die oberen Triebteile während der Blüte. Gebündelt an einem trocknen, luftigen Ort aufhängen.

Wermut war schon im alten Ägypten eine bekannte Heilpflanze. Im Isiskult trugen die Priester Wermutzweige. Aus der Antike gibt es zahlreiche Berichte. Hippokrates verwendet ihn bei Gelbsucht und als uterusreinigendes Mittel. Plinius empfiehlt ihn auch gegen die Seekrankheit. Der gleiche Autor berichtet von einem Brauch der lateinischen Völker. Diese kränzen den Sieger des Wettrennens mit Stiergespannen mit einem Wermutkranz. In Mitteleuropa wird Wermut erstmals im »Hortulus« des Abtes Walafrid Strabo (9. Jh.) erwähnt. Für die hl. Hildegard ist der »wermuda« eine Pflanze gegen Kopfschmerzen und Erschöpfung. In den Büchern der mittelalterlichen Kräuterbuchautoren stehen zahllose Empfehlungen. Besonders seine magenstärkende, appetitanregende, verdauungsfördernde und wurmtreibende Wirkung wird gelobt.

Die Volksmedizin übernimmt getreu diese alten Überlieferungen.

Wermut zählt aufgrund seines ätherischen Ölgehaltes und seiner Bitterstoffe zu den aromatischen Bitterstoffdrogen. Die Hauptwirkung dieser Pflanzengruppe ist eine Anregung der Verdauungssekrete. Ein Wermuttee empfiehlt sich deshalb bei Magenschwäche, Appetitlosigkeit und mangelnder Gallensekretion. Bekannt ist auch die Verwendung des Wermuts zur Weinherstellung. Als Aperitif getrunken regt er die Verdauungssäfte an.

Wie viele andere stark aromatisch riechende Pflanzen ist auch der Wermut eine dämonenabwehrende Pflanze. Er wurde den Kindern in die

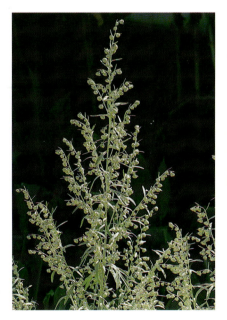

Wiege gelegt, um ihnen den Schlaf zu erleichtern und um die Kobolde und Geister fernzuhalten. Die Bauern räucherten mit ihm die Ställe aus, damit das Vieh vor Verhexung geschützt war.

Kulturstandorte

Ringelblume
Calendula officinalis
Korbblütler – *Asteraceae*

[K] Einjährige, bis 60 cm hohe Pflanze. Stengel kantig, filzig behaart, im oberen Teil verzweigt. Blätter länglich, fein behaart. Blüten gelborange, mit einem Durchmesser bis 5 cm; zahlreiche Zungenblüten. Blütezeit: Juni bis Oktober.
[S] Angebaut. Hat keine besonderen Ansprüche an den Standort.
[V] Wahrscheinlich ursprünglich in Südosteuropa beheimatet.
[I] Ätherisches Öl, Bitterstoffe, Saponine, Flavonoide.
[E] Geerntet werden die voll aufgeblühten Blütenköpfe bei sonnigem, trockenem Wetter. Die Zungenblüten werden vorsichtig abgezupft und möglichst rasch an einem luftigen Ort getrocknet.

Die ersten sicheren schriftlichen Überlieferungen über die Verwendung der Ringelblume stammen aus dem 12. Jh. Als »Ringula« wird sie in der »Physica« der hl. Hildegard gegen Verdauungsstörungen und Ekzeme empfohlen. Avicenna, der arabische Arzt und Gelehrte, nimmt sie als Geruchsmittel gegen Ungeziefer. Im Mittelalter ist sie eine geschätzte Heilpflanze. Sie wird bei Leberleiden, Milzbeschwerden, Herzklopfen, bei Gebärmutterleiden und zur Beschleunigung der Geburt verwendet. Bei Matthiolus ist sie die »Herba canceri«, die bei Krebsleiden gebraucht wird. Tabernaemontanus gibt folgende Empfehlung: »... bakken es auch in Eierkuchen / und gebens den Weibern zu essen / welchen die monatliche Zeit zu viel / oder zu wenig fliessen«.
In der Volksmedizin ist besonders die äußerliche Anwendung gebräuchlich. Als Tinktur oder Salbe wurde sie bei schlecht heilenden Wunden, Geschwüren, Verbrennungen und Brustdrüsenentzündungen angewendet.
Dies sind auch heute noch die zu empfehlenden Anwendungsbereiche. Sie wirkt zuverlässig wundheilungsfördernd und eignet sich von daher bei Wunden, Furunkeln, Nagelbettentzündungen, Unterschenkelgeschwüren und Verbrennungen. Als Tee ist sie Bestandteil eines Leber-Galle-Tees.
Im Volksglauben spielt die Ringelblume in vielen Ländern als Liebesmittel und Liebesorakel eine Rolle. Dies hängt sicherlich damit zusammen, daß man sich von ihrem ungebändigten Blühen und Wachsen auch eine blühende und wachsende Liebe versprach. In lyrischer Form hat das Franz Schubert wie folgt ausgedrückt: »Der Ringelblume Knospe schließt die goldnen Äuglein auf, mit allem, was da reizend ist, du süße Maid, steh' auf!«
Im bäuerlichen Brauchtum war sie ein Wetteranzeiger: Wenn sich die Blüten noch nicht bis 8.00 Uhr geöffnet haben, gibt es noch am gleichen Tag Regen. Regenblume wurde sie deshalb auch genannt.

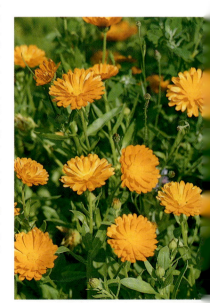

Knoblauch
Allium sativum

Liliengewächse – *Liliaceae*

[K] Ausdauernde, bis 80 cm hohe Pflanze. Hauptzwiebel wird umgeben von mehreren Nebenzwiebeln (Zehen). Blätter schlank, lauchartig oben zugespitzt; am Grund in eine stengelumfassende Scheide übergehend. Stengel aufrecht, oben kahl, trägt den Blütenstand. Blüten rötlich-weiß; steril. Vermehrung erfolgt nur durch die Zehen. Blütezeit: Juli bis August.

[S] Bei uns nur angebaut. Braucht einen sonnigen lockeren, humusreichen Boden.

[V] Ursprünglich aus Zentral- und Ostasien stammend.

[I] Schwefelhaltige, ätherische Öle; Allicin mit antibiotischer Eigenschaft, Hormone mit sexualhormonähnlicher Wirkung, Vitamine, Mineralien u. a.

[E] Im Herbst, wenn die Blätter abtrocknen, werden die Zwiebeln ausgegraben, kurz an der Luft getrocknet und mittels der trockenen Blätter zu Zöpfen geflochten.

Knoblauch zählt zu den ältesten Heilpflanzen. In der altindischen Medizin galt er als Kräftigungsmittel. Diese Verwendung findet sich auch in Ägypten. Darstellungen in Gräbern bestätigen seine große Bedeutung in der Volksernährung. So berichtet der griechische Geschichtsschreiber Herodot, daß die Arbeiter beim Bau der Cheopspyramide damit bei Kräften gehalten wurden. Auch bei Hippokrates, Dioskurides und Plinius finden sich umfangreiche Beschreibungen. Sie brauchten ihn bei Schwere im Kopf, Beängstigungen, Schlangenbiß, Hautausschlag, Würmern u. a. Nach Mitteleuropa gelangte er sicherlich mit den römischen Legionären, wenn nicht sogar schon früher. In der germanischen Volksmedizin taucht er als »Lauch« auf.

In der Volksmedizin ist er ein Allheilmittel. Er stärkt die Verdauungsorgane, treibt das Wasser, löst den Schleim, hilft gegen Würmer, wirkt allgemein kräftigend, vertreibt hysterische Stimmung u. a.

Viele der altüberlieferten Wirkungen konnten pharmakologisch nachgewiesen werden. Die schwefelhaltigen Inhaltsstoffe wirken blutgefäßerweiternd und verbessern somit die Durchblutung. Knoblauch besitzt auch eine antisklerotische Wirkung. Diese beruht darauf, daß der Blutfettspiegel gesenkt wird. Eine gute Wirkung zeigt er auch im Darm. Die Inhaltsstoffe haben eine gewisse antibiotische Eigenschaft. Bei akuten Durchfällen – sogenannte Gärungsdyspesie – ist er äußerst wirksam. Als Kräftigungsmittel ist er nach einer Krankheit oder im Alter durchaus zu empfehlen.

Um den Knoblauch ranken sich viele Zaubereien und Aberglaube. In die Fenster oder über Türen gehängt besitzt er abwehrende Kräfte gegen Dämonen und Hexen.

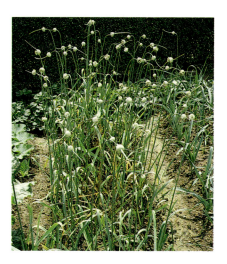

Äcker, Wege, Ödländer u. ä.

Ackerschachtelhalm
Equisetum arvense

Schachtelhalmgewächse –
Equisetaceae

[K] Mehrjährige, bis 30 cm hohe Pflanze. Im Frühjahr erscheint zuerst ein brauner Sporentrieb mit einer endständigen Sporenähre. Nach dessen Verwelken erscheint der grüne unfruchtbare Trieb. Dieser Stengel ist gefurcht, hohl und trägt die quirlig angeordneten Seitenäste. Wichtiges Erkennungszeichen für den Ackerschachtelhalm ist, daß das unterste Glied der Seitenäste deutlich länger ist als die dazugehörige Stengelscheide.

[S] Kommt auf Ackerland, an Grabenrändern, Wegrändern vor. Der Boden muß immer feucht und lehmig sein.

[V] In den nördlichen gemäßigten Breiten.

[I] Saponine und reichlich Kieselsäure.

[E] Geerntet werden im Frühsommer die grünen Triebe. Gebündelt an einem luftigen, schattigen Ort trocknen.

Auch in den antiken Schriften werden Schachtelhalmarten beschrieben und für Heilzwecke verwendet. »Hippuris« nennt ihn Dioskurides und rühmt seine blutstillende Kraft. In Wein getrunken, sollte er den Harn treiben. Plinius behauptet sogar, daß die blutstillende Kraft so groß sei, daß es genügt, sie bloß in der Hand zu halten. Genaue botanische Beschreibungen finden sich dann in den Kräuterbüchern des Mittelalters. Alle Autoren loben besonders seine blutstillende und harntreibende Kraft.
In der Volksmedizin wurde Schachtelhalmtee bei Nieren- und Blasenleiden, Gicht und Rheuma getrunken. Als Gurgelmittel sollte er bei Halsentzündungen helfen. Schlechtheilende Wunden wurden mit einer Abkochung ausgewaschen. Verbreitet war auch seine Verwendung bei der Lungentuberkulose.
Heutzutage verwendet man den Schachtelhalm gern als Bestandteil einer Teemischung gegen Harnwegs- und Blasenentzündung. Eine gute Wirkung zeigt er auch in einer allgemeinen Stoffwechselanregung. Er wirkt als Tee oder Badezusatz kräftigend auf das Bindegewebe, regt den Stoffwechsel der Haut an und wirkt durchblutungsfördernd. Diese Wirkung kann man bei Hauterkrankungen und rheumatischen Beschwerden nutzen.
Der Schachtelhalm wird auch Zinnkraut genannt, weil er aufgrund seines hohen Kieselsäuregehaltes früher zum Putzen von Zinngeschirr benutzt wurde.

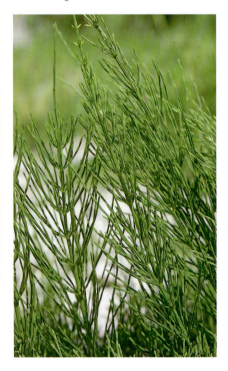

Äcker, Wege, Ödländer u. ä.

Schöllkraut
Chelidonium majus ☠
Mohngewächse – *Papaveraceae*

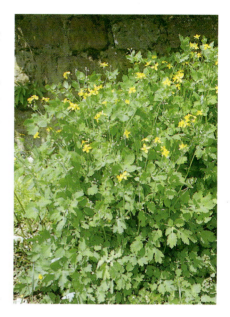

[K] Ausdauernde, bis 70 cm hohe Pflanze. Stengel aufrecht, verzweigt, leicht behaart. Blätter wechselständig, untere gestielt, fiederteilig, obere Blätter sitzend. Blüten leuchtend gelb, mit 2 Kelchblättern, 4 Kronblättern und zahlreichen Staubgefäßen. Ganze Pflanze enthält einen gelblichen Milchsaft. Blütezeit: Mai bis Oktober.
[S] Wächst bevorzugt an Mauern, Wegrändern, Zäunen und Schuttplätzen.
[V] Fast ganz Europa, Asien, Nordafrika.
[I] Verschiedene Alkaloide, Saponine, ätherisches Öl.
[E] Das Schöllkraut sollte wegen seiner Giftigkeit für die innerliche Anwendung nur in genau dosierten Fertigpräparaten verwendet werden. Die frische Pflanze kann zur äußerlichen Anwendung jederzeit gesammelt werden.

Bereits Dioskurides erwähnt das Chelidonion in seinen Werken. Die Wurzel, mit Anis und Wein getrunken, sollte Gelbsucht heilen. Der Name *Chelidonium* leitet sich übrigens vom griechischen »chelidon« = Schwalbe ab. Dioskurides meint dazu, daß die Pflanze ihren Namen von daher hat, daß sie mit dem Eintreffen der Schwalben blüht. In einigen Werken findet sich aber auch die Erklärung, daß die Schwalben ihre blinden Jungen mit dem Kraut des Schöllkrauts heilen. In den mittelalterlichen Kräuterbüchern war das »Schellkraut« gut bekannt. Die hl. Hildegard verwendet es zur »Reinigung von Speichel und Schleim«. Paracelsus benutzt es gern bei Gelbsucht. Bock schreibt: »Der bitter safft des Schöllkrauts und wurtzel ist hitziger natur. Eröffnet innerlich gebraucht die verstopffte leber / reiniget außenwendig faule wunden / und macht klare Augen . . .«
In der Volksmedizin finden sich all die Heilwirkungen wieder. Besonders beliebt war aber der gelbe Milchsaft zum Vertreiben von Warzen.
Schöllkraut besitzt eine schwache analgetische und eine gute spasmolytische Wirkung. Als Fertigpräparat findet es deshalb Verwendung bei krampfartigen Beschwerden von Magen-Darm und Galle.
Im Volksglauben rankten sich viele Bräuche um die warzenvertreibende Kraft des Schöllkrauts. Es genügt nicht, die Warze nur mit dem Saft zu bestreichen, sondern es mußten geheimnisvolle Handlungen dazu erfolgen. Im Aargau mußte das Schöllkraut dazu auf dem Kirchhof gewachsen sein. In Tirol sollte man es nur bei abnehmendem Mond pflücken und damit dann die Warze betupfen u. a. m.

Äcker, Wege, Ödländer u. ä.

Klatsch-Mohn
Papaver rhoeas
Mohngewächse – *Papaveraceae*

[K] Einjährige, ca. 40–60 cm hohe Pflanze. Stengel aufrecht, behaart. Blätter länglich, fiedrig geteilt. Blüten einzeln, endständig; 2 Kelchblätter, grün, abstehend; 4 zarte Kronblätter, leuchtend rot, am Grund innen oft mit einem tiefschwarzen Fleck. Frucht verkehrt-eiförmig, glatt. Die ganze Pflanze enthält einen weißlichen Milchsaft. Blütezeit: Juni bis August.

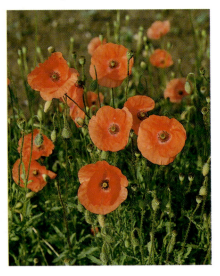

[S] Typische Pflanze der Getreidefelder, auf Schuttplätzen, an Wegrändern und Böschungen.
[V] Ist fast weltweit verbreitet.
[I] Enthält das ungiftige Alkaloid Rhoeadin, einen roten Farbstoff sowie Gerb- und Bitterstoffe.
[E] Geerntet werden die rote Blütenblätter sofort nach dem Aufblühen. Sie müssen rasch und schonend getrocknet werden. In der Regel verlieren sie aber dabei ihre schöne rote Farbe und werden grau.

Der Mohn zählt wegen seiner leuchtend roten Blüte zu den auffälligsten Ackerkräutern. Leider sieht man ihn an seinem typischen Standort, den Getreidefeldern, immer seltener. Die moderne Saatgutreinigung und besonders die Unkrautbekämpfung haben ihn dort recht selten gemacht. Häufig sieht man ihn nur noch an den Rändern und Böschungen von Straßenbaustellen, wo er als rotes Band die Straße säumt. Daß er ein uralter Menschenbegleiter ist, läßt sich aus Grabfunden aus der Altsteinzeit ableiten. Auch anderen Völkern war er bekannt. Die Ägypter verwendeten ihn schon 1500 v. Chr. wegen seines aromatischen Geschmacks; ebenso die Griechen und Römer.
In der Volksmedizin war er eine beliebte Kinderheilpflanze. Aus den Blütenblättern wurde ein Sirup zubereitet, der gegen Husten und Schlafstörungen kleiner Kinder gebraucht wurde. Ein Blütenblättertee wurde bei Schmerzzuständen und Schlaflosigkeit getrunken.
Die moderne Pflanzenheilkunde verwendet den Klatsch-Mohn nicht.
Im Volksglauben galt der Klatsch-Mohn als ein Liebesorakel. Dazu legte man rote Blütenblätter in die Hand und schlug dann mit der anderen darauf. Je nach Stärke des Knalls deutete man die Liebe. Dies ist übrigens auch ein altes Kinderspiel. Die Kinder legen die Blätter auf die Hand oder Stirn und erfreuen sich am klatschenden Geräusch. Mit dem Klatsch-Mohn schützte man sich vor Blitzschlag. So heißt er auch bei den Wallonen »Donnerblume« und wurde als Schutz unter das Dach gelegt. Er galt aber in anderen Gegenden auch als blitzanziehend, was wohl mit seiner roten Blütenfarbe zusammenhängt. Mit den Blüten kann man ein Kinderspiel machen: biegt man die Blütenblätter herab, so gibt das ein »Püppchen«.

Äcker, Wege, Ödländer u. ä.

Gewöhnlicher Erdrauch
Fumaria officinalis
Erdrauchgewächse – *Fumariaceae*

[K] Einjährige, bis 40 cm hohe Pflanze. Stengel glatt, zart, krautig, stark verästelt. Blätter gestielt, doppelt gefiedert, blau bereift. Blüten in blattachselständiger Traube, zierlich, blaßrot, mit einem stumpfen Sporn. Blütezeit: Mai bis September.
[S] Wächst auf Äckern, Brachland, Schuttplätzen und in Gärten.
[V] Europa, Vorderasien und Nordamerika.
[I] Bitterstoffe, Alkaloide und Flavonoide.
[E] Geerntet werden zur Blütezeit die aufrechten Sprosse. Gebündelt an einem schattigen, luftigen Ort trocknen.

Der Erdrauch war bereits in der Antike als Heilpflanze bekannt. Dioskurides nennt ihn »Kapnos« und schreibt: »Der Saft ist beißend, er schärft das Gesicht und reizt zu Tränen, wodurch er den Namen erhalten hat«. Die arabischen Ärzte gebrauchten ihn als Blutreinigungsmittel und zur «Verschönerung» der Haut. Die mittelalterlichen Kräuterbücher empfehlen ihn bei Wassersucht, Leber- und Galleerkrankungen, Verstopfung, Augenentzündungen, Hautausschlägen und bei Melancholie.

In der Volksmedizin war der Erdrauch ein geschätztes Gallemittel. Man nahm an, daß er die Galle durch den Urin austreibt und dadurch die verstopfte Leber und Milz öffnet. Er galt ferner als blutreinigend und schweißtreibend. Der Saft wurde zur Stärkung der Augen zu Umschlägen benutzt. Ein Öl aus Erdrauch wurde als Hautpflegemittel und zum Vertreiben der Sommersprossen verwendet.

Lange Zeit war der Erdrauch in der modernen Pflanzenheilkunde vergessen, bis französische Untersuchungen eine interessante Wirkungsweise aufdeckten. Es zeigte sich nämlich, daß der Erdrauch die Gallesekretion steigerte, wenn sie zuvor niedrig war, und daß der Gallefluß gesenkt wurde, wenn er vorher zu hoch war. Somit besitzt der Erdrauch einen regulierenden Effekt auf den Gallefluß. Er eignet sich vorzüglich bei Beschwerden im rechten Oberbauch, bei Fettunverträglichkeit, Übelkeit, Verstopfung und Kopfschmerzen.

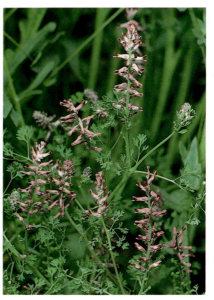

Im Volksglauben diente der Erdrauch als Liebesorakel. So mußte ein Mädchen, wenn es ein Erdrauchpflänzchen beim Jäten fand, dieses sich an den Busen oder in den Schuh stecken. Begegnete es dann einem Mann, war dies ihr Zukünftiger. In Norddeutschland wurde der Erdrauch deshalb auch »Frikraut« (Freierkraut) oder Lewkenskraut (Liebchenskraut) genannt.

Äcker, Wege, Ödländer u. ä.

Große Brennessel
Urtica dioica
Brennesselgewächse – *Urticaceae*

[K] Ausdauernde, bis zu 1,50 m hohe Pflanze. Stengel aufrecht, kantig. Blätter gegenständig, gestielt, eiförmig, am Grund herzförmig, grob gezähnt. Ganze Pflanze ist mit Brennhaaren besetzt. Blütenstände rispenartig in den Blattachseln. Blütezeit: Juni bis September.
[S] Wächst immer in der Nähe menschlicher Behausungen (Stickstoffanzeiger!), an Zäunen, Wegrändern, Schuttplätzen, Gräben.
[V] Weltweit in den gemäßigten Zonen verbreitet.
[I] Gerbstoffe, Mineralstoffe, Vitamine, Histamin, Serotonin.
[E] Die jungen, frischen Triebe können fast ganzjährig geerntet werden. Sie eignen sich zu Wildgemüse und zur Herstellung von Brennesselsaft. Zum Trocknen pflückt man im Juni bis Juli die Blätter (Handschuhe anziehen). Auf einem Leinentuch ausbreiten und an einem luftigen Ort trocknen.

Bereits in der Antike war die Brennessel eine geschätzte Heilpflanze. Dioskurides verwendet sie vor allem bei Drüsenschwellungen, krebsigen Geschwüren, Furunkeln, Lungenentzündung, Hautgrind u.a. und bezeichnet sie als eröffnend, erweichend, wind- und harntreibend. Der römische Dichter Ovid beschreibt ein Rezept zur Steigerung der Liebeskraft: »Pfeffer auch mischen sie wohl mit dem Samen der Nessel.« Die mittelalterlichen Kräuterbuchautoren, von der hl. Hildegard bis zu Bock und Matthiolus, übernehmen die antiken Heilanwendungen.
Als Pflanze, die den Menschen so nah auf Schritt und Tritt begleitet, ist es nicht verwunderlich, daß sie zu den beliebtesten volksmedizinischen Heilpflanzen zählt. Sie gilt als blutstillend, blutverbessernd und blutreinigend, ferner schleimlösend und wassertreibend. Verwendung fand sie bei Blutbrechen, Lungenverschleimung, rheumatischen Beschwerden, Gicht und Hautausschlägen. Nesselwurzeln, auf Wunden gebunden, sollen die Blutung stillen. In Milch gekochte Wurzeln helfen gegen Ruhr und Durchfall. Sehr bekannt war im Volk die äußerliche Anwendung in Form des Durchpeitschens bei Rheuma, Gicht, Nervenschmerzen u.a.
In der modernen Pflanzenheilkunde findet die Brennessel noch reichlich Verwendung. Die Brennessel hat einen nachweislich harntreibenden und gallesekretionsfördernden Effekt. Ihre volkstümliche Verwendung zur Entschlackung und Blutreinigung erklärt sich aus dieser Wir-

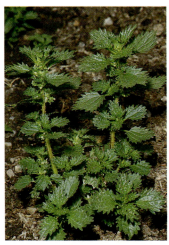

Kleine Brennessel *(Urtica urens)*.

kung. Als Frühjahrskur eignet sich der Brennesselsaft zur Anregung des gesamten Körperstoffwechsels und eignet sich von daher bei Gicht, Rheuma und Hautkrankheiten. Aber auch als Bestandteil eines Leber-, Galle- und Nierentees ist sie durch-

Äcker, Wege, Ödländer u. ä.

aus zu empfehlen. Neue Untersuchungen bestätigen auch eine gewisse blutbildende Wirkung. Aus diesem Grund kann sie auch bei leichten Anämien und bei Erschöpfungszuständen, z.B. in der Rekonvaleszenz verwendet werden. Aus den Wurzeln der Brennesseln gewinnt man einen Wirkstoff, das β-Sitosterin, das zur Behandlung von gutartigen Prostatavergrößerungen mit gutem Erfolg eingesetzt wird.

In der Küche, im Handwerk und Gartenbau findet die Brennessel ebenso ihre Verwendung. Aus den jungen zarten Brennesseltrieben kann ein gesundes, spinatähnliches Gemüse zubereitet werden.

Lange Zeit gehörte die Brennessel zu den Färbekräutern. Wolle konnte man mit ihr, nach Vorbeizen mit Alaun, wachsgelb färben. Als Gespinstpflanze war sie im Mittelalter besonders im Volk sehr verbreitet. Die langen festen Fasern wurden zu Tauen, Schnüren und Fischernetzen geflochten oder zu einem leinwandähnlichen Stoff, dem Nesselstoff, verarbeitet.

In der Kosmetik werden auch noch heute aus der Brennessel Haarwasser und Deodorants hergestellt.

Im Gartenbau dient die Brennessel als Düngerveredler, und als Brennnesseljauche kann man sie zum Spritzen gegen Blattläuse benutzen. Nicht vergessen sollte man an dieser Stelle auch ihre wichtige ökologische Bedeutung, die sie als Wirtspflanze für den Kleinen Fuchs, den Admiral, das Tagpfauenauge und andere Schmetterlingsarten hat. Wer sich an dem gaukelnden Flug der Schmetterlinge erfreuen will, sollte deshalb in seinem Garten, am Haus oder Zaun die Brennessel stehen lassen.

Im Volksglauben und Brauchtum war sie eine wichtige Zauber- und Abwehrpflanze. Sie sollte den Blitz und das Feuer abwehren oder, wenn man mit ihr in der Sonnwendnacht oder der Walpurgisnacht den Stall ausräucherte, war das Vieh vor Hexen und Teufeln geschützt. Ein anderer Walpurgisbrauch war der Neunkräuterkranz aus Quendel, Wegerich, Wegwarte, Löwenzahn, Butterblume, Schafgarbe, Eisenkraut, Odermennig und Brennessel, der den Kühen umgehängt wurde.

Die Kleine Brennessel *(Urtica urens;* vgl. Foto links) sieht ähnlich aus und wird ähnlich verwendet. Insgesamt kleiner im Wuchs, doch stärker in der Brennwirkung.

Große Brennessel *(Urtica dioica)* an einem typischen Standort.

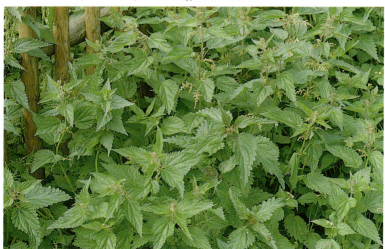

Äcker, Wege, Ödländer u. ä.

Gänse-Fingerkraut
Potentilla anserina
Rosengewächse – *Rosaceae*

[K] Ausdauernde, bis 10 cm hohe Pflanze. Stengel niederliegend, weitkriechend. Blätter gegenständig, gefiedert. Fiederblättchen länglich, tief eingeschnitten, scharf gesägt. Blüten langgestielt, leuchtend gelb, 5 Kronblätter. Blütezeit: Mai bis September.
[S] Wächst auf Weiden, Wiesen, an Gräbern und Wegrändern.
[V] Fast weltweit verbreitet.
[I] Gerbstoffe, Bitterstoffe und Flavonoide.
[E] Geerntet werden die Blätter und Blüten. Das Trocknen sollte rasch, aber schonend geschehen.

Das Gänse-Fingerkraut findet sich nicht in den antiken Schriften, da es eher eine Pflanze der nördlichen Halbkugel ist. In den meisten Kräuterbüchern des Mittelalters wird der »Gänserich«, wie er auch genannt wird, ausführlich behandelt. Bereits im »Gart der Gesundheit« (1485) wird er als Heilpflanze gegen den Stuhlzwang aufgeführt. Bock und Matthiolus loben die stopfende, zusammenziehende und schmerzstillende Eigenschaften und wenden ihn gegen Ruhr, Bauchflüsse, Blutungen und äußerlich gegen Entzündungen, Zahnschmerzen und gern bei Gliederschmerzen an. Tabernaemontanus schreibt: »Gemserich gesotten in roten Wein oder altem Bier / reyniget und heylet die alten Schäden / unnd zeucht alte Hitze herauß / darüber gelegt wie ein Pflaster.«
In der Volksmedizin wurde das Gänse-Fingerkraut vor allem bei krampfartigen Beschwerden, z.B. Magenkrampf, Unterleibskrämpfen, Blähungen u.a. benutzt. Die zu Brei zerkochte Wurzel wurde auf Wunden aufgelegt. In Notzeiten wurde die Wurzel und die jungen Sprossen als Wildgemüse gegessen.
Heutzutage findet es nur noch selten Verwendung. Als Bestandteil einer Teemischung für krampfartige Menstruationsbeschwerden ist es noch im Gebrauch.
Im Volksglauben benutzte man das Gänsefingerkraut als Amulettpflanze. Man mußte die Wurzel am Johannistag vor Sonnenaufgang ausgraben, dann konnte man damit die Liebe der Menschen gewinnen.

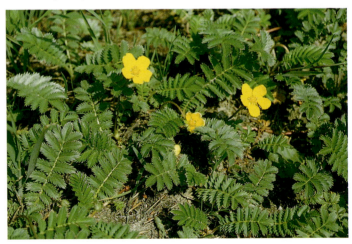

Äcker, Wege, Ödländer u. ä.

Echter Steinklee
Melilotus officinalis

Schmetterlingsblütler – *Fabaceae*

K Zweijährige, bis zu 1,50 m hohe Pflanze. Stengel aufrecht, kahl, verzweigt. Blätter gestielt, dreizählig, am Rand gezähnt. Blüten in lockerer, langer Traube, gelb, zahlreich, hängend. Frucht bis 4 mm lang, später braun werdend. Blütezeit: Juni bis September.
S Wächst auf kiesigen Wegen, Böschungen, Schuttplätzen und an Ackerrändern.
V Fast ganz Europa und Asien.
I Gerbstoffe, Flavonoide und Cumarin.
E Geerntet werden die oberen, nicht verholzten Pflanzenteile während der Blütezeit. Gebündelt an einem schattigen Ort langsam trocknen. Während des Trockenvorgangs entwickelt sich das typische, intensive Aroma.

Steinkleeblüten wurden bereits von Hippokrates als Pflaster bei eitrigen Geschwüren gebraucht. Auch Dioskurides und Plinius benutzen ihn wegen seiner zusammenziehenden und erweichenden Wirkung bei Geschwülsten, besonders der Augen, des Afters und der Geschlechtsorgane. Im Mittelalter galt der Steinklee als schmerzstillend, wundheilend, zerteilend, harn- und schweißtreibend. Bock empfiehlt ihn äußerlich bei »hitzigen Augen«, Ohrenschmerzen, Uterusverhärtungen, Geschwüren u. a.
In der Volksmedizin ist der Steinklee eines der häufigsten Mittel gegen Krampfadern und Hämorrhoiden. Dazu wurde er entweder innerlich als Tee getrunken oder äußerlich als Salbe aufgetragen. Als Umschlag diente er zur Erweichung von Geschwüren, Furunkeln und Karbunkeln.

Untersuchungen haben die volksmedizinischen Anwendungen bestätigt. Die im Steinklee enthaltenen Cumarine und Flavone besitzen eine gute entzündungshemmende und venenabdichtende Wirkung. Außerdem kommt es zu einer Verbesserung der Blutströmung. Ein Tee eignet sich somit hervorragend bei Krampfadern mit Schweregefühl in den Beinen, Krampfaderentzündung und Hämorrhoiden.
Der Echte Steinklee wurde auch als Gewürzzusatz zur Kräuterkäseherstellung gebraucht. Als Schnupftabak fand er ebenfalls Verwendung. In der Schweiz bereitete man aus jungem Steinklee mit Essig und Salz einen Salat.
Beim Trocknen entfaltet sich ein intensiver Cumarinduft. Deshalb wird Steinklee im bäuerlichen Brauchtum als Mottenabwehrmittel gern in die Schränke und Truhen gelegt. Aus dem gleichen Grund galt er auch in machen Gegenden als hexenvertreibende und dämonenabwehrende Pflanze.

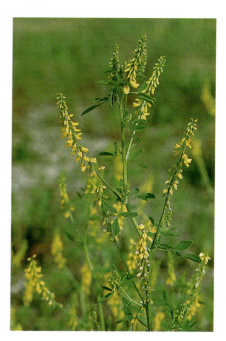

Äcker, Wege, Ödländer u. ä.

Echter Lein, Flachs
Linum usitatissimum

Leingewächse – *Linaceae*

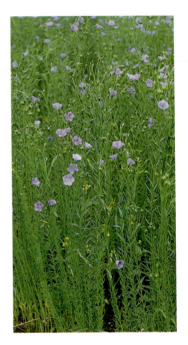

[K] Einjährige, bis 60 cm hohe Pflanze. Stengel zierlich, aufrecht, oben verzweigt. Blätter wechselständig, schmal-lanzettlich. Blüten endständig, blaßblau. 5 Kelchblätter, schmal zugespitzt. 5 Kronblätter, verkehrteiförmig. Staubgefäße und Griffel ebenfalls blau. Frucht eine rundliche Kapsel; Samen flach, braun, glänzend. Blütezeit: Juni bis August.
[S] Angebaut.
[V] Ursprüngliche Heimat unbekannt.
[I] Fettes Öl mit reichlich ungesättigten Fettsäuren, viel Schleimstoffe, Proteine, Phosphatide, Sterole, Triterpene u. a.
[E] Geerntet werden im September die ausgereiften Samen.

Lein zählt zu den ältesten Kulturpflanzen. Noch bevor er als Genuß- und Heilmittel bekannt war, wurde er bereits als Flachs zur Herstellung von Geweben gebraucht. Funde aus Schweizer Pfahlbauten (Jüngere Steinzeit) deuten darauf hin. Auch Stellen aus dem Alten Testament und Darstellungen auf altägyptischen Bauwerken zeigen eine hochentwickelte Flachskultur. Als Heilmittel wird er schon in den hippokratischen Schriften aufgeführt. Er wird sowohl innerlich bei Katarrhen und Unterleibsschmerzen, als auch als erweichender Umschlag empfohlen. In der jüdischen Kultur spielte der Lein als diätetisches Mittel eine große Rolle. Die hl. Hildegard, Bock und Matthiolus rühmen seine entzündungswidrige, erweichende sowie schmerzstillende Kraft.
In der Volksmedizin ist er sehr beliebt. Leinsamen wird bei entzündlichen Prozessen der Verdauungsorgane, Stuhlträgheit, Gallen- und Nierensteinkoliken innerlich gebraucht. Frisch gemahlener Leinsamen wird als Umschlag bei Hautentzündungen und Geschwüren aufgelegt.
In der heutigen Medizin wird Leinsamen hauptsächlich aufgrund seiner hervorragenden Gleit- und Quelleigenschaft bei Stuhlträgheit verwendet. Dazu wird frisch gemahlener Leinsamen – mindestens 2 Eßlöffel pro Tag – mit Dickmilch oder Joghurt gegessen. Anschließend noch reichlich Flüssigkeit (ca. $1/2$ l) trinken. Im Darm quillt der Leinsamen dann auf, vergrößert so die Stuhlmenge und regt dadurch die Darmperistaltik an. Eine Verwendung als Breiumschlag bei Furunkeln ist ebenfalls zu empfehlen.
Bei der großen Bedeutung, die der Lein oder Flachs in der ländlichen Bevölkerung hatte, ist es nicht verwunderlich, daß sich zahllose Mythen, Sagen, Märchen, Liebesorakel u.a.m. um ihn drehen.

Äcker, Wege, Ödländer u. ä.

Wildes Stiefmütterchen
Viola tricolor

Veilchengewächse – *Violaceae*

[K] Einjährige, bis 30 cm hohe Pflanze. Blätter wechselständig, untere rundlich, mit herzförmigem Grund, obere lanzettlich, am Rand gezähnt. Am Stengelansatz der Blätter befinden sich große, lappige Nebenblätter. Blüten langgestielt, in der Blütenfarbe stark variierend: sie können gelb, weiß, bläulich oder gemischtfarbig sein. Blütezeit: Mai bis September.
[S] Wächst auf Äckern, Wiesen und Ödländern.
[V] Fast ganz Europa.
[I] Saponine, Flavonoide, Gerb- und Bitterstoffe.
[E] Geerntet wird das blühende Kraut. Gebündelt an einem luftigen, schattigen Ort rasch trocknen.

Ob das Stiefmütterchen in der Antike als Heilpflanze verwendet wurde, kann nicht mit Sicherheit gesagt werden. Dioskurides erwähnt das Veilchen »Ion« gegen die Epilepsie der Kinder. Vielleicht geht die im Mittelalter recht häufige Verwendung des Stiefmütterchens gegen Epilepsie darauf zurück. Im »Gart der Gesundheit« (1485) wird es deshalb auch »freyschemkraut« genannt. Die Bezeichnung »freyschen« ist heute sogar noch in Gegenden Bayerns als »Fraisen« gebräuchlich, worunter man krampfartige Anfälle kleiner Kinder versteht. Das Stiefmütterchen wird in den meisten Kräuterbüchern des Mittelalters als Arznei für Kinderkrankheiten erwähnt. Brunfels schreibt: »Das gebraut wasser ist gut den jungen Kindern / wann sye die unnatürlich hitz überfellet / mans ynen zudrincken geb«.
Auch in der Volksmedizin ist das Stiefmütterchen die ursprünglichste Kinderheilpflanze. Es wurde bei Milchschorf, Ausschlag, Keuchhusten, Bauchschmerzen und Krampfanfällen gebraucht. Als Blutreinigungsmittel wurde es zur Stoffwechselanregung, ferner bei Rheuma, Gicht, Harngrieß u. a. m. verwendet.
In der modernen Pflanzenheilkunde spielt es nur noch eine untergeordnete Rolle. Wegen der diuretischen – harntreibenden – Wirkung ist es aber durchaus noch als Bestandteil eines Stoffwechseltees zu empfehlen. Dieser Tee eignet sich zur unterstützenden Behandlung von rheumatischen Krankheiten, chronischen Hautkrankheiten und bei Hautunreinheiten.
Zahlreich sind für das Stiefmütterchen die Bezeichnungen im Volksmund. Stiefmütterchen wird wie folgt gedeutet: Die Blütenblätter stellen kleine Stühlchen dar. Auf den beiden obersten sitzt allein die Stiefmutter, die beiden seitlichen sind für die eigenen Töchter, und mit dem untersten müssen sich die Stieftöchter begnügen. »Dreifaltigkeitsblümchen« heißt es, weil die im Umriß dreieckige gelbe Blüte mit dem dunklen, strahligen Saftmal dem Symbol der Dreieinigkeit ähnelt. In Shakespeares Sommernachtstraum heißt sie auch »Love-in-idless« (Liebe im Müßiggang).

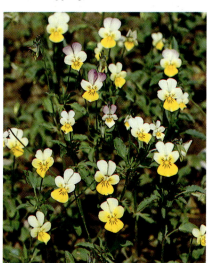

Äcker, Wege, Ödländer u. ä.

Hirtentäschelkraut
Capsella bursa-pastoris
Kreuzblütler – *Brassicaceae*

[K] Zweijährige, bis 40 cm hohe Pflanze. Stengel aufrecht. Grundblätter in einer Rosette, gestielt, länglich, buchtig gelappt; Stengelblätter sitzend, gelappt; obere Blätter ungeteilt. Blüte in einer Traube. Kronblätter weiß. Früchte langgestielt, verkehrt-herzförmig. Blütezeit fast ganzjährig.

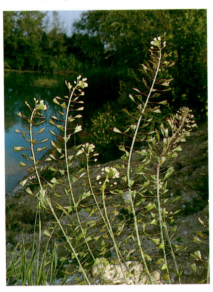

[S] Wächst auf Äckern, Wegen, Schuttplätzen, in Gärten, an Zäunen und Mauern.
[V] Fast weltweit verbreitet.
[I] Gerbstoffe, Flavonoide, Saponine, etwas ätherisches Öl.
[E] Es wird in den Frühjahrsmonaten das ganze Kraut geerntet. Gebündelt an einem trockenen, luftigen Ort zum Trocknen aufhängen.

Seit der Antike gilt das Hirtentäschelkraut als »Uterusmittel«. Dioskurides behauptet sogar, »daß es die Frucht im Leibe töte«. Von der im Mittelalter so hochgelobten blutstillenden Wirkung schreiben die antiken Ärzte nichts. Im »Gart der Gesundheit« (1485) heißt es: »Diß krut in der hant gehelten stoppet fast sere die blutenden nasen ... diß krut ist fast gut den frauwen die ir zyt zu vil haben ...«
In der Volksmedizin gilt Hirtentäschelkraut ebenso als blutstillendes Mittel. Besonders bei Blutungen nach der Geburt, zu starker Monatsblutung und bei Aborten wurde es verwendet. Äußerlich gebrauchte man es zur Behandlung von schlecht heilenden Wunden.
Lange Zeit geriet dann das Hirtentäschelkraut in Vergessenheit, bis es während des 1. Weltkriegs aus Mangel an entsprechenden ausländischen Drogen verstärkt auf seine Wirksamkeit untersucht wurde. Die Untersuchungen bestätigen eine uteruszusammenziehende und blutstillende Wirkung. Allerdings waren die Wirkungen recht inkonstant. Eine Verwendung bei der Geburtshilfe ist deshalb nicht zu empfehlen. Ein Versuch lohnt sich bei zu starker Monatsblutung. Hier ist es dann Bestandteil einer entsprechenden Teemischung.
In der Sympathiemedizin hängte man den zahnenden Kindern ein rotseidenes Tüchlein, in dem einige getrocknete Schötchen des Hirtentäschelkrauts eingenäht waren, um den Hals. Nach der Zahnung mußte dann dieses Amulett rückwärts ins fließende Wasser geworfen werden. Dieser Brauch hing wahrscheinlich mit der Ähnlichkeit der Schötchen mit einem Zahn zusammen. Den Namen Hirtentäschel hat es von der Ähnlichkeit mit den Taschen, die früher die Hirten trugen. Ein verbreiteter Brauch war es auch, die 3 ersten Hirtentäschelpflänzchen zu essen, dann war man das ganze Jahr über vor Krankheiten geschützt.

Äcker, Wege, Ödländer u. ä.

Schwarzer Senf
Brassica nigra

Kreuzblütler – *Brassicaceae*

[K] Einjährige, bis zu 1 m hohe Pflanze. Stengel verzweigt. Blätter unten gestielt, fiederlappig, unregelmäßig gezähnt; obere lanzettlich, ganzrandig. Blüten in lockeren, gewölbten Doldentrauben. Kronblätter hellgelb. Früchte ca. 1–2 cm lange Schoten. Samen rundlich, dunkelbraun. Blütezeit: Juni/Juli.
[S] Angebaut; verwildert an Acker- und Wegrändern, Schuttplätzen.
[V] Mittelmeergebiet; bei uns verwildert.
[I] Reichlich fettes Öl und das Senfölglykosid Sinigrin, das durch Wasser und ein Ferment in Allylsenföl und Traubenzucker umgewandelt wird.
[E] Geerntet wird der Samen, wenn er reif ist.

Der Senf ist eine uralte Kulturpflanze. Bereits im Neuen Testament wird er an mehreren Stellen erwähnt. Bei den Griechen und Römern war er ein geschätztes Heilmittel. Dioskurides benutzte ihn bei Epilepsie, Milz- und Leberleiden, Haarausfall und schwachen Augen. Plinius behauptete sogar, daß 3 Blätter, mit der linken Hand gepflückt, in Honigwasser getrunken, die Leidenschaft anrege. In Mitteleuropa findet man ihn erstmals im »Capitulare« Karls des Großen (9. Jh.) wieder. In den mittelalterlichen Kräuterbüchern finden sich dann lange Abhandlungen über die Wirksamkeit des Senfes. Bock bezeichnet ihn als zerteilend, ausziehend, hirnreinigend, magenstärkend u. a. m. Der gleiche Autor gibt auch zahlreiche Empfehlungen für die äußerliche Anwendung; z. B. ist Senfmehl gut bei Halsweh und Haarausfall. Senfpflaster benutzt er für Hüftweh und Neuralgien.

In der Volksmedizin ist ebenfalls die äußerliche Anwendung sehr beliebt. Ein Senfpflaster wurde bei Ischias, Rheuma und Gicht aufgelegt. Einreibungen mit Senfspiritus sollten bei Muskelschmerzen, Verstauchungen und Nervenschmerzen helfen. Hoch geschätzt war auch der Senfwickel bei akuter Bronchitis, Rippenfellentzündung und Lungenentzündung.

In der modernen Pflanzenheilkunde findet der Senf keine Verwendung mehr. Durchaus zu empfehlen ist aber die äußerliche Anwendung in Form von Senfmehlbreiauflagen bei Muskelverhärtungen, Verspannungen und Arthrosen. Ein Fußbad mit Senfmehl eignet sich bei Durchblutungsstörungen der Beine. Bei diesen Anwendungen ist aber Vorsicht geboten, da der Senf eine starke hautreizende Wirkung hat. Bei deutlichem Hautbrennen sollte man die Anwendung beenden. Besteht eine Senfölallergie, darf Senf nicht angewendet werden!

Senf ist nicht nur eine Heilpflanze, sondern heutzutage ein bekanntes und geschätztes Gewürz. Senf fördert nachweislich die Verdauung und macht somit fette Speisen verträglicher.

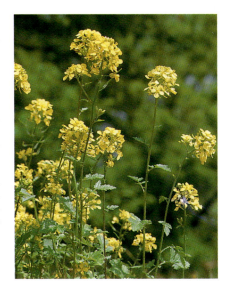

Äcker, Wege, Ödländer u. ä.

Wilde Malve
Malva sylvestris
Malvengewächse – *Malvaceae*

[K] Zwei- bis mehrjährige, bis 90 cm hohe Pflanze. Stengel aufrecht, behaart, ästig. Blätter langgestielt, behaart, meist fünflappig, gezähnt. Blüten gestielt, entspringen den Blattachseln. 5 Kelchblätter, bis zur Mitte verwachsen. 5 rosa bis lilafarbene Kronblätter, tief ausgerandet, mit 3 dunklen Streifen versehen. Blütezeit: Mai bis September.

[S] Wächst an Wegrändern, Feld- und Wiesenrändern, Böschungen,

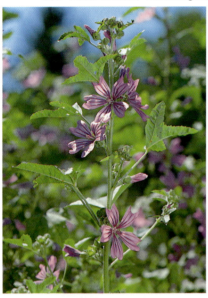

auf Schuttplätzen und an sonnigen Hängen und Mauern.

[V] Kommt fast weltweit vor.

[I] Reichlich Schleimstoffe, ätherisches Öl, Gerbstoffe.

[E] Die Blüten werden gepflückt, auf einem Leinentuch ausgebreitet und an einem schattigen, luftigen Ort getrocknet. Die jungen Blätter erntet man im Frühjahr.

Die Malve zählt mit zu den ältesten Nutzpflanzen. Aus antiken Schriften geht bereits hervor, daß sie sowohl als Heilpflanze wie auch als Gemüsepflanze hochgeschätzt war. Dioskurides lobt ihre Wirkung auf die Gedärme. Die frischen Blätter dienen als Umschlag bei Wespen- und Skorpionstichen. Außerdem sollen die Malvenblätter die Geburt beschleunigen. Im Mittelalter wurde die Malve häufig in den Gärten angebaut. Die Blätter wurden wie Spinat zu Gemüse verwendet. Aber auch als Heilpflanze war sie sehr gebräuchlich. Bock schreibt: »die gemeinst und allergeringst ist die allergebreuchlichst bei den Doctoren«. Sie wird bei Schwindsucht, Milchmangel, hitzigem Fieber, Augengeschwüren, zur Erweichung des Stuhlgangs u. a. empfohlen.

In der Volksmedizin war sie wegen ihres Schleimgehaltes ein Mittel für Halsentzündungen, Bronchialkatarrh und Heiserkeit. Äußerlich benutzte man sie bei Hautausschlägen, Furunkeln, Insektenstichen und Hämorrhoiden.

Heutzutage findet die Malve als Schleimdroge wegen ihrer reizlindernden Wirkung Verwendung. Sie ist Bestandteil einer Hustenmischung und eignet sich zum Gurgeln bei Mund- und Rachenentzündungen.

In der Küche können die jungen Malvenblätter als Gemüse zubereitet werden. Die Früchte, in Essig eingelegt, werden als deutsche Kapern bezeichnet.

Es ist nicht verwunderlich, daß eine so bekannte Heilpflanze auch im Aberglauben auftaucht. So sollte man den Urin eines Weibes über eine Malve gießen; verdorren diese innerhalb von 3 Tagen, ist sie unfruchtbar, bleiben sie grün, bekommt sie Kinder. Verbreitet war auch der Aberglaube, daß man Läuse bekommt, wenn man zuviel Früchte ißt.

Äcker, Wege, Ödländer u. ä.

Acker-Gauchheil
Anagallis arvensis ☠
Primelgewächse – *Primulaceae*

[K] Kleine, 5–25 cm große, meist niederliegende Pflanze mit vierkantigem, kahlem, verzweigtem Stengel. Blätter eiförmig, ungestielt, gegenständig. Blüten gestielt, entspringen den Blattachseln; Blütenkrone zinnoberrot. Blütezeit: Juni bis Oktober.
[S] Auf Feldern, Äckern, in Gärten und Weinbergen; auf nährstoffreichen Böden.
[V] Alteinwanderer; die Heimat ist das Mittelmeergebiet.
[I] Reichlich Saponine, Bitterstoffe und das giftige Cyclamin.

Der deutsche Name Gauchheil stammt aus dem Mittelalter. Als »Gauch« bezeichnete man die Narren oder die Geisteskranken. Der Gauchheil sollte eine besondere Heilkraft gegen diese Leiden haben. Von Leonhard Fuchs erfahren wir, daß er, im Stall und Haus aufgehängt, Gespenster und Gauche vertreiben soll. Der Gauchheil ist eine sehr alte Heilpflanze. Die griechischen Ärzte Hippokrates, Dioskurides u. a. verwenden die pulverisierte Pflanze bei Geschwüren und Wunden.

In der Volksmedizin fand der Gauchheil Verwendung bei Leberleiden, Leberverhärtung, Nierenentzündung und Wassersucht. Der frische Preßsaft war Bestandteil von Warzensalben. In der Sympathiemedizin wurde er wegen seiner roten Blütenfarbe gegen Nasenbluten in einem Amulettssäckchen am Körper getragen. Den Knaben wurde der »rote Hennadarm« – damit ist der Gauchheil gemeint – gegen das »Fraisen« (Krämpfe) in die Wiege gelegt.

In der heutigen Pflanzenheilkunde findet der Acker-Gauchheil keine Verwendung mehr.

Den Bauern diente er als Wetteranzeiger. Bei bevorstehendem Regen öffnet er seine Blüten nicht. In Schlesien heißt er deshalb Gewitterblume. In Österreich nannte man ihn »Faule Liesl«, weil er seine Blüten erst gegen 9.00 Uhr öffnet und um 13.00 Uhr wieder schließt.

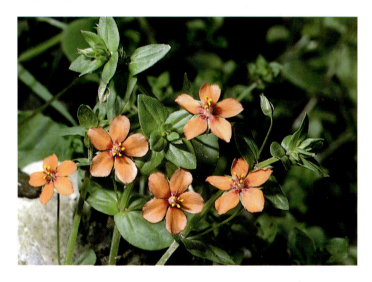

Äcker, Wege, Ödländer u. ä.

Kahles Bruchkraut
Herniaria glabra

Nelkengewächse – *Caryophyllaceae*

[K] Ein- bis zweijährige Pflanze. Stengel niederliegend, kriechend, kahl, verzweigt. Blätter gegenständig, klein, oval. Blüten unscheinbar, gelblich, in dichten Knäueln in den Blattachseln. Kronblätter fehlend. Blütezeit: Juni bis September.
[S] Wächst vorzugsweise auf sandigen Äckern, Wegen, Schuttplätzen und Triften.
[V] Europa und Westasien.
[I] Verschiedene Saponine, Flavonoide, Gerbstoffe, Cumarine und etwas ätherisches Öl.

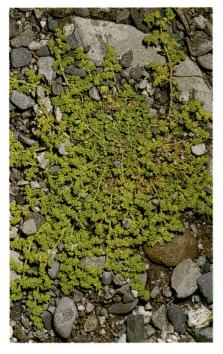

[E] Geerntet wird das ganze Kraut zur Blütezeit. Es muß rasch und schonend an einem luftigen, schattigen Ort getrocknet werden. Beim Lagern läßt die Wirkung der Droge rasch nach. Auf keinen Fall darf die Droge älter als ein Jahr sein.

In der Antike war das Bruchkraut als Heilpflanze nicht bekannt. Die ersten schriftlichen Aufzeichnungen über die Verwendung des Bruchkrauts als Heilpflanze finden sich erst im späten Mittelalter. Die lateinische Bezeichnung *Herniaria* leitet sich von »hernia« = Bruch ab und deutet auf die ursprüngliche Verwendung gegen Bruchleiden hin. Aber auch als harntreibendes Mittel bei Blasen- und Nierensteinen und bei Wassersucht wurde es gebraucht.
In der Volksmedizin war es auch nicht sonderlich gebräuchlich. Man verwendete es gegen Husten, Lungenverschleimung, Bruchleiden und Blasen- und Nierenleiden. Äußerlich wurde es zum Baden von schlecht heilenden Wunden angewendet.
In der modernen Pflanzenheilkunde findet das Bruchkraut gelegentlich Verwendung als Bestandteil einer Blasen- und Nierenteemischung. Es besitzt eine nachweislich krampflösende und leicht harntreibende Wirkung. Es eignet sich von daher am besten bei leichten, krampfartigen Blasen- und Harnleiterbeschwerden.
Eine volkstümliche Bezeichnung aus Oberösterreich deutet auf einen alten Aberglaube hin. Es wird »Nimm ma nit« genannt, was von daher rührt, daß man glaubte, daß aus einem Haus, in dem es aufbewahrt würde, eine Hexe nichts entwenden könnte. Das hängt wahrscheinlich mit der Eigenschaft des Bruchkrauts zusammen, sich mit vielen Würzelchen fest im Boden zu verankern. Der westpreußische Name »Kuckucksseife« hängt damit zusammen, daß das Bruchkraut aufgrund des hohen Saponingehalts beim Zerreiben wie Seife aufschäumt.

Äcker, Wege, Ödländer u. ä.

Vogelmiere
Stellaria media

Nelkengewächse – *Caryophyllaceae*

K Ausdauernde, bis 40 cm hohe Pflanze. Stengel niederliegend, selten aufsteigend, stark verästelt, einreihig behaart. Blätter fleischig, grün, länglich-eiförmig. Blüten weiß, stehen in den Achseln der Blätter. Kelchblätter fast so lang wie die Kronblätter. Blütezeit: ganzjährig.

S Wächst auf Äckern, Gartenland, an Wegrändern und auf Schuttplätzen.

V Ist weltweit verbreitet.

I Saponine, reichlich Mineralstoffe, Vitamin C.

E Es wird das ganze Kraut im Frühjahr gesammelt und an der Luft getrocknet. Junge Triebe können zum Salat und Würzen das ganze Jahr über geerntet werden.

Ob mit der »Alsine« des Dioskurides die Vogelmiere gemeint war, läßt sich nicht mit Sicherheit feststellen. In den meisten mittelalterlichen Kräuterbüchern ist sie häufiger zu finden. Bock empfiehlt sie nach Krankheiten den abgemagerten und verfallenen Patienten zur Stärkung. Auch Kinder mit schwerem Fieber und Krämpfen sollte sie helfen. Äußerlich läßt er sie bei »hitzigen Wunden und Schäden« auflegen. Sebastian Kneipp, der sie Hühnerdarm nannte, lobte ihre schleimauslösende Wirkung und verordnete den Tee bei Lungenleiden, Hämorrhoiden, Nieren- und Blasenverschleimung. Äußerlich wendet er das Kraut bei allen faulen Geschwüren und Ausschlägen an.

In der Volksmedizin wird sie bei Lungenkrankheiten und als Umschlag bei Augenentzündungen und zur Stärkung der Sehkraft verwendet.

In der modernen Pflanzenheilkunde findet die Vogelmiere keine Anwendung.

Die jungen, zarten Triebe können das ganze Jahr als Salat, Sauce und Suppe zubereitet werden. Wegen ihres reichlichen Vitamin- und Mineralgehalts sind sie besonders in der kräuterarmen Frühjahrszeit eine gute Alternative zu den Treibhauskräutern.

Im bäuerlichen Brauchtum sagt man, daß man die Vogelmiere an Johanni während des Mittagläutens jäten soll, dann kann man sie gänzlich ausrotten. In der Oberpfalz legt man den roten Hühnerdarm – damit ist der Gauchheil gemeint – den Knaben gegen das Fraisen (Krampfen) in die Wiege, den Mädchen aber legt man den weißen Hühnerdarm (= Vogelmiere) in die Wiege. Das Kraut wird gern von den Vögeln gefressen, daher der Name.

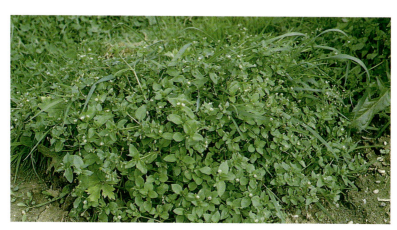

Äcker, Wege, Ödländer u. ä.

Gewöhnliches Seifenkraut
Saponaria officinalis

Nelkengewächse – *Caryophyllaceae*

[K] Mehrjährige, bis 70 cm hohe Pflanze. Wurzelstock reich verzweigt. Stengel kahl, aufrecht. Blätter gegenständig, lanzettlich. Blütenstand endständig. Blüten in lockerer, vielblütiger Rispe. Kronblätter 5, weiß bis blaßrosa, schwach duftend. Blütezeit: Juni bis September.
[S] Wächst an Hecken und Gebüschrändern, Schuttplätzen, Auwäldern und sandigen Ufern.
[V] Fast in ganz Europa und Westasien.
[I] Saponine; Flavonglykosid.
[E] Das Kraut muß zur Blütezeit geerntet werden. Es sollte rasch getrocknet werden. Die Wurzel kann im Frühjahr oder späten Herbst ausgegraben werden. Sie wird gründlich gereinigt, halbiert, kleingeschnitten und bei milder Wärme (50 °C) getrocknet.

Seit dem Altertum wird das Seifenkraut als Heilpflanze verwendet. Hippokrates bezeichnet es als menstruations- und wochenflußfördernd. Bei den arabischen Ärzten des frühen Mittelalters stand die *Saponaria* in hohem Ansehen. Sie benutzen es vor allem gegen Hautkrankheiten. Bock und Lonicerus schätzten es bei Lungenverschleimung, Atemnot, zur Stuhlanregung und bei Menstruationsverzögerung. So schreibt Bock: ». . . / auch für keichenden Menschen / so stäts mit schwerem athem husten / treibet den harn / den stuhlgang / vnd Frawen blödigkeit.«

Bekannt war das Seifenkraut im Mittelalter auch als »Waschkraut«. Ein Wurzelabsud wurde Jahrhunderte als Waschmittel benutzt. Bei Bock steht dazu: »Die Ordensleut / als Barfüsser wäschen ihre Kappen darmit / haben nicht gelt / Seiffen zu kaufen /. . .«

In der Volksmedizin ist das Seifenkraut ein geschätztes Mittel gegen Lungenverschleimung. Es wird bei Bronchialleiden, die mit einem zähen, festsitzenden Schleim einhergehen, als Tee getrunken. Als Blutreinigungsmittel wird es wegen der leicht abführenden und wassertreibenden Wirkung bei chronischen Hautkrankheiten und rheumatischen Beschwerden gebraucht. Eine Abkochung aus Seifenkrautwurzel fand früher auch häufig Verwendung für Umschläge bei den verschiedensten Hautleiden und zu Wundspülungen.

In der modernen Pflanzenheilkunde findet es nur noch selten Verwendung. Es ist in einigen Fertigpräparaten für die Behandlung von Lungenerkrankungen enthalten.

Wie bei allen Saponindrogen sollte man das Seifenkraut nicht in größerer Dosierung anwenden. Es kann sonst zu Magen- und Darmreizungen kommen.

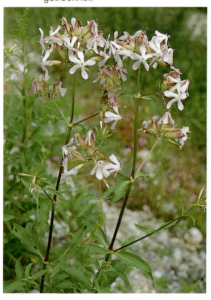

Garten-Melde
Artiplex hortensis

Meldengewächse – *Chenopodiaceae*

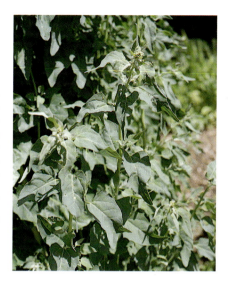

[K] Einjährige, bis 1,5 m hohe Pflanze. Stengel verästelt, gestreift. Blätter gestielt. Die unteren Blätter dreieckig, leicht gebuchtet, gezähnt; die oberen länglich bis lanzettlich. Blütenstand eine endständige Rispe. Blüten unscheinbar, grünlich-gelb. Pflanze in der Jugend mehlartig überzogen blaugrün, später hellgrün. Blütezeit: Juli/August.

[S] Als Wildkraut in Gärten, auf Brachland und Schuttplätzen.

[V] Fast ganz Europa; verwildert.

[I] Saponine sowie reichlich Mineralstoffe.

[E] Geerntet wird das Kraut zur Zeit der beginnenden Blüte. Gebündelt an einem luftigen Ort trocknen. Die jungen Blätter können frisch zu jeder Zeit verwendet werden.

In der Antike ist die Melde nicht bekannt. Erst im Mittelalter finden sich die ersten schriftlichen Aufzeichnungen. Im »Hortus Sanitis / gart der gesuntheit« (1485) wird sie zur Erweichung und Kühlung von Geschwülsten und für Nagelbettentzündungen empfohlen.

In der Volksmedizin wurde die Melde als Blutreinigungsmittel, bei Lungenleiden sowie Blasen- und Nierenerkrankungen als Tee getrunken. Die Garten-Melde, andere Meldenarten und besonders der Gute Heinrich wurden früher wegen ihres Geschmacks gern zu Wildkräuterspinat verwendet. Wegen ihres massenhaften Vorkommens sind Garten-Melde und Weißer Gänsefuß auch noch heute wichtige Wildgemüsepflanzen. Diese beiden Meldenarten haben einen milden, spinatähnlichen Geschmack und können zu Wildkräutergemüse, Suppen, Eintopfgerichten und Aufläufen verwendet werden. Eine Verwendung im rohen Zustand, z.B. zu Salat, ist nicht zu empfehlen. Die verwandten, aber ungenießbaren Arten erkennt man an ihrem unangenehmen, nach Heringsdosen riechenden Geruch. Der Gute Heinrich, eine Pflanze der Dorfplätze und Dorfstraßen, ist heute äußerst selten geworden.

Auch die Spießblättrige Melde *(Atriplex hastata)* mit breit-dreieckigen Grundblättern kann man als Heilkraut oder Gemüse verwenden.

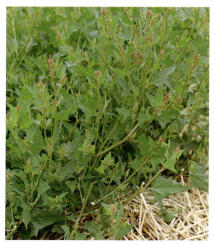

Äcker, Wege, Ödländer u. ä.

Vogel-Knöterich
Polygonum aviculare

Knöterichgewächse – *Polygonaceae*

[K] Einjährige Pflanze. Stengel niederliegend, bis 70 cm lang, verzweigt. Blätter wechselständig, klein, oval bis schmal-länglich. Blüten rötlich, unscheinbar, in den Blattachseln sitzend. Blütezeit: Juli bis September.
[S] Die Pflanze ist weitverbreitet. Sie wächst auf Äckern, an Wegrändern, Zäunen, Schuttplätzen und Straßenböschungen.
[V] Fast ganz Europa.
[I] Enthält reichlich Kieselsäure, Gerbstoffe, Schleim und geringe Mengen Saponin.
[E] Es wird die ganze Pflanze zur Blütezeit geerntet. Kleingeschnitten an einem luftigen und trocknen Ort trocknen.

Der Vogel-Knöterich war wahrscheinlich schon Dioskurides bekannt. Er empfiehlt das »polygonon arrhen« bei Blutspeien, Bauchfluß und Cholera. Plinius nennt den Vogelknöterich »sanguinaria« = Blutkraut, da der Saft das Nasenbluten stillt. In Wein getrunken, sollte er sogar den Blutfluß aus jeglichem Körperteil stoppen. Die hl. Hildegard nennt ihn »Erdpfeffer« und legt ihn über Nacht in einen guten Wein ein und verwendet ihn dann als Fiebermittel. Die mittelalterlichen Kräuterbuchautoren nennen ihn »Wegtritt«, »Weggras«, »Blutkraut« und rühmen seine stopfende und zusammenziehende, stein- und grießtreibende als auch wundheilende Kraft. Bock schreibt: ».../ stilt alle bauchflüß / kotzen / blut spewen / vnd übrige weiber kranckheit /...« In der chinesischen Heilkunde wird der Vogel-Knöterich bereits 536 n.Chr. in einem Kräuterbuch erwähnt und gegen Geschwüre, Blutungen, Malaria u.a. gebraucht.

Der Kräuterpfarrer Kneipp empfiehlt Umschläge mit Vogelknöterichabkochungen bei schlecht heilenden Wunden und offenen Beinen.

In der Volksmedizin gilt er als blutreinigend und wird deshalb als Tee bei Rheuma, Gicht, Blasen- und Nierenleiden sowie bei Husten und Heiserkeit getrunken.

In der modernen Pflanzenheilkunde findet er nur selten Verwendung. Als Bestandteil eines Stoffwechseltees für rheumatische Beschwerden ist er aber durchaus zu empfehlen.

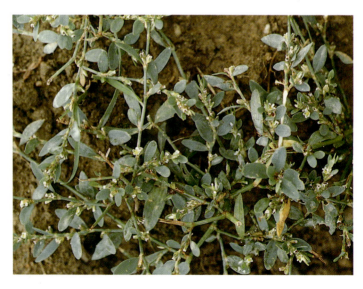

Äcker, Wege, Ödländer u. ä.

Bilsenkraut
Hyoscyamus niger   R3 ☠

Nachtschattengewächse –
Solanaceae

K Ein- bis zweijährige, bis 80 cm hohe Pflanze. Stengel weichhaarig, klebrig-zottig. Blätter wechselständig, länglich-eiförmig, buchtig gezähnt, ebenfalls klebrig-zottig. Blüten sitzend in den Blattachseln, schmutzig gelb, mit violetten Netzadern, Schlund rotviolett. Blütezeit: Juni bis Oktober.

S Wächst an Zäunen, Wegrändern und Schuttplätzen.

V Europa, Asien und Nordafrika.

I Enthält giftige Alkaloide, z. B. Hyoscyamin und Scopolamin.

E Die Pflanze darf nicht geerntet werden, da sie sehr giftig ist.

Das Bilsenkraut zählt zu den ältesten Gift- und Heilpflanzen. Bereits im alten Ägypten und Babylonien, in Persien, Indien und China war es bekannt. Dioskurides, der griechische Arzt, schreibt von ihm, daß es Wahnsinn und Lethargie erzeuge. Als Heilpflanze benutzt er es für schmerzstillende Umschläge und, in Essig gekocht, zu Mundspülungen bei Zahnweh. Die mittelalterlichen Kräuterbücher warnen eher vor dem Gebrauch als daß sie auf Heilwirkungen eingehen. Das ist sicherlich auch berechtigt, denn die Giftwirkung beginnt bereits bei kleinen Mengen. Es kommt zu Schwindelanfällen, Koliken, Muskelkrämpfen, Halluzinationen, erotischen Visionen und schließlich zu Schlafsucht. Andererseits wirkt das Gift Hyoscyamin beruhigend, schmerzlindernd und krampflösend. Es kommt halt auf die richtige Dosierung an.

Verwendung findet es heute in genauer Dosierung bei psychischen Erregungszuständen, Schlafstörungen u. a.

Eine überragende Stellung spielte das Bilsenkraut durch viele Jahrtausende in der Zauberei und im Volksglauben. Es brachte den Tod oder machte unschuldige Opfer willenlos. Bereits die berühmtesten Zauberinnen des Altertums, Circe und Medea, bedienten sich des Bilsenkrautsamens. Als Bestandteil der Hexensalben, mit denen sich angeblich die Hexen vor ihrem nächtlichen Flug einrieben, kam es in den Ruf eines »Teufelskrauts«. In Shakespeares »Hamlet« wird mit dem Bilsenkraut der König vergiftet. Die berauschende, erregende Wirkung des Bilsenkrauts machte man sich in den Badehäusern zunutze, indem man einige Samenkörner auf die Ofenplatte streute. Auch die Bierbrauer gaben es früher dem Bier zu, um die Wirkung zu verstärken.

Im Wetterzauber diente das Bilsenkraut zum Hervorzaubern von Regen. Das hängt vielleicht damit zusammen, daß es durch das Bilsenkraut zu Gehörhalluzinationen (Ohrrauschen), kommt. In einigen Gegenden hatte das Bilsenkraut aber auch eine zauberabwehrende Kraft. So steckte man im Ermland in der Johannisnacht gesammelte Bilsenkrautbüschel in die Stalltüren.

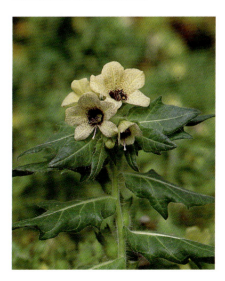

Äcker, Wege, Ödländer u. ä.

Stechapfel
Datura stramonium ☠

Nachtschattengewächse – *Solanaceae*

[K] Einjährige, bis zu 1,20 m hohe Pflanze. Stengel kahl, gabelig verzweigt. Blätter langgestielt, groß, eiförmig, grob gezähnt. Blüten groß, trichterförmig, weiß, einzeln in den Astgabeln sitzend. Frucht eiförmig, bis 5 cm lang, mit derben Stacheln besetzt, springt bei Reife vierklappig auf. Samen zahlreich, braunschwarz. Blütezeit: Juni bis Oktober.
[S] Wächst auf Schuttplätzen, an Zäunen und Wegrändern.
[V] Ursprünglich in Westasien beheimatet, heute aber weltweit verbreitet.
[I] Enthält die Alkaloide Hyoscyamin, Scopolamin, Atropin.
[E] Wegen seiner Giftigkeit ist eine Ernte verboten.

Die Heimat des Stechapfels ist das Gebiet um das Schwarze- und Kaspische Meer. Wie und wann er nach Europa gelangt ist, liegt im Dunkeln.

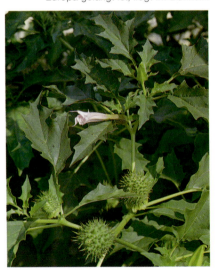

Ob der bei den antiken Schriftstellern Dioskurides und Plinius erwähnte »Strychnon« identisch ist mit dem Stechapfel, ist nicht sicher zu sagen. In den Kräuterbüchern des Mittelalters wird er nicht erwähnt. Erst im 17. Jahrhundert finden sich arzneiliche Empfehlungen.
Traurige Berühmtheit erlangte der Stechapfel durch die Hexenprozesse. Aus den Samen, vermischt mit Fett, wurde eine Hexensalbe bereitet, die, wie aus steiermärkischen Prozeßakten zu ersehen ist, ein Gefühl erzeugt, zu fliegen oder ein Tier zu sein. Dies ist nicht verwunderlich, da doch die giftigen Inhaltsstoffe des Stechapfels eine halluzinatorische Wirkung mit starken sexuellen Träumen erzeugen. Daß der Stechapfel zur Hexenpflanze wurde, ist aus der Vermutung zu erklären, daß er mit den Zigeunern im 15. Jh. aus Westasien nach Europa gelangte. Waren es doch gerade die heilkundigen Zigeunerinnen, die am erbittertsten als Hexen verfolgt wurden.
In der europäischen Volksmedizin findet der Stechapfel keine Anwendung. In Osteuropa und Westasien wird er aber trotz seiner Giftigkeit benutzt. In Rußland legte man frische Blätter auf Brandwunden. An der Wolga versuchte man mit dem Rauch, der beim Verbrennen der Samen entsteht, Zahnschmerzen zu vertreiben.
In der modernen Pflanzenheilkunde findet er keine Verwendung.
Im Aberglaube taucht er gelegentlich als gewitterabwehrende Pflanze auf. »Donnerkugel« wird er deshalb genannt. Besonders die an Marie Himmelfahrt (15. August) im Kräuterwisch geweihten Stechapfelfrüchte sollten wirksam sein, wie ein Brauch aus dem Vintschgau berichtet. Als Orakelpflanze benützten ihn die Zigeuner.

Äcker, Wege, Ödländer u. ä.

Gewöhnliches Leinkraut
Linaria vulgaris

Braunwurzgewächse – *Scrophulariaceae*

[K] Mehrjährige, bis 50 cm hohe Pflanze. Stengel unverzweigt, dicht beblättert. Blätter wechselständig, lanzettlich, bläulichgrün. Blüten stehen in einer dichten Traube. Blüten hellgelb; Oberlippe mit orangefarbenem Gaumen, nach hinten in einen etwa 10 mm langen Sporn auslaufend. Blütezeit: Juni bis September.
[S] Wächst auf trockenen, steinigen Äckern, auf Brachland, an Wegrändern und Böschungen.
[V] Fast ganz Europa.
[I] Flavonglykosid.
[E] Geerntet wird das blühende Kraut. Gebündelt an einem schattigen, trocknen Ort trocknen.

In der Antike war das Leinkraut nicht bekannt. Erst in den Kräuterbüchern des Mittelalters finden sich die ersten Beschreibungen. Bock und Matthiolus empfehlen es bei Leber- und Milzverstopfung, Wassersucht und Harnverhalten. Äußerlich angewendet soll es bei Fisteln, Geschwüren und Hautkrebs helfen.
In der Volksmedizin war es recht bekannt und geschätzt. Leinkraut wurde mit Milch gekocht, zerstampft und als Breiumschlag bei schmerzhaften Hämorrhoidenknoten aufgelegt. Auch zur Erweichung von Furunkeln und Geschwüren benutzte man den Brei. Eine Leinkrautsalbe nahm man für schlecht heilende Wunden und bei Venenentzündungen. Als Tee getrunken, fand es Verwendung bei Gelbsucht, Wassersucht und Stuhlverstopfung.
In der heutigen Pflanzenheilkunde findet es keine Verwendung mehr.
Im Aberglaube zählte man das Leinkraut zu den Beruf- und Beschreikräutern. Wer wissen wollte, ob ein Kranker beschrien war, mußte Leinkraut und Ziest mit Wasser aufkochen und den Kranken mit diesem Absud baden. Dieser Absud wurde dann unter das Bett des Kranken gestellt. Lief die Flüssigkeit zusammen (damit meinte man wohl, daß sie trüb wird) lag ein böser Zauber vor. Beschriene Kinder wurden mit Leinkrautwasser gewaschen, um sie vom Zauber zu befreien. Wegen seiner Zauberkraft war das Leinkraut Bestandteil der Kräuterbüschel, die an Marie Himmelfahrt geweiht wurden. Auf die antidämonische Kraft dieser Pflanze geht der Glaube zurück, daß man es in die Schuhe legen muß, um beim Wandern vor Müdigkeit geschützt zu sein.
Im Volksmund nennt man das Leinkraut auch häufig Frauenflachs, was wohl durch die schmalen, flachsähnlichen Blätter begründet ist. Aufgrund der Blütenform heißt es auch Löwenmäulchen, Drachenmaul oder Froschmäuler.

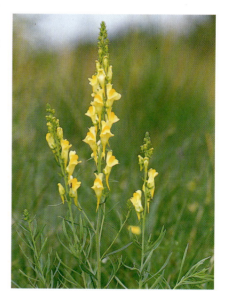

Äcker, Wege, Ödländer u. ä.

Spitz-Wegerich
Plantago lanceolata
Wegerichgewächse –
Plantaginaceae

[K] Mehrjährige, bis 30 cm hohe Pflanze. Blätter kurzgestielt und in grundständiger Rosette angeordnet; lanzettlich, mit 5–7 deutlichen kräftigen Blattnerven. Blüten in kugeliger, später walzenförmiger Blütenähre. Blütezeit: Mai bis September.
[S] Wächst an Wegrändern, auf Wiesen, Weiden und Schuttplätzen.
[V] Europa, heute weltweit verbreitet.
[I] Schleim, Bitterstoffe, Kieselsäure und ein Glykosid – Aucubin.
[E] Es werden die Blätter vor der Blüte gesammelt. Die Blätter werden kleingeschnitten und rasch an einem luftigen, schattigen Ort getrocknet. Im Frühjahr pflückt man die jungen, zarten Blätter für Wildgemüse und Salat.

Spitz-Wegerich *(Plantago lanceolata)*.

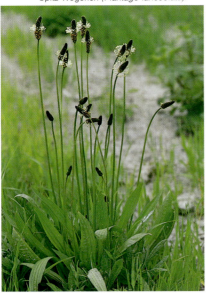

Hinweis: Bedeutung als Heilpflanze haben auch der Mittlere und Breit-Wegerich (*P. media* und *P. major;* vgl. Fotos). Beide kommen vor allem auf Trittplätzen und Wegen vor.
Uralt ist die Verwendung des Wegerichs als Heilmittel. Als Wundmittel wurde er wahrscheinlich schon in der Steinzeit benutzt. Was sollten unsere Vorfahren zur Auflage auf Wunden, Geschwüren und Ausschläge anderes benutzen als grüne Blätter? Dabei haben sie dann durch Beobachtung festgestellt, daß gewisse Pflanzen eine besonders heilende Wirkung hatten, und dazu zählte vor allem der Wegerich. Erste schriftliche Überlieferungen findet man in der assyrischen Medizin. Die Blätter werden auf Anschwellungen gelegt. In der Antike ist er eine hochgeschätzte Heilpflanze. Dioskurides erwähnt zwei Wegericharten und gibt eine ausführliche Beschreibung über ihre heilkundliche Bedeutung: »Die Blätter haben austrocknende und zusammenziehende Kraft, deshalb eignen sie sich zum Umschlag bei allen bösen Zufällen.« Als Gemüse mit Salz und Essig gekocht, sollte er von Ruhr- und Magenkranken gegessen werden. Plinius, der römische Geschichtsschreiber, erwähnt den Saft des Wegerichs gegen den Stich des Skorpions und gegen die Bisse wilder Tiere und Schlangen. Er ist aber auch eine alte germanische Wundheilpflanze. »Läheblad« = Heilblatt ist ein alter nordischer Name, und die Völsungasaga erwähnt ihn als »Umschlag der frischen Blätter bei Hiebwunden«.
In der Volksmedizin ist die äußerliche Anwendung – hierzu werden vor allem der Mittlere- und Breit-Wegerich verwendet – weltweit verbreitet. Die frischen Blätter wurden ganz, oder zu Brei zerdrückt, auf Wunden, Geschwüre und Entzündungen gelegt. In Finnland, »um das Blut zu

Äcker, Wege, Ödländer u. ä.

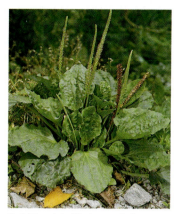

Breit-Wegerich *(Plantago major).*

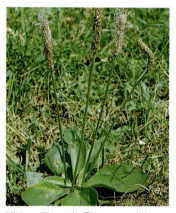

Mittlerer Wegerich *(Plantago media).*

stillen, die Wunde zusammenzuziehen und den Eiter zu entfernen«; bei den Indianern Amerikas »als Kompresse auf Geschwüre« (Delaware), »feingehackte Blätter auf Bienenstiche und Schlangenbisse« (Chippewa); in Brasilien »Blätter gegen Augenentzündungen«; u.a.m. Ein Spitzwegerichtee gilt als gutes Mittel gegen Bronchitis, Asthma, Lungentuberkulose bei Blutarmut und Schwindsucht. Der Frischsaft wird als Frühjahrskur »zur Blutreinigung« getrunken. Gegen Zahnschmerzen sollen die Wegerichwurzeln helfen.

Die moderne Pflanzenheilkunde benutzt den Spitz-Wegerich wegen seines Schleim-, Gerbstoff- und Kieselsäuregehalts als Hustenmittel. Untersuchungen haben auch eine gewisse antibiotische Wirkung bestätigt. Er eignet sich sowohl für eine trockene Bronchitis mit hartem Husten als auch für eine feuchte Bronchitis mit rasselndem Husten und reichlich Auswurf. Ein Spitzwegerichsaft oder -sirup ist besonders für Kinder geeignet.

In der Küche kann man die jungen, zarten Spitzwegerichblätter für Kräuterquark, zur Salatwürze oder zu Kräutergemüse verwenden.

Die langen Samenstände des Breit-Wegerichs wurden den Stubenvögeln als Futter gegeben.

Zahlreich sind die Überlieferungen aus dem Brauchtum und Volksglauben. Da der Wegerich als Wegbegleiter so oft getreten wird und in so engen Kontakt mit den Füßen kommt, sollte er auch die Fußleiden heilen. Dazu mußte man sich Wegerichblätter in die Schuhe legen, was dann auch vor Fußmüdigkeit schützen sollte. Gegen Drüsenleiden hängte man sich eine Wurzel als Halsband um.

Als Abwehrmittel gegen Zauberei galt der Wegerich ebenfalls. Die hl. Hildgard empfahl einen kräftigen Einlauf, um sich von der »angezauberten Liebe« freizumachen.

In Vergessenheit geraten sind die Kinderspiele mit Wegerich. Aus einer kräftigen Breitwegerichpflanze wird ein Püppchen. Dazu werden aus den Wurzeln mit einem Bändchen Zöpfe geflochten, auf den Wurzelhals wird ein Gesicht gemalt, zwei Stöckchen ergeben die Arme und ein Grashalm dient schließlich als Gürtel für das Blätterkleidchen. Aus dem Blütenstengel können auch kleine Körbchen und Stühlchen geflochten werden.

Äcker, Wege, Ödländer u. ä.

Echter Ehrenpreis
Veronica officinalis

Braunwurzgewächse – *Scrophulariaceae*

[K] Ausdauernde, bis 20 cm hohe Pflanze. Stengel niederliegend, im Blütenstand aufsteigend, behaart. Blätter gegenständig, kurzgestielt, eiförmig, weich behaart, am Rand fein gezähnt. Blütenstände traubig, in den Achseln der oberen Blätter. Blüten blaßblau, mit dunklen Adern. Blütezeit: Juni bis Juli.

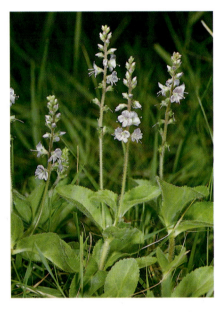

[S] Wächst an trockenen lichten Waldrändern, mageren Weiden und Heideflächen.
[V] Europa, Nordamerika und Nordasien.
[I] Gerbstoffe, Bitterstoffe, etwas ätherisches Öl und ein Glykosid.
[E] Geerntet werden die oberen Anteile des blühenden Krauts. An einem luftigen, schattigen Ort trocknen.

In den antiken Schriften findet sich kein Hinweis auf die Heilverwendung. Dagegen findet man in den mittelalterlichen Kräuterbüchern seitenlange Lobpreisungen über die Kraft und die Wirkung. Bock rühmt den Ehrenpreis als »fürtreffliche bewerte artzney«, und Matthiolus schreibt: »dann kaum ein köstlicher Kraut ist zu versehrten Lungen / vnd Brust / wider den Husten / schweren Athem / Flüsse / Eyterige Geschwüre / vnd Schwindsucht . . .« Der alte Name Grindkraut deutet auf die äußerliche Verwendung bei Aussatz hin.
In der Volksmedizin war der Ehrenpreis Bestandteil verschiedener Teemischungen, die gegen Lungenleiden, Hautleiden, zur Blutreinigung bei Gicht und Rheuma verwendet wurden. Gern wurde er auch zum Gurgeln bei Mund- und Halsentzündungen genommen. Einer der letzten, die den Ehrenpreis noch schätzten, war Sebastian Kneipp. Er bezeichnete ihn als Schutzmittel gegen Schwindsucht und Gichtleiden. In der modernen Pflanzenheilkunde spielt er keine Rolle mehr. Dies ist eigentlich zu bedauern, denn eine Pflanze, die den Namen »Allerweltsheil« trägt, hat sicherlich auch ihre Heilwirkung.
Im Volksglauben geht der Glaube an seine Kraft sogar so weit, daß er gegen die Pest helfen soll. Wie in einer Sage aus dem Elsaß berichtet wird, erschien in der Zeit, als das große Sterben umging, ein Vöglein und sang: »Trinket ab Ehrenpreis un Bipernell, so sterbet ir nit so schnell!« »Gewitterblume« heißt er, weil er, wie auch andere blau blühende Pflanzen, eine blitz- und gewitterabwehrende Wirkung besitzen soll. Andererseits durfte man aber auch keine »Gewitterblume«, die in der Nähe eines Hauses wuchs, abpflücken, denn sonst würde dort der Blitz einschlagen.

Äcker, Wege, Ödländer u. ä.

Eisenkraut
Verbena officinalis

Eisenkrautgewächse – *Verbenaceae*

[K] Einjährige, bis zu 70 cm hohe Pflanze. Stengel vierkantig, oben verzweigt. Blätter gegenständig, unten gestielt, kaum geteilt, grob gezähnt, oben fiederteilig. Blütenstände in langen, dünnen Ähren. Blüten blaßrosa bis blaßlila. Blütezeit: Juni bis September.

[S] Wächst an Wegrändern, Zäunen, Mauern, Gebüsch- und Heckenstreifen sowie auf Schuttplätzen.

[V] Fast ganz Europa, Nordafrika, Vorderasien.

[I] Bitterstoffe, Gerbstoffe, Glykoside und etwas ätherisches Öl.

[E] Geerntet wird das ganze Kraut zur Blütezeit. Gebündelt an einem trocknen, luftigen Ort aufhängen.

Diese, heute fast völlig in Vergessenheit geratene Pflanze besaß in der Antike und im alten Ägypten eine große Wertschätzung als Heil- und Zauberpflanze. »Träne der Isis« hieß sie in Ägypten und war der Muttergottheit Isis geweiht. Bei den Griechen galt sie als das Symbol der heimatlichen Erde und wurde als heiliges Kraut in fremde Länder mitgeführt. Gesandte trugen Kränze aus Eisenkraut, und Freundschaftsverträge wurden damit berührt, um ein gutes Gelingen zu gewährleisten. Nach Plinius war das Eisenkraut die berühmteste Pflanze der römischen Flora. Ein Büschel lag immer auf dem Altar des Jupiter. Auch bei den Germanen und Kelten war es bekannt. Die keltischen Priester warfen Eisenkraut in mondglänzendes Wasser und weissagten dadurch die Zukunft. Bei den Germanen hatte es die Kraft, Eisen und Ketten zu sprengen und galt als Wunderkraut gegen Kampfwunden. Als Heilpflanze galt es von der Antike bis zum Mittelalter als Universalheilpflanze. Es heilte die verstopfte Leber, Milz, Niere und Uterus, half bei Asthma, Kopfschmerzen, Trübsichtigkeit, Feigwarzen u.a.m. Besonders geschätzt war es als Wundkraut bei Hieb- und Stichwunden.

Die Volksmedizin übernahm die mittelalterlichen Angaben.

Durch neue Untersuchungen konnten im Eisenkraut schleimlösende und schleimfördernde Eigenschaften nachgewiesen werden. Es ist als wichtiger Bestandteil in einem Fertigpräparat enthalten, das mit gutem Erfolg bei Nasennebenhöhlenerkrankungen eingesetzt wird.

Zahlreich sind die Überlieferungen aus dem Volksglauben. So müsse man das Eisenkraut beim Aufgang des Hundssternes sammeln, auch weder Sonne noch Mond dürfen es bescheinen, dann besitzt es die größte Zauberkraft. Wer sich dann damit bestrich, konnte die Liebe der begehrten Frau gewinnen. Es schützte vor Krankheiten, zeigte verborgene Schätze, brachte Reichtum und Glück. Ein alter Brauch, der in einigen Gegenden Österreichs auch noch heute lebendig ist, ist das Tragen eines Amulettsäckchens um den Hals. Es sollte die Kinder vor schmerzhaftem Zahnen schützen.

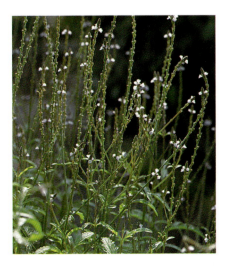

Äcker, Wege, Ödländer u. ä.

Kriechender Günsel
Ajuga reptans

Lippenblütler – *Lamiaceae*

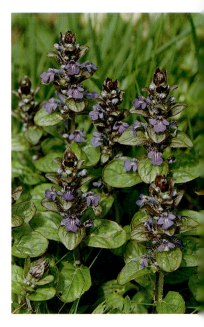

[K] Mehrjährige, bis 30 cm hohe Pflanze, mit oberirdischen Ausläufern. Stengel vierkantig, behaart. Grundblätter gestielt, grob gekerbt; Stengelblätter verkehrt-eiförmig, gekerbt, nach oben zu kleiner werdend, oft rötlich angelaufen. Blütenstand ährig. Blüten blau bis blauviolett, zu 2–6 in den Blattachseln der oberen Blätter. Blütezeit Mai bis August.

[S] Wächst an eher trockenen Wegrändern, Wiesen und an Waldrändern.

[V] Fast ganz Europa.

[I] Bitterstoffe, Harze und reichlich Gerbstoffe.

[E] Die jungen zarten Blätter können zum Frischverwenden im zeitigen Frühjahr gesammelt werden. Zum Trocknen wird im Mai und Juni die ganze Pflanze geerntet. Gebündelt an einem luftigen, schattigen Ort aufhängen.

Ob der Günsel in der Antike als Heilpflanze verwendet wurde, ist nicht zu sagen. Auch die Überlieferungen aus dem Mittelalter sind spärlich. In einigen Kräuterbüchern wird er aber als Wundkraut sehr gelobt.

In der Volksmedizin wurde der Günsel als Wundkraut geschätzt. Eine Abkochung wurde äußerlich bei schlecht heilenden Wunden und bei offenen Beinen für Umschläge benutzt. Auch zum Gurgeln bei Mund- und Rachenentzündung fand er Verwendung. Innerlich wurde der Tee gelegentlich bei Leberleiden getrunken. Zu seiner Verwendung als Wundpflanze gibt es folgenden Spruch: »Wer Günsel und Sanikel hat, Piet Trutz dem Wundarzt mit eim Platt.«

In der modernen Pflanzenheilkunde findet der Günsel keine Verwendung.

In der Küche können die jungen zarten Blätter und Triebspitzen zu Wildgemüse zubereitet werden. Zusammen mit anderen Frühjahrskräutern, z.B. Gundermann, Schafgarbe, Scharbockskraut, Bachbunge, unter den Quark gemischt, ergeben sie einen gesunden, wohlschmeckenden Brotaufstrich.

Im Volksglauben spielt der Günsel wie viele andere blaublühende Frühlingsblumen als Gewitterpflanze eine gewisse Rolle. Er durfte nicht abgerissen werden, sonst kommt ein Gewitter, und der Blitz schlägt ins Haus ein.

Auch riechen durfte man nicht an ihm, sonst bekommt man Sommersprossen. Gegen die Mundfäule mußte man ihn durch den Mund ziehen oder ihn sich um den Hals hängen. Sowie das Kraut vertrocknet, so vergeht auch die Mundfäule.

Andorn

Marrubium vulgare R1

Lippenblütler – *Lamiaceae*

[K] Mehrjährige, 40–60 cm hohe Pflanze. Stengel vierkantig, hohl und stark behaart. Untere Blätter gestielt, elliptisch, kerbig gezähnt, unterseits dicht, oberseits schwach behaart. Blüten weiß, in den Blattachseln stehend. Blütezeit: Juni bis September.
[S] Trockene Wiesen, an Hecken und Zäunen; eine der alten typischen »Dorfpflanzen«.
[V] Ursprünglich beheimatet in Südeuropa, eingebürgert in Mitteleuropa.
[I] Reichlich Bitterstoffe, ätherische Öle und Gerbstoffe.
[E] Geerntet werden die oberen Pflanzenteile zu Beginn der Blüte. Da der Andorn heute sehr selten ist, sollte man nur Pflanzen verwenden, die aus Heilpflanzenanbauten stammen.

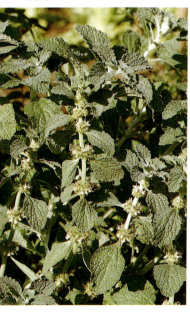

Der Andorn zählt zu den uralten Arzneipflanzen. Bereits im alten Ägypten war er als Heilpflanze bei Krankheiten der Atmungsorgane gebräuchlich. Hippokrates gebraucht ihn als Wundmittel. Dioskurides lobt ihn als Mittel gegen Asthma und Husten. Äußerlich benutzt er ihn als Umschlag bei fressenden Geschwüren und Seitenschmerzen. In den Kräuterbüchern des Mittelalters wird er als Mittel gegen Lungenleiden, Gallen- und Lebererkrankungen, Seitenstechen, ausbleibende Menstruation, Hautgeschwüre und Verstopfung erwähnt. Paracelsus bezeichnet den Andorn als »Arznei der Lunge«. Beim jüdischen Passahfest ist er eines der fünf bitteren Kräuter.

In der Volksmedizin wird er gern gegen Husten, Asthma und Gallenbeschwerden gebraucht. Auf seine geburtserleichternde Wirkung deutet der volkstümliche Name »Gottes-Hülff-Kraut« hin. In Nordafrika verwendet man ihn sogar gegen Malaria.

In der modernen Pflanzenheilkunde findet der Andorn kaum noch Verwendung. Als Bestandteil einer Hustenteemischung bei chronischer Bronchitis mit zähem, festsitzendem Schleim und allgemeiner Schwäche ist er aber durchaus zu empfehlen. Auch seine galletreibende Wirkung ist nicht zu unterschätzen.

Im Volksglauben gilt der Andorn als hexenvertreibend, besonders dann, wenn er in der Johannisnacht geholt wurde.

Der Andorn bevorzugt als »nitrophile Pflanze« einen warmen, stickstoffreichen Standort. Er wächst gern an Scheunen und Stallwänden, wo der Boden durch versickernde Jauche stark gedüngt ist. Da es diese Standorte aber in der heutigen bereinigten Dorflandschaft nur noch selten gibt, gilt er als gefährdet und wird in der Roten Liste aufgeführt.

Äcker, Wege, Ödländer u. ä.

Gundermann

Glechoma hederacea

Lippenblütler – *Lamiaceae*

[K] Ausdauernde, bis 20 cm hohe Pflanze. Stengel niederliegend, vierkantig, an den Knoten verwurzelnd. Blätter gegenständig, gestielt, herzförmig, am Rand grob gekerbt. Blühende Triebe aufrecht. Blüten in Scheinquirlen in den Blattachseln stehend, blaßrosa bis hellviolett, auf der Unterlippe dunkler behaarter Fleck. Ganze Pflanze riecht beim Zerreiben unangenehm. Blütezeit: April bis Juli.

[S] Wächst an Gebüsch- und Heckenstreifen, Wegrändern, Zäunen, in Gärten und Laubwäldern.

[V] Mitteleuropa, Westasien.

[I] Bitterstoffe, Gerbstoffe, ätherisches Öl, organische Säuren, Vitamin C.

[E] Die jungen Triebe und Blätter können im Frühjahr zu Salat und Wildgemüsegerichten geerntet werden. Zum Trocknen erntet man das blühende Kraut. Es wird rasch an einem luftigen, schattigen Ort getrocknet.

In den antiken Schriften läßt sich der Gundermann nicht mit Sicherheit nachweisen. In der alten germanischen Heilkunde zählt er aber zu den wichtigsten Heilpflanzen. Bereits in den frühen Schriften wird er erwähnt. In der »Physika«, in der volksmedizinisches Wissen aus dem Nahegebiet einfließt, schreibt die hl. Hildegard im 12. Jh. vom Gundermann, daß er, auf Rücken und Schenkel aufgelegt, die schwere Geburt erleichtert. Matthiolus empfiehlt ihn den Schwindsüchtigen und denen, »die Eyter auf der Brust haben«.

In der Volksmedizin wurde er gern bei Magenleiden, Durchfall, Husten und Atemnot und als Gurgelwasser bei Halsschmerzen und Heiserkeit angewendet. Als Umschlag sollte er alte, schlecht heilende Wunden und Geschwüre zur Abheilung bringen.

Heutzutage findet der Gundermann als Heilpflanze keine Verwendung mehr.

In der Küche eignet er sich als Bestandteil eines Frühlingssalates oder kleingehackt zu Wildkräuterquark. In der alten Tradition der Gründonnerstagssuppe war er ein wichtiger Bestandteil.

Sehr zahlreich sind die Überlieferungen aus dem Volksglauben. Der Gundermann spielte eine große Rolle im »Milchzauber«. Er sollte die Kühe vor dem Behexen schützen. So mußte z. B. die erste Milch nach dem Austrieb durch einen Gundermannkranz gemolken werden. Man nannte ihn deshalb auch Kranzkraut oder Erdkränzel. Der Gundermann gilt als guter »Pflanzengeist«. In der ersten Mainacht abgepflückt und mit Salz und Hafer vermischt, wird er in der Pfalz dem Vieh gegen Hexen und angezauberte Krankheiten gegeben. Mit einem Gundermannkranz auf dem Kopf sollte man die Hexen erkennen können.

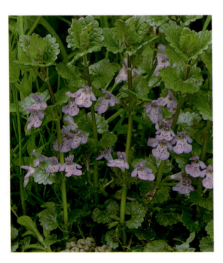

Äcker, Wege, Ödländer u. ä.

Weiße Taubnessel
Lamium album

Lippenblütler – *Lamiaceae*

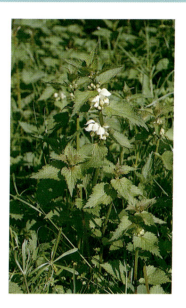

K Mehrjährige, bis 50 cm hohe Pflanze. Stengel aufrecht, vierkantig. Blätter gegenständig, gestielt, herzeiförmig, am Rand grob gesägt, beidseits schwach behaart. Blüten weiß, sitzen quirlig in den Achseln der oberen Stengelblätter. Blütezeit: April bis Oktober.
S Wächst an Wegrändern, Hecken, Gebüschen, Zäunen und Schuttplätzen.
V Fast in ganz Europa und Nordasien.
I Saponine, Gerbstoffe, ätherisches Öl, Flavonglykosid.
E Die Blüten werden, wenn sie voll aufgeblüht sind, sorgsam ausgezupft. Auf einem Leinentuch ausgebreitet werden sie rasch getrocknet. Gut verschlossen aufbewahren, da sie sonst leicht verschimmeln.

Ob die Taubnessel schon in der Antike als Heilpflanze verwendet wurde, ist nicht mit Sicherheit zu sagen. In den mittelalterlichen Kräuterbüchern wird sie dann gelegentlich erwähnt. Lonicerus lobt das Taubnesselwasser »für die weisse Zeit der frauen«. Bock und Matthiolus benutzen sie als Reinigungs- und Heilmittel für Geschwülste, faule Wunden und Krebs. Der englische Kräuterarzt Gerard sagte im 16. Jahrhundert, daß die Taubnessel »das Herz fröhlich mache, dem Gesicht eine frische Farbe gebe und die Lebensgeister erfrische.« Der Pfarrer Kneip benutzt einen Absud für Ohrendämpfe.
In der Volksmedizin war die Taubnessel ein weitverbreitetes Heilmittel gegen den »weißen Fluß« der Frauen. Sie wurde aber auch bei Blutarmut, Bleichsucht, Hautunreinheiten und für Lungenkrankheiten verwendet. Wurmkraut heißt die Taubnessel, weil sie zur Heilung des »Wurmes« am Finger (das ist die Nagelbettentzündung) als Breiumschlag aufgelegt wurde.
In der modernen Pflanzenheilkunde findet die Taubnessel nur wenig Beachtung. Durchaus zu empfehlen sind aber Sitzbäder und 4-wöchige Teekuren bei schmerzhaften Periodenstörungen und Fluor albus (Weißfluß). Eine fachärztliche Abklärung der Beschwerden ist selbstverständlich vorher angezeigt.
In der Küche können die jungen, zarten Blätter zu einem spinatähnlichen Gemüse verwendet werden. Mit den Blüten kann man Salate dekorieren.
Ein lustiges Kinderspiel kommt aus dem Westerwald. Die Kinder machen aus zwei Blütenquirlen eine »Flattermaus«. Dazu durchbohren sie das zwischen den Quirlen liegende Stengelstück, stecken ein anderes, dünneres hinein und bringen es nun durch Blasen zum Flattern bzw. drehen.

Äcker, Wege, Ödländer u. ä.

Herzgespann

Leonurus cardiaca R3

Lippenblütler – *Lamiaceae*

K Ausdauernde, bis 1,20 m hohe Pflanze. Stengel vierkantig, hohl, behaart, oben ästig. Blätter gegenständig, gestielt, unten handförmig gespalten, oben dreilappig, behaart, am Rand grob gesägt. Blüten in Scheinquirlen in den oberen Blattachseln, blaßrosa; Oberlippe helmförmig gebogen, außen behaart, Unterlippe dreiteilig, mit bräunlicher Zeichnung. Blütezeit: Juli bis September.

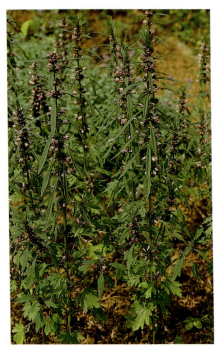

S Wächst bevorzugt in der Nähe menschlicher Behausungen. Gern an Zäunen, Wegrändern, trockenen Weiden, warmen Gebüschsäumen, Schuttplätzen. Heute nur noch vereinzelt vorkommend.

V Fast ganz Europa, Vorder- und Mittelasien.

I Bitterstoffe, Gerbstoffe, ätherisches Öl, Glykoside, Alkaloide.

E Geerntet werden die oberen Triebe zur Blütezeit. Gebündelt an einem schattigen, luftigen Ort trocknen. Wegen der Seltenheit keine Wildpflanzen verwenden.

Ob die Pflanze in der Antike verwendet wurde, läßt sich nicht mit Sicherheit nachweisen. Aber schon im ersten, in deutscher Sprache verfaßten Kräuterbuch, dem »Gart der Gesundheit« (1485) wird es gegen Magendrücken, Herzkrämpfe, bei Engbrüstigkeit und lahmen Gliedern empfohlen. Matthiolus rühmt das Herzgespann als herzkräftigend gegen »Herzweh«, Herzklopfen und -zittern, Krampf und Gliederlähmung. In einem alten englischen Kräuterbuch heißt es: »Es gibt kein besseres Kraut, um die melancholischen Gedanken des Herzens zu zerstreuen und das Herz zu stärken«.

Die Volksmedizin übernahm diese Anwendungen und benutzt es recht gern bei Magendrücken, Herzklopfen, Herzschmerzen, Blähungen und Kropfbildung. Lange ist das Herzgespann auch eine beliebte Pflanze der Bauerngärten gewesen.

In der modernen Pflanzenheilkunde findet es nur noch selten Verwendung. Aufgrund von Untersuchungen konnte aber doch eine beruhigende, dem Baldrian ähnliche Wirkung nachgewiesen werden. Es eignet sich somit als Bestandteil einer Teemischung bei nervösen Herzstörungen mit Herzklopfen, Unruhe und Ängstlichkeit. Auch bei Wechseljahrbeschwerden ist es angezeigt.

Im volkstümlichen Heilzauber wird in Mecklenburg das Herzgespannkraut in einer Kanne Bier zum Sieden gebracht und gegen Geschwülste gebraucht.

Gewöhnlicher Rainfarn
Chrysanthemum vulgare ☠
Korbblütler – *Asteraceae*

[K] Ausdauernde, bis 1,20 m hohe Pflanze. Stengel aufrecht, unverzweigt. Blätter wechselständig, doppelt-fiederspaltig, am Rand gesägt. Blüten stehen in einer Doldenrispe. Blütenköpfchen strahlend gelb, ca. 1 cm im Durchmesser. Zungenblüten fehlen. Ganze Pflanze riecht stark aromatisch. Blütezeit: Juni bis September.

[S] Wächst an trocknen Wegrändern, Waldrändern, Hecken und auf Schuttplätzen.

[V] Fast ganz Europa.

[I] Ätherisches Öl mit dem giftigen Thujon; Bitterstoffe, Gerbstoffe.

[E] Wegen der Giftigkeit sollte die Pflanze nicht geerntet werden.

In den antiken Schriften ist der Rainfarn nicht zu finden. Die erste schriftliche Überlieferung findet sich im »Capitulare« Karls des Großen aus dem 9. Jh. Bei der hl. Hildegard wird der »Reynfarn« bei »Nasenboz« (gemeint ist Nasenkatarrh) in Form eines Heiltranks getrunken oder in »cuchen« gebacken gegessen. Bock beschreibt den Rainfarn botanisch sehr genau und sagt über seine Anwendung: »Der samen von den Reinfar ist ins geschrey kommen / das er mit honig und wein eingedruncken / die würm soll außtreiben / den bauch schmertzen stillen / und den schweiß außtreiben.« Diese Anwendungsarten finden sich auch durchwegs in der Volksmedizin wieder. Hier war er das gebräuchlichste Wurmmittel. In Öl angesetzt, diente er als Einreibung bei Gicht und Rheuma. Verbreitet war auch seine Verwendung gegen Ungeziefer. Eine Waschung sollte die Flöhe und Kopfläuse vertreiben. Getrocknete Rainfarnbüschel in die Wohnung gehängt, befreiten von Motten.
In der heutigen Pflanzenheilkunde findet der Rainfarn keine Verwendung mehr.

Der Rainfarn ist eine auffällige und stark aromatisch riechende Pflanze. Er galt deswegen im Volksglauben als dämonenabweisend. Um die kleinen Kinder vor Hexen und Druden zu schützen, legte man Rainfarnsamen unters Kopfkissen. Rainfarn zählt auch zu den Pflanzen des Kräuterbüschels, der an Marie Himmelfahrt (15. August) in der Kirche geweiht wurde. Diesen Kräuterbü-

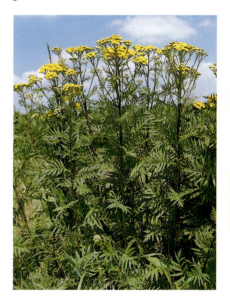

schel hängte man dann im Haus auf. Er sollte vor Blitz, Donner und bösen Geistern schützen. Der Rainfarn heißt deshalb auch in der Jülicher Gegend »Donnerkraut« oder »Blitzkraut«.

Der Rainfarn zählt zu den sogenannten Kompaßpflanzen, und zwar deshalb, weil sich die Blätter im vollen Sonnenlicht genau senkrecht nach Süden richten.

Äcker, Wege, Ödländer u. ä.

Echte Kamille
Matricaria chamomilla

Korbblütler – *Asteraccac*

[K] Einjährige, bis 50 cm hohe Pflanze. Stengel verzweigt, aufrecht. Blätter wechselständig, 2- bis 3-fach fiederteilig. Blütenköpfchen endständig; Köpfchenboden gelb, kegelförmig, hohl; Zungenblüten weiß. Blüten riechen angenehm aromatisch. Blütezeit: Mai bis Juni.

[S] Wächst auf Äckern, an Wegrändern, Feldrainen, Böschungen und Schuttplätzen.

[V] Fast ganz Europa, West- und Mittelasien.

[I] Ätherisches Öl, vor allem Chamazulen und Bisabolol; Flavonoide, Cumarine.

[E] Geerntet werden die Blütenköpfchen zum Zeitpunkt, wenn sich die weißen Zungenblüten schwach gesenkt haben. Die Blüten breitet man auf einem Leinentuch aus und trocknet sie möglichst rasch und schonend.

Uralt ist die Verwendung der Kamille als Heilpflanze. Im alten Ägypten stand sie in hohem Ansehen. Sie wurde, wohl wegen ihres gelben Blütenbodens, als Blume des Sonnengottes verehrt. Die arabischen Ärzte, z.B. Avicenna, verwendeten das Kamillenöl zum Einreiben bei Neuralgien. Bei den Griechen und Römern war sie das Mittel gegen Wechselfieber, Gelbsucht, Nierenleiden u.a. Dioskurides erwähnt noch eine interessante Verwendungsmöglichkeit. Danach soll sie, gekaut, zum Aufbruch eiternder Zahngeschwüre dienen. Die mittelalterlichen Kräuterbuchautoren übernehmen, wie so oft, die Anwendungsbereiche aus der Antike und ergänzen sie noch durch zahlreiche weitere Indikationen. So schreibt Bock: »Es ist bei allen Menschen kein breuchlicher Kraut in der arztney als eben Chamillenblumen / denn sie werden beinahe zu allen presten gebraucht.«

In der Volksmedizin gilt die Kamille als »Allheilmittel«. Sie wird bei innerer Unruhe, Reizbarkeit, Schlafstörungen, bei Magenkrämpfen, Magenübersäuerung, Galleleiden, Blasenleiden, Menstruationsbeschwerden u.a.m. gebraucht. Daß sie eine alte Frauenpflanze ist, läßt sich aus dem Namen ableiten. *Matricaria* leitet sich aus dem lateinischen »mater« = Mutter und »matrix« = Gebär-

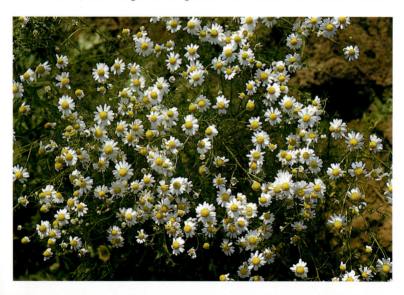

Äcker, Wege, Ödländer u. ä.

mutter ab. Kamille galt als eine der wichtigsten Heilpflanzen für die Krankheiten des Wochenbetts und zur Behandlung der Säuglinge und Kleinkinder. Äußerlich verwendete man im Volk die Kamille zu Umschlägen und Bädern bei Entzündungen, Geschwüren, Augenleiden und Blasenentzündungen.

In der modernen Pflanzenheilkunde gibt es wohl keine Heilpflanze, die intensiver von der Pharmakologie und Medizin erforscht wurde als die Kamille. Durch tierexperimentelle Untersuchungen konnte eindeutig der entzündungshemmende und krampflösende Effekt nachgewiesen werden. Versuche am Hygiene-Institut der Universität Gießen erbrachten die Bestätigung einer gewissen antiseptischen, antibakteriellen Wirkung. Hierbei wurde nämlich festgestellt, daß Toxine (von Bakterien gebildete Giftstoffe) durch die Kamille inaktiviert wurden. Durch die experimentellen Untersuchungen konnten drei Haupteigenschaften der Kamille klar nachgewiesen werden: entzündungshemmend, krampflösend und wundheilungsfördernd. Somit erfahren die meisten volksmedizinischen Anwendungsbereiche hierdurch ihre Bestätigung. Als Tee eignet sie sich bei krampfartigen Magen-Darm-Beschwerden, Magenschleimhautentzündung und Magengeschwür. Äußerlich kann man Kamillentee oder auch fertige Extrakte zu Umschlägen bei schlecht heilenden Wunden aller Art, zum Gurgeln bei Mund- und Rachenentzündungen, zu Augenwaschungen bei Bindehautentzündung und zu Spülungen oder zu Sitzbädern bei Reizerscheinungen im Anal- und Vaginalbereich verwenden. Bei Schnupfen und Nasennebenhöhlenerkrankungen eignen sich Kamillendampfbäder.

In der Kräuterkosmetik ist die Kamille ein Mittel zur Reinigung und Pflege entzündeter Gesichtshaut. Spülungen mit Kamillentee dienen zur Aufhellung blonder Haare.

Im germanischen Volksglauben galt die Kamille als heilig, denn sie verglichen den gelben Blütenboden mit der Sonne. Von daher war sie die Pflanze des Sonnengottes Baldur. Die am 24. Juni (Tag der Sonnenwende – nach der Christianisierung wurde daraus der Johannistag) gepflückten Blüten galten als besonders heilkräftig. Auch als antidämonisch galt die Kamille. Sie wurde in einigen Gegenden Niedersachsens in Bündeln unter die Decke gehängt. Kommt nun eine Hexe ins Zimmer, so bewegt sich das Bündel.

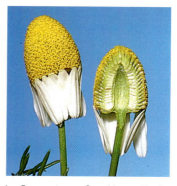

Im Gegensatz zur Geruchlosen Kamille (*Matricaria maritima;* unten) ist bei der Echten Kamille (oben) der Köpfchenboden hohl, stärker gewölbt, und die Zungenblüten sind weiter zurückgeschlagen.

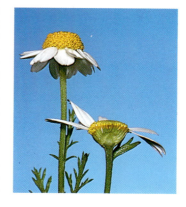

Äcker, Wege, Ödländer u. ä.

Gewöhnlicher Beifuß
Artemisia vulgaris

Korbblütler – *Asteraceae*

K Mehrjährige, bis zu 1,20 m hohe Pflanze. Stengel aufrecht, kantig, schwach behaart, rötlich angelaufen, reich verzweigt. Blätter fiederteilig, mit lanzettlichen bis spitzigen, vereinzelt gezähnten Abschnitten. Blätter deutlich zweifarbig, oberseits dunkelgrün, kahl, unterseits weißfilzig behaart. Blütenköpfchen in einer vielköpfigen, verzweigten Rispe. Einzelne Blüte gelblich oder rötlich. Blütezeit: Juni bis September.

S Wächst zahlreich an Wegrändern und Zäunen, an Gebüschen und Hecken sowie an Uferböschungen und Schuttplätzen.

V Ist weltweit verschleppt.

I Bitterstoffe und ätherisches Öl.

E Geerntet werden zur Blütezeit die oberen Triebspitzen. Diese werden gebündelt und an einem luftigen, trocknen Ort aufgehängt.

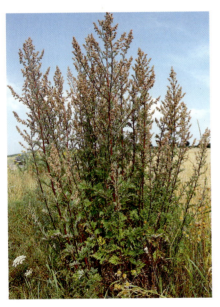

Dioskurides erwähnt eine Pflanze, die er Artemisia nennt, für die Behandlung von Frauenkrankheiten. Ob er damit den Beifuß meint, ist allerdings nicht zu beweisen. Auch die mittelalterlichen Ärzte loben Beifuß als hervorragende »Frauenpflanze«. Brunfels schreibt: »Ein sonderliches frauenkraut ist Buck (Beifuß), den frauen ihre Zeit zu fürderen, geburt zu treiben und auch das bürdlein (Nachgeburt).« Er wurde aber auch als magenstärkendes, harntreibendes, geschwulst- und gelbsuchtheilendes Mittel angesehen.

In der Volksmedizin war er lange Zeit eine geschätzte Heilpflanze. In vielen Ländern – Polen, Rußland, Italien – galt er als heilkräftig gegen die Epilepsie. Aber auch als »Frauenpflanze« wurde er bei Menstruationsstörungen, zur Geburtserleichterung und bei Ausfluß verwendet. In Frankreich benutzte man ihn als Abortivum (Abtreibungsmittel).

Heute wird der Beifuß nur noch selten angewendet. In seiner Wirkung ist er dem Wermut ähnlich, nur ist er nicht so bitter wie dieser. Durch die Bitterstoffe hat er anregende Wirkung auf die Magensekretion und den Gallefluß. Er ist somit ein guter Bestandteil eines appetitanregenden Magentees und eines verdauungsfördernden Galletees.

In der Küche ist er ein bekanntes Gänsebratengewürz.

Im Volksglauben ist Beifuß eine uralte Zauberpflanze. Als besonders heilkräftig und dämonenabwehrend galt der am Sonnwendtag (24. Juni) gepflückte Beifuß. Sunnwendsstaude nannte man ihn, und mit einem Sprüchlein zu einem Kranz gebunden, war er besonders wirksam. Wer sich mit diesem Beifußkranz umgürtete und diesen dann ins Johannisfeuer warf, sollte alle Leiden verlieren. Auch zur Wahrsagerei und im Liebeszauber fand der Beifuß Verwendung.

Äcker, Wege, Ödländer u. ä.

Große Klette
Arctium lappa

Korbblütler – *Asteraceae*

[K] Zweijährige, bis 1,50 m hohe Pflanze. Pfahlwurzel tiefreichend, verzweigt, oben verdickt, fleischig. Stengel verzweigt, längsgefurcht, markig, leicht rötlich angelaufen. Blätter gestielt, herz-eiförmig, oben dunkelgrün, unten filzig behaart. Blütenstände locker, doldentraubige Anordnung. Blüten kugelig; Hüllblätter mit gelblichen Widerhaken. Blütezeit: Juni bis September.

[S] Wächst an Wegrändern, Böschungen, auf Weiden und Schuttplätzen.

[V] In ganz Europa sowie West- und Nordasien.

[I] Ätherisches Öl, Inulin, Schleimstoffe, Gerbstoffe.

[E] Geerntet werden im Herbst die Wurzeln. Diese werden gründlich gesäubert, zerteilt und an der Luft oder bei milder Wärme im Backofen getrocknet.

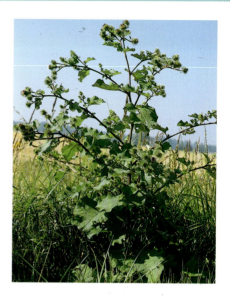

Schon seit altersher wird die Klette medizinisch verwendet. Bei Dioskurides steht, daß die Wurzel, mit Zirbelnüssen getrunken, bei Blutspeien und Lungengeschwüren hilft; die fein gestoßene Wurzel lindert die Schmerzen bei Verrenkungen, und die Blätter helfen als Umschlag bei alten Wunden. Die mittelalterlichen Kräuterbuchautoren rühmen sie als auswurfförderndes und harntreibendes Mittel.

Die Klette war auch ein beliebtes volksmedizinisches Heilmittel. Sie wurde äußerlich bei schlecht heilenden Wunden und innerlich bei Gicht, Rheumatismus, Harnsteinen sowie Ekzem verwendet. Sehr beliebt war auch die Anwendung eines Klettenwurzelöls bei Haarausfall. Diese Heilverwendung ist sehr alt und geht wahrscheinlich auf die Signaturenlehre zurück: dichte Behaarung der Blütenköpfchen bedeutet auch dichte Kopfbehaarung.

In der modernen Pflanzenheilkunde wird die Klette nicht mehr verwendet.

Ganz in Vergessenheit geraten ist die Verwendung der Klette in der Küche. Die jungen Blätter und Triebe können als Spinat zubereitet werden.

Im Volksglauben galt die Klette wegen ihrer stacheligen Früchte als dämonenabwehrend. An Johanni (24. Juni) steckte man Kletten über das Tor, durch welches das Vieh geht, damit es nicht behext wird. Oder es werden Kletten aufs Dach geworfen, um »böse Menschen« abzuhalten. Die Klette galt auch als Sympathiemittel. Gegen Krämpfe und Augenkrankheiten hängt man Kindern eine Klettenwurzel um den Hals. Bekannt ist wohl auch das Kinderspiel, aus den stacheligen Früchten Bälle, Schälchen oder ähnliches zu basteln; und wer kennt nicht die Neckerei, sich mit den Früchten zu bewerfen.

Äcker, Wege, Ödländer u. ä.

Huflattich
Tussilago farfara

Korbblütler – *Asteraceae*

K Mehrjährige, bis zu 20 cm hohe Pflanze. Blütenstengel erscheint vor den Blättern. Dicht weißfilzig behaart, mit Schuppenblättern besetzt. Blütenköpfchen leuchtend gelb. Blätter gestielt, rundlich-herzförmig, am Rand grob gezähnt; oberseits dunkelgrün, unterseits durch starke Behaarung weißfilzig. Blütezeit: März bis April.

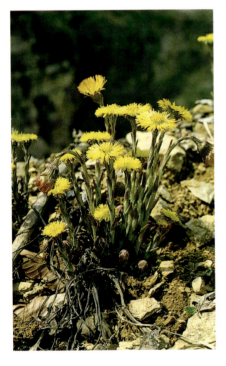

S Wächst an steinigen, tonigen Wegrändern, Böschungen, auf Äckern und Schuttplätzen.
V Europa, Nordasien und Nordamerika.
I Bitterstoffe, Schleimstoffe, Gerbstoffe, Pyrrolizidinalkaloide.

E Die Blüten werden gesammelt, wenn sie sich ganz geöffnet haben. Sie müssen rasch getrocknet werden. Die Blätter, die mehr Wirkstoffe enthalten, werden im Mai geerntet. Man zerschneidet sie grob und trocknet sie dann gründlich. Nur gut getrocknete Blätter sind haltbar. Junge, zarte Blätter können im April/ Mai zu Wildgemüse geerntet werden.

Schon aus seinem Namen *Tussilago*, der aus dem lateinischen »tussis« = Husten und »agere« = vertreiben gebildet wird, läßt sich auf seine uralte Verwendung als Hustenmittel schließen. Schon Hippokrates gebrauchte ihn bei Husten. Dioskurides empfahl den Rauch der angezündeten Blätter bei trockenem Husten und Schweratmigkeit. Plinius erwähnt ein Rezept gegen veralteten Husten. Dabei sollen Huflattichwurzeln auf Zypressenkohle gelegt werden. Der Rauch soll dann durch einen Trichter eingesogen werden. Auch bei der hl. Hildegard, bei Paracelsus, Bock und anderen mittelalterlichen Kräuterbuchautoren ist er das Mittel gegen Erkrankungen der Lunge. Matthiolus schreibt treffend: »wider alle Gebresten der Brust.« Pfarrer Kneipp schreibt, daß die Engbrüstigkeit und der Husten mit dem Huflattich leicht behoben werden können. Äußerlich empfiehlt er die Blätter als Umschlag bei offenen Beinen und Geschwüren.
In der Volksmedizin wurde er ebenso vorwiegend bei Erkrankungen der Atmungsorgane, z.B. Husten, Verschleimung, Heiserkeit, Bronchialkatarrh und als Stärkungsmittel für kränkliche, schwächliche Kinder gebraucht. Für Kinder stellte man aus den Blättern unter Verwendung von Zucker einen Hustensirup her. Bei entzündeten Krampfadern legte man zerquetschte Blätter über Nacht auf. Gegen Kopfschmerzen sollten die

Äcker, Wege, Ödländer u. ä.

Blätter helfen. Man mußte sie mit der filzigen Seite auf die Stirn legen. Verbreitet war auch das Inhalieren und Rauchen von Huflattich. Die getrockneten Blätter wurden wie Tabak geraucht. Wie Untersuchungen bestätigt haben, hat der Rauch eine schleimlösende und krampflösende Wirkung.

Auch heute noch ist der Huflattich fester Bestandteil einer Hustenteemischung. Besonders geeignet ist er bei trockenem Reizhusten und Husten mit zähem Schleim. Durch seinen Anteil an Schleimstoffen wirkt er schützend auf die entzündeten Schleimhäute, und gleichzeitig erleichtert er das Abhusten. Der Huflattich eignet sich auch zur Behandlung der chronischen Bronchitis, weil er durch seine Bitterstoffe gleichzeitig auch noch stärkend und kräftigend wirkt.

Da die Pyrrolizidinalkaloide eine lebertoxische und gewisse canzerogene Wirkung haben, sollte Huflattich nicht in großen Mengen über einen längeren Zeitraum eingenommen werden.

In der Küche können die jungen, zarten Blätter zu Wildspinat, Suppen und Aufläufen verwendet werden. Besonders schmackhaft ist ein Auflauf mit Kartoffeln zusammen. Die Blüten eignen sich zum Garnieren von Süßspeisen und Salaten.

In der Kräuterkosmetik hat der Huflattich seinen bewährten Platz. Eine gewisse antiseptische und reinigende Wirkung hat er aufgrund seines Schwefelgehaltes. Die Gerbstoffe haben einen zusammenziehenden und ebenfalls antiseptischen Effekt. Die Schleimstoffe wirken schützend auf die Haut. Er eignet sich somit zur Pflege und Reinigung von unreiner, entzündeter und fettender Haut. Dazu verwendet man ihn als Kompresse aus frischen Blättern oder als Gesichtsdampfbad, indem man einen starken Aufguß aus Blättern und Blüten macht. Ein Gesichtswasser aus Huflattichblüten und Alkohol eignet sich zum Reinigen fettender Haut. Leicht fettende, schuppige Haare können mit einem Huflattichtee gewaschen werden.

Huflattich kann dem Bauern, wenn er in großer Anzahl vorkommt, zum lästigen Wildkraut werden. Damit man ihn los wird, gab es den Brauch, ihn an Maria Himmelfahrt (15. August) auszugraben, »dann läßt er sich nicht wieder blicken«. Oder man mußte ihn am 30. Juli, dem Abdontag (= abtun), umackern,

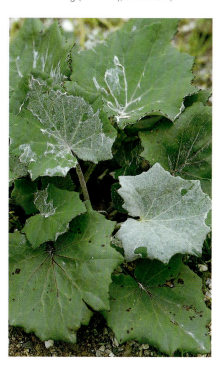

dann verschwindet er auf immer. Als Frühlingsblume zählt er zu den besonders wirksamen Pflanzen. So mischten in Böhmen die Pferdehändler den Pferden Blüten unters Futter, damit sie ein feuriges Aussehen bekämen.

Äcker, Wege, Ödländer u. ä.

Kornblume
Centaurea cyanus R3
Korbblütler – *Asteraceae*

K Ein- bis zweijährige, bis 60 cm hohe Pflanze. Stengel kantig, weißfilzig behaart, oben verzweigt. Blätter unten kurzgestielt, oben sitzend, schmal-lanzettlich. Blütenköpfchen endständig, himmelblau. Kronblüten 5-zipfelig. Blütezeit: Juni bis September.
S Typische Pflanze der Getreideäcker; wächst auch an Wegrändern, Schuttplätzen und Straßenböschungen.
V Europa
I Gerb- und Bitterstoffe sowie ein blauer Farbstoff.
E Geerntet wird das oberirdische Kraut während der Blüte. Gebündelt an einem luftigen, schattigen Ort aufhängen. Wenn alles trocken ist, zupft man die Blüten ab. Bei dieser Trocknungsart behalten die Blüten ihre blaue Farbe. Trocknet man sie abgezupft, bleichen sie aus.

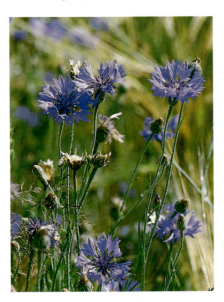

Die Kornblume zählt mit dem Klatsch-Mohn zu den auffälligsten Wildkräutern unserer Getreideäcker. Durch Überdüngung und Unkrautbekämpfung ist auch sie selten geworden.
Wahrscheinlich war schon im antiken Griechenland die Heilkraft der Kornblume bekannt. Von dem Centauren Chiron bekam sie ihren Namen. Chiron, halb Mensch und halb Pferd, Erzieher des antiken griechischen Helden Achilleus, heilte Wunden, indem er sie mit Kornblumen und anderen Heilpflanzen bedeckte. In mittelalterlichen Kräuterbüchern wird sie auch gelegentlich erwähnt. Matthiolus schreibt: »Die blau Kornblum ist fürtreffenlich gutt zu den hitzigen roten augen / vnnd allen andern heyssen gebresten.«
In der Volksmedizin war sie recht beliebt. Sie wurde zu Spülungen bei Mundfäule, Zahnfleisch- und Rachenentzündung gebraucht. Bei Schuppen und Kopfgrind nahm man sie zu Kopfwaschungen. Und die frischen Blüten zu Brei zerquetscht oder als Saft verwendet, halfen bei eitrigen Wunden, Geschwüren und Blutungen.
Heutzutage verwendet man die Kornblume höchstens noch als »Verschönerungsdroge« in einer Teemischung.
Im Volksglauben und Brauchtum galt die Kornblume als »Augenpflanze«. So sollte man mit den ersten Kornblüten die Augen bestreichen und war dann das ganze Jahr vor Augenkrankheiten geschützt. Im Johannisbrauchtum banden die Mädchen einen Kranz von Kornblumen und blickten durch diesen Kranz dann ins Johannisfeuer und sprachen: »Johannisfeuer, guck, guck, stärk mir meine Augenlider, daß ich dich aufs Jahr seh' wieder.« Ähnliche Bräuche gibt es noch mit anderen blau blühenden Ackerkräutern, z. B. Rittersporn und Wegwarte.

Äcker, Wege, Ödländer u. ä.

Wegwarte
Cichorium intybus

Korbblütler – *Asteraceae*

[K] Mehrjährige, bis 1 m hohe Pflanze. Wurzel spindelförmig. Stengel kantig, hohl, behaart, auffällig sparrig verästelt. Grundblätter fiederteilig; Stengelblätter klein, lanzettlich. Blüten leuchtend blau, einzeln in den Blattachseln. Ganze Pflanze enthält einen weißlichen Milchsaft. Blütezeit: Juli bis September.

[S] Wächst an Ackerrändern, Wegrändern, Böschungen sowie auf Schuttplätzen.

[V] Fast ganz Europa; Vorder- und Mittelasien. Oft eingeschleppt.

[I] Bitterstoffe, Gerbstoffe, reichlich Inulin.

[E] Es wird im Juli das blühende Kraut geerntet und rasch an einem schattigen, luftigen Ort getrocknet. Die Wurzel wird im Spätherbst ausgegraben, gesäubert, halbiert und bei milder Wärme getrocknet.

Die Kraft und Wirkung der Wegwarte ist heute gänzlich in Vergessenheit geraten. Die ersten schriftlichen Überlieferungen findet man bereits auf ägyptischen Papyrustexten aus dem 4. Jahrtausend vor Christus. Dioskurides bezeichnet sie als zusammenziehend, kühlend und gut für den Magen. Äußerlich sind die Umschläge gut für Herzleiden und Augenentzündungen. Den Kräuterbuchautoren des Mittelalters war sie gut bekannt. Paracelsus lobt ihre schweißtreibende Wirkung und Matthiolus rühmt sie als vorzügliches Lebermittel.

In der Volksmedizin gehen Zauberei und Heilverwendung ineinander über. In dieser urwüchsigen Heilkunde wurden die blauen Blumen zur Heilung von Schwermut und Melancholie verwendet. Gleichzeitig galten sie auch als Heilmittel für die Augen. Ein Wegwartentee galt als stoffwechselanregend und wurde bei Leber- und Galleleiden getrunken. Da in der Volksheilkunde die Galle eine Beziehung zur Melancholie hat, ist es erklärlich, daß die Wegwarte zur Reinigung von Körper und Seele benutzt wurde.

In der modernen Pflanzenheilkunde

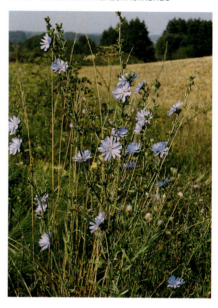

wird sie gelegentlich aufgrund ihrer Bitterstoffe für einen Leber-Galle-Tee verwendet.

In der Küche wurden früher die Wurzeln als Kaffee-Ersatzmittel gebraucht. Als Zichorienkaffee war er in Kriegs- und Notzeiten bekannt. Ebenso galt die Wurzel als Notgemüse für hungrige Zeiten.

Im Volksglauben besaß die Wegwarte eine große Zauberkraft. Sie sollte Fesseln sprengen, hieb- und stichfest machen, und wenn man sie nach einem bestimmten Ritual zubereitet, Unsichtbarkeit verleihen. Aber auch den Liebsten ebenso wie den Dieb konnte man durch eine Wegwartenwurzel erkennen.

Äcker, Wege, Ödländer u. ä.

Gewöhnliche Quecke
Agropyron repens
Süßgräser – *Gramineae*

[K] Mehrjähriges, bis 1,50 m hohes Gras. Wurzelstock, kriechend, reich verzweigt. Stengel aufrecht, glatt, Blätter grasartig schmal. Endständige Ähre mit 3- bis 6-blütigen Ährchen. Blütezeit: Juni/Juli.

[S] Als Wildkraut in Gärten, Äckern, an Wegrändern und auf Schuttplätzen.

[V] Gesamtes Europa, Nordamerika, Nordasien.

[I] Schleimstoffe, Saponine, viel Mi-

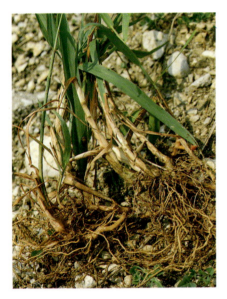

neralstoffe, besonders Kaliumsalze und Kieselsäure; organische Säuren und Vitamine.

[E] Geerntet werden im zeitigen Frühjahr, bevor sich neue Halme ausbilden, die Wurzelstöcke. Nach gründlicher Reinigung werden die Wurzelstöcke zerkleinert und bei milder Wärme (ca. 50 °C) im Backofen getrocknet.

In den antiken und mittelalterlichen Kräuterbüchern werden zwar Gräser als Heilpflanzen aufgeführt, ob es sich dabei aber um die Quecke handelt, ist nicht mit Sicherheit zu sagen. Auffällig ist aber, daß alle Autoren, sei es Dioskurides, Plinius, Bock oder Fuchs, dem beschriebenen Gras eine Heilwirkung auf die Harnorgane zusprechen, was ja auch der Quecke entspricht. Die erste sichere Erwähnung findet sich in dem Kräuterbuch des Tabernaemontanus (1613). Er beschreibt ein »Quecken-, Rech- oder Hundtsgraß« und schreibt: »sie treibt den Harn, Grieß und Stein und vertreibt den Kaltseich und Harnstreng.«

In der Volksmedizin war die Verwendung der Queckenwurzel recht beliebt. Sie wurde bei chronischer Bronchitis, Lungenschwäche, Gelbsucht, Leberleiden, Harnbeschwerden und allen Arten von Steinleiden gebraucht. Ein Breiumschlag mit gekochten und zerstoßenen Queckenwurzeln sollte bei Gelenksentzündungen, Geschwülsten und Hämorrhoiden helfen.

In der modernen Pflanzenheilkunde findet die Quecke. als Bestandteil einer Blutreinigungsteemischung noch gelegentlich Verwendung. Diese Teemischung kann man zur entschlackenden, entwässernden Frühjahrskur ebenso trinken wie bei Hautunreinheiten.

Im Volksglauben der Ostpreußen galt die Quecke als heilkräftig gegen Bettnässen, aber nur dann, wenn die Quecke durch eine Kartoffel gewachsen war. Man mußte in diesem Fall beide essen.

Die recht eigenwillige Bezeichnung »Quecke« findet sich bereits im 15. Jh. Es handelt sich dabei wahrscheinlich um den mittelhochdeutschen Begriff »quec« = lebendig, frisch, denn die Quecke ist zäh und schwer ausrottbar und erscheint immer wieder frisch aufs neue.

Saat-Hafer

Avena sativa

Süßgräser – *Gramineae*

K Einjähriges, bis zu 1,20 m hohes Gras. Stengel hohl. Blattspreite schmal, beidseits rauh. Blütenstand in einer Rispe angeordnet. Hüllspelzen länger als Deckspelzen, nicht mit den Körnern verwachsen. Blütezeit: Juni bis August.

S Als Getreide seit der Bronzezeit angebaut.

V Die Heimat ist nicht bekannt. In gemäßigten Zonen weltweit verbreitet.

I Stärke, Eiweiß, Mineralstoffe, Vitamine. Als medizinischer Wirkstoff gilt das Alkaloid Gramin, das im grünen Hafer vorkommt.

E Ein Selbsternten wird nicht empfohlen.

Die alten Griechen und Römer schätzten den Hafer weder als Kultur- noch als Heilpflanze. Im nördlichen Europa war er bei den Germanen bis weit ins Mittelalter mit das wichtigste Hauptnahrungsmittel. Seine Verwendung zu Heilzwecken war sicherlich ebenso alt. Erste schriftliche Aufzeichnungen finden sich im Hortus Sanitatis (1485). Dort werden Hafermehlpflaster zur Behandlung von Geschwüren, Verhärtungen und Fisteln erwähnt. Matthiolus schreibt: »Die brüe / darin Habermehl gesotten ist / ist gutt wider den husten ... Wider die räude und schebichten grindt der kleinen Kindlen ist nichts besseres / dann Haberstroh gesotten / vnd darinne gebadet.«

In der Volksmedizin findet man diese Anwendungen wieder. Haferschleim oder Hafersuppe galten als bestes Linderungsmittel bei Brust-, Magen- und Darmleiden. Haferstrohtee und -bäder galten als gutes Mittel gegen Gicht, Rheuma, Blasen- und Nierenleiden sowie Hautausschläge.

Heute sind diese alten Anwendungsarten nicht mehr gebräuchlich. Verwendung findet eine Tinktur aus grünen Haferkörnern. Diese besitzt eine milde beruhigende Wirkung. Sie eignet sich bei nervöser Erschöpfung, Appetitlosigkeit, Konzentrationsstörungen, Unruhe und Schlaflosigkeit, besonders dann, wenn diese Beschwerden eine Folge von geistiger Überanstrengung sind.

Als Pflanze, die in so enger Beziehung zum Menschen steht, ranken sich zahlreiche Bräuche und Aberglaube um den Hafer. So mußte

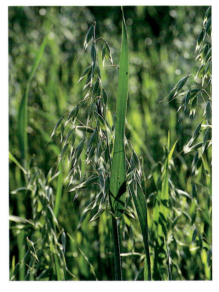

man beim Säen den Mondstand beachten; regnet es an Johanni, wird er besonders gut, und am Bartholomäustag muß er gemäht sein. In Fruchtbarkeitsriten spielt er eine große Rolle. Bei den Slaven werden die Brautsleute mit Haferkörnern bestreut, und wenn der Hafer in der Wasserschüssel oben schwimmt, wird die Ehe glücklich.

Trockenrasen, Mauern u. ä.

Gewöhnliche Küchenschelle
Pulsatilla vulgaris G R3 ☠

Hahnenfußgewächse – *Ranunculaceae*

K Ausdauernde, bis 30 cm hohe Pflanze. Stengel aufrecht, zottig behaart. Grundblätter gestielt, erscheinen nach der Blüte. Blüten glockenförmig, violett; außen seidig behaart. Blütezeit: März bis Mai.
S Wächst auf trockenen, sonnigen Hängen; vorwiegend auf kalkhaltigen Böden.
V Mitteleuropa.
I Gerbstoffe, Glykoside, Saponine, hautreizende Stoffe.
E Die Pflanze ist geschützt und darf nicht geerntet werden.

Wahrscheinlich wurde die Küchenschelle schon von den Kelten als Heilpflanze verwendet. In der griechischen Antike benutzte Hippokrates sie gegen hysterische Angstzustände, und um die Menstruation zu fördern. Im »kreuterbuch« des Lonicerus ist sie beschrieben und wird wegen ihrer »scharpffen Natur« nur äußerlich angewendet. Der Saft, in die Nase geträufelt, sollte das Hirn reinigen; die Wurzel empfahl er zur Reinigung von Geschwüren, alten Verletzungen und bei faulem Zahnfleisch. Im späten Mittelalter geriet die Küchenschelle dann ziemlich in Vergessenheit.

In der Volksmedizin wurde sie nur selten verwendet. In der russischen Volksmedizin legte man frisch zerquetschte Blätter bei Kopfschmerzen und Erkältung auf den Hinterkopf.

Heutzutage findet die Küchenschelle ausschließlich in der homöopathischen Therapie Verwendung. Hier zählt sie zu den wichtigsten Mitteln und hat ein breites Anwendungsgebiet.

Die Küchenschelle zählt mit zu den schönsten Frühjahrsblühern. Wie bei anderen Frühjahrsblumen auch, mußte man im Brauchtum bei diesen Pflanzen einiges beachten. So durfte man sie nicht ins Haus holen, denn sonst würden die jungen Gänschen im Ei ersticken. Aus der Länge der Küchenschelle schloß man, ob die Gerste gut gedeihen würde. In einigen Gegenden Deutschlands benutzte man sie zum Färben der Ostereier.

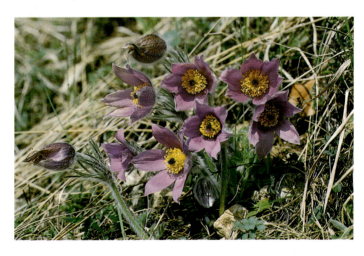

Frühlings-Adonisröschen

Adonis vernalis   G R2 ☠

Hahnenfußgewächse –
Ranunculaceae

K Ausdauernde, bis 30 cm hohe Pflanze. Stengel aufrecht, rund, anfangs schwach behaart. Blätter fast ungestielt, mehrfach gefiedert, mit schmalen Zipfeln. Blüten endständig, bis 7 cm breit; Kelchblätter breiteiförmig; Kronblätter 10–20, strahlend gelb. Blütezeit: April/Mai.
S Wächst auf kalkhaltigen Böden, auf Magerrasen, Heidewiesen, in lichten Kieferwäldern und an felsigen Hängen.
V Häufiger in Südosteuropa bis zum Ural, Spanien; in Mitteleuropa selten.
I Herzwirksame Glykoside, die dem Strophantin ähnlich sind; Flavonglykoside.
E Die Pflanze ist äußerst selten und steht unter Naturschutz. Außerdem ist sie giftig. Sie darf keinesfalls gesammelt werden.

Nach einem römischen Mythos verwandelte Venus ihren Liebling Adonis, der durch einen von Mars gesandten Eber getötet wurde, in die Blume »Adonis«. Weitere schriftliche Überlieferungen aus der Antike finden sich nur spärlich. Im Mittelalter wird sie von Bock beschrieben. Dieser bezeichnet sie als »falschen schwarzen Nieswurz« und schreibt ihr abführende Eigenschaften zu. Matthiolus gebrauchte sie äußerlich bei krebsigen Geschwüren und schlecht heilenden Wunden.
Da es in Südosteuropa häufiger verbreitet ist, war das Adonisröschen in der russischen Volksmedizin eine bekannte Heilpflanze. Sie galt als sicheres Mittel gegen hysterische Krämpfe, wurde bei Fieber, Wassersucht und Menstruationsbeschwerden angewendet. Die getrocknete, pulverisierte Wurzel galt als Abführmittel und auch als Abortivum (Abtreibungsmittel).
Durch die volksmedizinische Verwendung bei Wassersucht aufmerksam geworden, untersuchte man die Pflanze auf ihre Herzwirksamkeit. Dabei bestätigte sich ein herzkräftigender Effekt. Heute sind einige Fertigpräparate im Handel, die Adonisextrakte enthalten. Sie eignen sich zur Behandlung von leichten bis mittelschweren Herzmuskelschwächen, bei Herzklopfen, da der Wirkstoff auch einen Einfluß auf den Herzrhythmus hat, und zur Stärkung des Altersherz.
In der Homöopathie wird »Adonis vernalis« bei verschiedenen Beschwerden verwendet.
Das Adonisröschen hat einen recht eigenartigen Tagesrhythmus beim Blühen. Morgens öffnen sich, unabhängig vom Wetter, die Blütenblätter. Im Laufe des Tages genügen aber schon einige Wolken, die die Sonne beschatten, um die Blütenblätter zum Schließen zu bringen. Sie öffnen sich aber wieder nach einer Weile, auch wenn die Sonne noch nicht wieder voll strahlt.

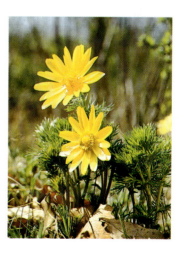

Trockenrasen, Mauern u. ä.

Odermennig
Agrimonia eupatoria

Rosengewächse – *Rosaceae*

K Ausdauernde, bis 1 m hohe Pflanze. Stengel aufrecht, behaart. Blätter gefiedert, unten weißfilzig behaart; dazwischen kleine gezähnte Nebenblättchen. Blüten in langgestreckter Blütentraube; Kronblätter gelb, eiförmig. Blütezeit: Juni bis September.
S Wächst auf mageren Wiesen, an sonnigen Waldrändern, in Gebüschen und an Wegrändern.
V Fast ganz Europa.
I Gerbstoffe, Bitterstoffe, etwas ätherisches Öl.
E Geerntet wird das ganze Kraut im Juni bis Juli. Es wird gebündelt an einem luftigen, schattigen Ort zum Trocknen aufgehängt.

Bereits im antiken Griechenland war der Odermennig eine geschätzte Heilpflanze. Dioskurides empfiehlt

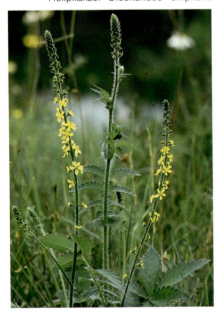

ihn, in altem Schweinefett fein zerstoßen, bei schwer vernarbenden Geschwüren. Walafrid, der Abt des Klosters Reichenau, schrieb im Jahre 827 ein Lehrgedicht, den »Hortulus«, in dem er neben 23 anderen Kräutern erwähnt ist. Er soll gegen Leibschmerzen und Wunden helfen. Gut 700 Jahre später bezeichnet Bock ihn als »recht gliderGewächs« und als »fürnembst Kraut der alten / zu allem verstopfften Lebern.« Auch Matthiolus lobt ihn als hervorragendes Lebermittel, weist aber auch darauf hin, daß er als Badezusatz bei ermüdeten Füßen und erfrorenen Gliedern helfe.

In der Volksmedizin gebrauchte man ihn als Tee bei Magen- und Darmkatarrh, Leber- und Milzleiden, Rheuma, Gelbsucht und bei Würmern. Als Gurgelmittel benutzte man ihn bei Halsschmerzen, Heiserkeit Mund- und Zahnfleischentzündungen. Zu Umschlägen wurde er bei Geschwüren und Hautkrankheiten verwendet.

Heutzutage wird er nur noch gelegentlich angewendet. Als Bestandteil einer Teemischung für Magen-Darmbeschwerden und bei Gallenbeschwerden ist er aber durchaus zu empfehlen. Durch seinen Gerbstoffgehalt ist er auch ein gutes Gurgelmittel bei Entzündungen des Mund- und Rachenraums. Er eignet sich ferner auch zu Hautwaschungen bei leicht entzündlichen Veränderungen der Haarbälke (Follikulitis).

Im Volksglaube wurde der Odermennig, zusammen mit Eisenkraut und Enzian, als Liebesmittel gebracht. In bäuerlichen Ernteorakeln diente er als Anzeiger für eine späte oder frühe Ernte. Blühte er spät, gab es auch eine späte Ernte. Oder man richtete die Saat danach, ob die Blüten oben oder unten am dichtesten stehen, je nachdem säte man früher oder später.

Trockenrasen, Mauern u. ä.

Blutwurz
Potentilla erecta

Rosengewächse – *Rosaceae*

[K] Ausdauernde, bis 30 cm hohe Pflanze. Wurzelstock holzig, außen braun, innen rötlich. Stengel aufsteigend, verzweigt, behaart. Grundblätter langgestielt, dreiteilig. Stengelblätter sitzend bis kurzgestielt; Blättchen länglich-lanzettlich, grob gezähnt. Blüten langgestielt; Kronblätter leuchtend gelb, vierzählig. Blütezeit: Mai bis August.

[S] Wächst häufig auf Magerwiesen und Magerweiden, armen Sandtorfböden, auf Heideböden, aber auch auf Sumpf- und Moorwiesen.

[V] Fast ganz Europa.

[I] Reichlich Gerbstoffe, verschiedene Farbstoffe.

[E] Geerntet wird der Wurzelstock im Frühjahr oder Herbst. Nach gründlicher Reinigung wird er zerschnitten und bei milder Wärme im Backofen getrocknet.

Dioskurides verwendet eine Pflanze, die er »pentephyllon« = Fünfblatt nennt, gegen Zahnschmerzen, als Mundspülwasser und gegen Durchfall. Es handelt sich hier um eine nahe Verwandte der Blutwurz, um das Kriechende Fingerkraut (*Potentilla reptans*). In den mittelalterlichen Kräuterbüchern ist die Blutwurz eine Heilpflanze gegen jegliche »Blutflüsse«. Bock sagt dazu: »etliche nennen sie blut- und rotwurtzel / darumb das dise wurtzel das rot rur stillt.« Wegen ihrer roten Wurzel galt sie entsprechend der Signaturenlehre, nach der jede Pflanze einen Hinweis auf ihre entsprechende Heilverwendung gebe, als Mittel gegen Blutungen jeder Art. Sie wurde ebenso bei Nasenbluten, Lungenbluten wie auch bei Gebärmutterblutungen und Wundblutungen verwendet. Der alte Name Tormentill leitet sich von »tormentum« = Kolik ab und deutet darauf hin, daß sie auch bei Koliken gebraucht wurde. Die Blutwurz war fast ein Universalheilmittel und sollte gar gegen die Pest helfen. Folgende Sprüche verdeutlichen das:

»'s'mag mer fehle was mer will,
so trink' i halt mei Durmedill.«

oder:

»Äßt Durmedill und Bibernell,
sterbt nüt so schnell.«

In der Volksmedizin war sie ebenfalls ein beliebtes Hausmittel für Blutungen und Durchfälle.

Die Blutwurz hat bis zu 20% Gerbstoffanteile. Wegen ihrer zusammenziehenden (adstringierenden) Wirkung eignen sich Gerbstoffdrogen gut bei Durchfallerkrankungen und Entzündungen im Mund und Rachenbereich. Bei der Wirkung der Blutwurz scheint auch noch der rote Farbstoff mitbeteiligt zu sein. Er besitzt eine gewisse hemmende Eigenschaft auf Bakterien. So eignet sich ein Tee bei Halsentzündung und verschiedensten Durchfallerkrankungen.

Mit der Wurzel wurde früher Wolle rot gefärbt. Die Lappen färben Leder damit.

Im Volksglauben gilt die an Himmelfahrt gesammelte Pflanze als besonders heilkräftig.

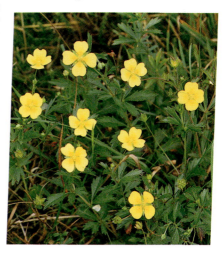

Wundklee

Anthyllis vulneraria

Schmetterlingsblütler – *Fabaceae*

[K] Einjährige, bis 30 cm hohe Pflanze. Stengel niederliegend, meist aber aufsteigend. Grundblätter wenig gefiedert, mit großem Endblatt, Seitenblätter lanzettlich; Stengelblätter wechselständig, unpaarig gefiedert. Stengel und Blätter seidig behaart. Blüten in endständigen

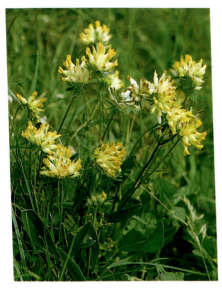

Köpfchen; Krone gelb, gegen die Spitzen zu rötlich angehaucht. Fruchthülse einsamig, bleibt im Kelch eingeschlossen. Blütezeit: Mai bis September.

[S] Wächst auf kalkhaltigen Hängen, an Wegrändern, Mauern und Magerwiesen.

[V] Fast ganz Europa, Vorderasien und Nordafrika.

[I] Saponine, Gerb- und Farbstoffe.

[E] Gesammelt werden die Blüten. Sie werden vorsichtig ausgezupft und rasch an einem schattigen Ort getrocknet. Man sollte allerdings von einem Sammeln Abstand nehmen, da der Wundklee an seinen natürlichen Standorten durch Überdüngung und dem Rückgang der Schafweiden in seinem Bestand deutlich im Abnehmen ist.

Aus der Antike gibt es keine Überlieferungen über die Heilverwendung des Wundklees. Aber schon in den mittelalterlichen Kräuterbüchern wird er vereinzelt als Wundkraut beschrieben. Die Verwendung bei schlecht heilenden Wunden hat ihren Ursprung in der Signaturenlehre, denn der Wundklee wurde wegen seiner oft rotfleckigen Blüten als Wundheilpflanze angesehen.

Großer Beliebtheit erfreute er sich dann in der Volksmedizin. Der Tee wurde zu Umschlägen bei schlecht heilenden Wunden, bei Geschwüren, Furunkeln, Frostschäden und offenen Beinen verwendet. Es wurden aber auch frische, zerquetschte Blätter und Blüten aufgelegt. Der Tee galt ferner noch als blutreinigend und wurde zur Frühjahrskur getrunken. Er sollte auch den Magen stärken und bei Erbrechen von kleinen Kindern hilfreich sein. Mit Honig gesüßt, trank man ihn bei Husten, Heiserkeit und bei Bronchialkrankheiten.

Heutzutage findet der Wundklee keine Verwendung mehr.

Er gilt als gute Futterpflanze und wird vereinzelt als Zwischenfrucht in das Getreide eingesät.

Im Volksglaube zählt der Wundklee zu den »Beschreikräutern«. In Böhmen gab man dem beschrienen, »behexten« Vieh einen Absud aus Wundklee; oder räuchert mit ihm die jungen Gänschen. In der Gegend von Schaffhausen gab man den Kühen Wundkleetee, um das Kalben zu erleichtern. In Mähren sollten die an Johanni gepflückten Pflanzen die Schafe vor Beschreien schützen.

Trockenrasen, Mauern u. ä.

Dornige Hauhechel
Ononis spinosa

Schmetterlingsblütler – *Fabaceae*

K Ausdauernde, bis 50 cm hohe Pflanze. Wurzel lang, kräftig. Stengel aufrecht, verzweigt, einreihig behaart, dornig. Blätter dreiteilig, länglich-elliptisch, fein gezähnt, behaart. Blüten einzeln in den Blattachseln, rosarot. Blütezeit: Juli bis Oktober.

S Wächst an trockenen Böschungen, Wegrändern und Waldsäumen.

V Mitteleuropa.

I Ätherisches Öl, Flavonglykoside, Gerbstoffe, Saponine.

E Geerntet wird die Wurzel. Man gräbt sie im Herbst aus, reinigt sie gründlich, schneidet sie in kleine Stücke und trocknet sie bei milder Wärme (40 °C) im Backofen.

Schon im 4. vorchristlichen Jahrhundert berichtet Theophrast über die Hauhechel. Dioskurides empfiehlt die Wurzel als harntreibendes Mittel und meint, daß eine Abkochung in Essig Zahnschmerzen lindert. Erst im 16. Jahrhundert finden sich einige deutschsprachige Aufzeichnungen. Bock nimmt sie bei Harnsteinen und meint, daß die Wurzel, im Mund gehalten, Zahnweh lindert. Die jungen Triebe sollen, als Salat gegessen, den stinkenden Atem vertreiben.

In der Volksmedizin ist sie bekannt und geschätzt. Sie wird bei Wassersucht, Nieren- und Blasensteinen, Rheuma, Gicht, bei Hautausschlägen, nässenden Geschwüren und Ekzemen verwendet.

Pharmakologische Untersuchungen konnten einen harntreibenden Effekt nachweisen. Dieser war aber immer ziemlich schwankend und unzuverläßlich. Neuere Untersuchungen brachten eine Erklärung für diese unterschiedliche Wirkung. Nur Pflanzen, die saponinhaltig sind, wirken harntreibend, andere, die kein Saponin enthalten, was auch häufiger vorkommt, wirken nicht. Die Verwendung der Hauhechel als harntreibendes Mittel ist also nur dann zu empfehlen, wenn man sicher ist, daß es sich um eine saponinhaltige Droge handelt. Beim Selbersammeln ist es nicht möglich dies festzustellen. Man sollte deshalb nur geprüfte Drogen aus der Apotheke verwenden. Außerdem muß bei der Zubereitung beachtet werden, daß der harntreibende Wirkstoff wasserdampfflüchtig ist. Bei langem Abkochen gehen diese Wirkstoffe somit verloren. Man darf die Droge deshalb nur mit kochendem Wasser überbrühen und muß sie dann zugedeckt ca. ½ Stunde ziehen lassen.

Im Volksmund hat die Hauhechel noch einige eigentümliche Namen. So heißt sie z.B. auch Ochsenbrech, Ochsenburse. Diese Namen kommen wohl von daher, daß die langen festen Wurzeln die Ochsen beim Pflügen zum Stehen brachten. Weiberkrieg, Mägdekrieg nannte man sie vielleicht deshalb, weil sich die Röcke der Frauen bei der Feldarbeit leicht an den Dornen verfingen.

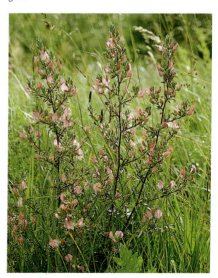

Bittere Kreuzblume
Polygala amara

Kreuzblumengewächse – *Polygalaceae*

[K] Ausdauernde, bis 20 cm hohe Pflanze. Stengel niederliegend, aufsteigend. Blätter am Grund rosettenartig gehäuft, verkehrt-eiförmig; untere Blätter größer als die oberen Stengelblätter. Blütenstand traubig. Blüten blau; seitliche Kelchblätter (»Flügel«) elliptisch, unteres Kronblatt (»Schiffchen«) gefranst. Blütezeit: Mai bis Juli.

[S] Magere, trockene Wiesen, an Waldrändern.

[V] Gebirge Mittel- und Südeuropas.

[I] Bitterstoffe, Gerbstoffe, ätherisches Öl, Saponine.

[E] Geerntet wird das blühende Kraut. Man hängt es gebündelt an einem schattigen, luftigen Ort auf.

Ob die antiken Ärzte die Kreuzblume gekannt haben, läßt sich nicht mit Sicherheit sagen. In den mittelalterlichen Kräuterbüchern wird sie vereinzelt erwähnt. Sie galt als Heilmittel für nervöse Beschwerden der Augen, wurde bei Bronchialleiden, Asthma und als Brechmittel gebraucht.

In der Volksmedizin wurde die Kreuzblume häufiger verwendet. Als Blutreinigungsmittel wurde sie geschätzt und bei Gicht, Rheumatismus, Wassersucht und Nierenleiden als Tee getrunken. Auch als bewährtes Mittel für Magenbeschwerden, Husten und Asthma fand sie Verwendung. Sie soll auch die Milchsekretion anregen und wurde in bäuerlichen Gegenden den stillenden Müttern gegeben.

In der modernen Pflanzenheilkunde findet sie keine Anwendung.

In einigen Gegenden Deutschlands verbindet sich mit dem Sammeln des »Ramselblümchens« – wie die Pflanze dort genannt wird – ein altes Frühlingsfest. Die Pflanzen mußten am letzten Sonntag vor dem 1. Mai gesammelt werden. Man schmückte sich mit den Blumen und feierte dann ein Dorffest. Vor dem 1. Mai mußte man sammeln, weil dann die Hexen noch nicht die Heilkraft zerstört hätten. In Lettland bestand der Brauch, kleine Kinder, wenn sie »unruhig« waren (damit meinte man vielleicht, wenn sie »behext« waren), in einem Absud von Kreuzblumen zu baden.

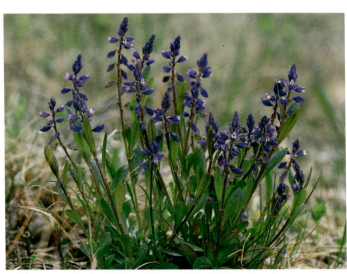

Trockenrasen, Mauern u. ä.

Kleine Bibernelle
Pimpinella saxifraga

Doldengewächse – *Apiaceae*

[K] Ausdauernde, bis 50 cm hohe Pflanze. Wurzel lang, dick. Stengel aufrecht, verzweigt, hohl, fein gerillt. Blätter gefiedert, rundlich, am Rand gesägt. Blüten in endständigen Dolden, weiß bis zartrosa. Blütezeit: Juli bis September.
[S] Wächst auf trockenen, mageren Wiesen, Böschungen und an warmen Waldrändern.
[V] Fast ganz Europa.
[I] Gerbstoffe, Bitterstoffe, ätherisches Öl, Saponine.
[E] Man erntet die Wurzeln im Frühjahr oder Herbst. Sie werden gründlich gesäubert, zerschnitten und im Backofen bei milder Wärme (50 °C) getrocknet. Beim Aufbewahren muß die Droge gut vor Licht und Nässe geschützt werden.

In der Antike dürfte die Bibernelle nicht bekannt gewesen sein, da sie nicht in Griechenland vorkommt. In den Kräuterbüchern des Mittelalters ist sie fast überall erwähnt. Bock bezeichnet sie als schmerzstillend bei Darmkoliken, Magenerkrankungen, Uterusschmerzen, als harntreibend, wundheilend und hautreinigend. Matthiolus schreibt über sie: »Hie haben wir ein herrlich Kraut zu vielerley Gebresten.«
In der Volksmedizin galt sie als ein gutes Heilmittel für Husten, Bronchitis, Erkältungen, Heiserkeit, Mund- und Rachenentzündungen. Aber auch bei Nieren- und Blasensteinen, Durchfall, Magen- und Bauchkrämpen sowie Gicht wurde sie verwendet. Der Name »Blutkraut« deutet auf die Verwendung bei allerlei »Blutflüssen« hin.
Heutzutage wird die Bibernelle nur noch selten verwendet. Als Bestandteil einer Hustenteemischung ist sie aber noch durchaus zu empfehlen.
Großes Ansehen genoß die Bibernelle im Mittelalter als Pest- und Cholerapflanze. In vielen Sagen wird über die wunderbare Heilkraft berichtet. In all diesen Sagen erschien entweder ein geheimnisvoller Vogel, eine Waldfrau oder eine Stimme aus dem Himmel und rief z. B.: »Wiesenbibernell heilt Krankheit schnell!« oder »Esset Pimpernell, so sterbet ihr nicht äll!«
Ein alter Brauch, das »Piminellengraben« aus Brandenburg deutet darauf hin, daß die Bibernelle eine alte Zauberpflanze ist und bei Fruchtbarkeitsriten eine Rolle spielte. Dabei wurden am Himmelfahrtstag von den jungen Leuten die Wurzeln gegraben. Wer die größte hatte, war der König. Die Verwendung bei Fruchtbarkeitsriten und als »Liebesmittel« bezieht sich wahrscheinlich auf den bocksartigen Geruch der Wurzel, denn der Ziegenbock galt als »geiles« Tier.

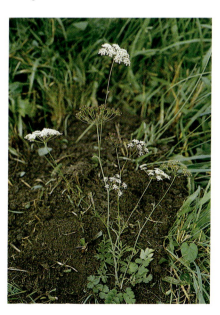

Trockenrasen, Mauern u. ä.

Wilde Möhre
Daucus carota

Doldengewächse – *Apiaceae*

[K] Ausdauernde, bis 1 m hohe Pflanze. Wurzel spindelförmig, weiß, intensiv nach Möhren riechend. Stengel aufrecht, gefurcht, steif behaart. Blätter 2- bis 3-fach gefiedert, behaart. Blütenstand eine Dolde, anfangs gewölbt bis flach, später in der Mitte »nestartig« gesenkt. Blüten weiß, Randblüten strahlig vergrößert, mittlere Blüte verkümmert, dunkelrot (sogenannte »Möhrenblüte«). Blütezeit: Mai bis August.

[S] Wächst auf mageren Wiesen, an Wegrändern, in Steinbrüchen und auf Böschungen.

[V] Fast ganz Europa.

[I] Ätherisches Öl, Flavonoide, Vitamin B1, B2 und C. Provitamin A, Carotin, reichlich Mineralien.

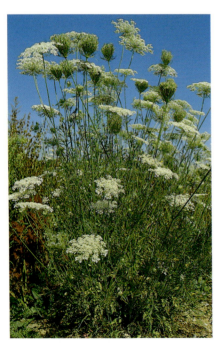

[E] Geerntet werden im Frühjahr oder Herbst die Wurzeln. Sie werden ausgegraben, gründlich gesäubert und entweder frisch als Gemüse oder als Möhrensaft verwendet. Die Samen erntet man, wenn sie vollreif sind. Dazu schneidet man die Dolden ab, hängt sie zum Trocknen an einen luftigen Ort und rebelt später die inzwischen getrockneten Früchte ab.

Die Wilde Möhre ist die Stammform, aus der die verschiedenen Kulturformen gezüchtet wurden. In ihrer ursprünglichen Form war sie sicherlich schon seit Urzeiten ein wichtiges Nahrungsmittel. Aber auch als Heilmittel fand sie Verwendung. In den antiken Schriften findet sich wenig. Im Jahre 1563 schrieb Matthiolus über die »Würkung von Mören« folgendes: »Die Mören gesotten / sindt lieblich zu essen / dem magen nützlich / treiben den harn / bringen lust zur speiss / vnd zu den ehelichen wercken ... Wider den stein: Nim Mören sampt den blettern / vnnd samen / sendts in wasser / guess in eine wanne / vnd sitz darein / es hillfft.«

Auch in der Volksmedizin war die Wilde Möhre ein geschätztes Heilmittel. Der Wurzelbrei wurde auf schlechtheilende Wunden und Geschwüre gelegt, oder man vermischte frische Blätter mit Honig und verwendete sie als Wundauflage. Die Samen wurden als harntreibendes Mittel bei Nieren- und Blasensteinen genommen.

Die Wilde Möhre findet in der heutigen Pflanzenheilkunde keine Verwendung.

Wer die Wilde Möhre als Wildgemüse verwenden will, sollte beim Sammeln darauf achten, daß er sie mit keinen anderen Doldenblütlern verwechselt, denn es gibt auch einige sehr giftige Arten in dieser Pflanzenfamilie.

Trockenrasen, Mauern u. ä.

Echtes Tausendgüldenkraut
Centaurium erythraea
(Centaurium minus) [G]

Enziangewächse – *Gentianaceae*

[K] Zweijährige, bis 30 cm hohe Pflanze. Stengel aufrecht, vierkantig, oben verzweigt. Untere Blätter in Rosetten angeordnet, länglich-eiförmig, meist deutlich 5-nervig; Stengelblätter kreuzgegenständig, lanzettlich. Blüten in lockerer Scheindolde, Kronblätter rosarot. Blütezeit: Juli bis September.
[S] Wächst auf Wiesen, Waldlichtungen und an trockenen Hängen.
[V] Fast ganz Europa.
[I] Bitterstoffe, Gerbstoffe sowie Flavone.
[E] Die Pflanze ist geschützt und darf nicht gesammelt werden.

Das Tausendgüldenkraut war bereits zu Zeiten von Hippokrates (4. Jh. v. Chr.) eine geschätzte Heilpflanze. Dioskurides empfiehlt es als Mittel für Augenleiden, zur Wundbehandlung, als Abführmittel und zur Anregung der Menstruation. Der römische Schriftsteller Plinius erklärt den Namensursprung des Centauriums wie folgt: Er behauptet, daß der Name von dem Centaur Chiron stammt. Chiron war in der griechischen Mythologie ein heilkundiger Naturgeist. Er soll Achilleus, Asklepios und anderen Helden die Heilkunst gelehrt haben. Chiron wurde durch einen Pfeil verwundet und heilte die Wunde mit Tausendgüldenkraut. Dieser Ursprung geriet aber in Vergessenheit, und man leitet den Namen aus dem lateinischen »centum« = hundert und »aureus« = golden ab. So hieß es dann im 15. Jh. Hundertguldenkraut. Bei Bock hieß es dann schon »Dausendgulden«. Er war auch der erste, der es genauer beschrieb und die Heilerfahrungen der Antike durch eigene Erfahrungen ergänzte. So schreibt er: »ist köstlich im Leib und auch eusserlich zu brauchen.«

In der Volksmedizin ist das Tausendgüldenkraut eine bekannte und überaus beliebte Heilpflanze. Es wurde bei Fieber, Schnupfen, Sodbrennen, bei Leber- und Nierenleiden, Magenschwäche, Würmern, zur Blutreinigung, bei Hautkrankheiten und anderem mehr verwendet. Es war ein Universalheilmittel.

Das Tausendgüldenkraut wird auch heute noch gelegentlich als Heilpflanze gebraucht. Es zählt zu den Bitterstoffdrogen. Das Tausendgüldenkraut eignet sich als Tee bei Verdauungsschwäche, Appetitmangel, Leber- und Gallestörungen. Außerdem wirken die Bitterstoffe allgemein anregend bei Schwächezuständen nach Infektionskrankheiten und bei nervöser Erschöpfung.

Als hochgeschätzte Volksheilpflanze gibt es natürlich auch zahlreiche abergläubische Bräuche. Es zählt, wie auch andere rotblühende Pflanzen, zu den antidämonischen Mitteln.

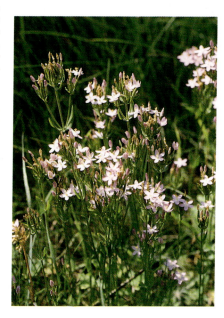

Echtes Johanniskraut
Hypericum perforatum

Johanniskrautgewächse – *Hypericaceae*

[K] Ausdauernde, bis 1 m hohe Pflanze. Stengel aufrecht, oben verzweigt, markig, rund, mit 2 erhabenen Längsleisten. Blätter gegenständig, elliptisch, mit zahlreichen durchscheinenden Punkten. Blütenstand doldenartig. Blüten leuchtend gelb; Kronblätter 5, mit dunklen, drüsigen Punkten; Kelchblätter lanzettlich zugespitzt; Blüten färben beim Zerreiben dunkelrot. Blütezeit: Juni bis August.

[S] Wächst an trockenen, warmen Wegrändern, Waldrändern, an Gebüschsäumen, auf lichten Waldwiesen und auf Brachflächen.

[V] Fast ganz Europa, Westasien.

[I] Ätherisches Öl, Gerbstoffe, Flavonoide. Der wichtigste Inhaltsstoff ist das Hypericin.

[E] Geerntet wird das blühende Kraut. Man schneidet die oberen, nicht verholzten Teile ab und hängt sie gebündelt an einem schattigen Ort auf.

Schon Dioskurides erwähnt vier verschiedene Johanniskrautarten. Mit Honigwasser getrunken, sollen sie gegen Ischias helfen, und als Umschlag empfiehlt er sie gegen Brandwunden. Die mittelalterlichen Kräuterbuchautoren schätzen die Heilkraft des Johanniskrauts sehr und verwenden es gegen zahlreiche Beschwerden. Paracelsus drückt das mit trefflichen Worten aus: »Seine Tugend kann gar nicht beschrieben werden, wie groß sie eigentlich ist und gemacht werden kann ... ist nicht möglich, daß eine bessere Arznei für Wunden in allen Ländern gefunden wird.«

In der Volksmedizin zählte das Johanniskraut zu den beliebtesten und bekanntesten Heilpflanzen. »Blutkraut« oder »Wundkraut« wurde es auch genannt und fand Verwendung bei innerlichen und äußerlichen Wunden. Bei Blutspeien, Ruhr, Hieb- und Stichwunden, Brandwunden und Geschwüren machte man es sich zunutze. Einreibungen mit Johanniskrautöl waren sehr gebräuchlich bei Hexenschuß, Gicht, Rheumatismus, Verrenkungen und bei Nervenschmerzen. Das Johanniskraut galt aber auch als eine gute »Frauenpflanze«. Volkstümliche Namen wie »Maria Bettstroh«, »Liebfrauenbettstroh« deuten darauf hin. Es wurde bei Menstruationsbe-

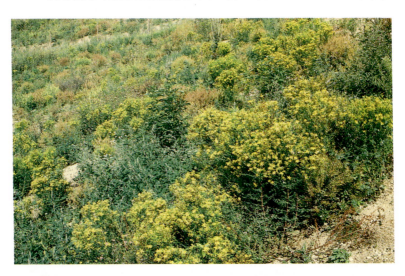

Trockenrasen, Mauern u. ä.

schwerden, Gebärmutterschmerzen und Wechseljahrsbeschwerden als Tee getrunken.
Den Namen »Stolzer Heinrich« hat das Johanniskraut von seiner beruhigenden und ausgleichenden Wirkung auf das Nervensystem. Es galt als zuverlässiges Heilmittel bei Schwermut, Melancholie und Niedergeschlagenheit. Ferner fand es noch Verwendung bei Leberleiden, Gallenbeschwerden, Lungenkrankheiten, Magenkrämpfen, Durchfallerkrankungen, Husten, Asthma, Bettnässen u. a. m.
Etliche Anwendungsbereiche der Volksmedizin konnten durch pharmakologische Untersuchungen bestätigt werden. Es stellte sich dabei heraus, daß der Wirkstoff Hypericin für den nervenberuhigenden Effekt verantwortlich ist. Sein Wirkungsort sind Gehirnzentren, die für die Reizverarbeitung zuständig sind. Er besitzt eine gewisse abschirmende Wirkung gegenüber Reizüberflutungen. Somit ist man in gewissen Streßsituationen bei Angstzuständen und geistigen Überforderungen stabiler, d. h. diesen Situationen besser gewachsen. Ein Johanniskrauttee oder entsprechende Fertigpräparate empfehlen sich somit bei leichten Angstzuständen, bei Verstimmungen und bei Anspannungen der gesamten Körper- und Geistesfunktion, wie sie z. B. in Prüfungs- und Streßsituationen auftritt. Auch bei Schlafstörungen infolge Überreiztheit kann man das Johanniskraut verwenden. Bei krampfartigen Magen-Darm-Beschwerden sollte es in der Teemischung nicht fehlen.
In der äußerlichen Anwendung hat sich das Johanniskrautöl als besonders hilfreich bei Neuralgien, Muskelschmerzen, Verrenkungen, Verstauchungen, Prellungen, »Hexenschuß« und als unterstützende Behandlung bei Rheuma erwiesen.

Wichtig ist es, darauf hinzuweisen, daß es bei längerer Einnahme von Johanniskraut zu Photosensibilisierung der Haut kommt. Das bedeutet, daß die Haut lichtempfindlicher wird und es somit bei Sonnenbestrahlung eher zu einer Hautreizung (Sonnenbrand) kommt. Vor allem blonde und rothaarige Menschen sind davon betroffen.
In der Mythologie und im Brauchtum war das Johanniskraut seit Urzeiten eine ganz bedeutende Pflanze. Als besonders heilkräftig galt es, wenn man es an Johanni (24. Juni) sammelte. Das beruht auf der Legende, daß es aus dem Blute Johannes' des Täufers entsprossen sei. Daher der Name Johanniskraut. Der tiefere Ursprung dürfte aber im germanischen Sonnwendfest zu suchen sein. Hier diente es als Schmuck für die Altäre und Opfertiere. »Sonnwendkraut« wurde es auch genannt, und wer einen Kranz aus dem Johanniskraut band und ihn übers Hausdach warf oder in die Fenster hängte, sollte vor Blitz, Feuer, Dämonen und dem Teufel sicher sein. Als Liebesorakel diente es in Böhmen und Bayern. Dabei wurde das Kraut zerrieben, in ein Tuch gefüllt und dann ausgepreßt. Je nachdem, welche Farbe der Saft hatte, fiel das Orakel aus: »Bist mer gut, gibts mer Blut. Bist mer gram, gibts mer Schlam (Schleim)«.

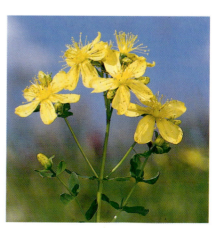

Trockenrasen, Mauern u. ä.

Echtes Labkraut
Galium verum

Rötegewächse – *Rubiaceae*

[K] Ausdauernde, bis 70 cm hohe Pflanze. Stengel aufrecht, rundlich, oben mit 4 erhabenen Längsleisten. Blätter zu 8–12 quirlig angeordnet, schmal-linealisch, am Rand umgerollt, unterseits weich behaart. Blüten in einem verzweigten, rispenartigen Blütenstand. Krone vierzipfelig, goldgelb; angenehm nach Honig duftend. Blütezeit: Juni bis September.
[S] Wächst auf trockenen Wiesen, an Wegrändern und Waldsäumen.
[V] Fast ganz Europa sowie Kleinasien.
[I] Gerbstoffe, etwas ätherisches Öl, Flavonoide, Glykoside.
[E] Geerntet wird das ganze Kraut zur Blütezeit. Man schneidet es ab und hängt es gebündelt an einem schattigen Ort auf.

Galium-Arten begleiteten den Menschen schon seit Urzeiten. In Pfahlbauten fand man große Mengen von Samen. Vielleicht benutzten schon unsere Vorfahren diese Pflanze als Labferment zur Käsezubereitung wie es bis vor noch nicht allzu langer Zeit in bäuerlichen Gegenden z.B. Bayerns Sitte war. In den mittelalterlichen Kräuterbüchern werden auch verschiedene Labkrautarten beschrieben. Sie galten als stopfendes und geschwulstzerteilendes Mittel. Auch bei Krätze, Milchschorf und anderen Hautkrankheiten der kleinen Kinder sollte der Saft des Labkrauts helfen.

In der Volksmedizin wurde es als Tee bei Magen-Darm-Katarrh, Leber- und Milzleiden, bei Nierengrieß, Fallsucht und sogar bei Epilepsie getrunken. Äußerlich benutzte man den frischen Preßsaft als Umschlag bei Ekzemen, Flechten und Geschwüren.

In der heutigen Pflanzenheilkunde findet das Labkraut keine Verwendung mehr.

In der germanischen Mythologie war das gelbe Labkraut der blonden Freya, der Göttin der Fruchtbarkeit und Liebe, geweiht. Es galt als Frauenpflanze und wurde zur Geburtserleichterung ins Strohlager der Frauen gelegt oder als Kräuterbüschel über das Bett gehängt. Im Zuge der Christianisierung wurden diese heidnischen Bräuche umgedeutet und der Jungfrau Maria zugeordnet. Der Legende nach soll Maria ihr Wochenbettlager mit Labkrautstroh bereitet haben. So entstanden dann auch die Namen »Liebfrauenbettstroh«, »Muttergottesbettstroh« u.a. Übrigens führen auch andere »Frauenkräuter« diese Namen. Das Labkraut ist aufgrund dieses Marienkultes auch ein fester Bestandteil des an Maria Himmelfahrt (15. August) in den Kirchen geweihten Kräuterbüschels.

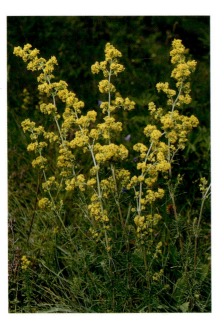

Trockenrasen, Mauern u. ä.

Gewöhnlicher Augentrost
Euphrasia rostkoviana

Braunwurzgewächse – *Scrophulariaceae*

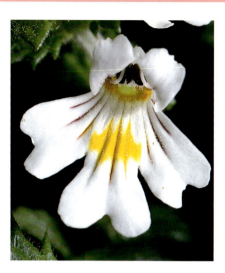

[K] Einjährige, bis 30 cm hohe Pflanze. Stengel verzweigt, weich, drüsig behaart. Blätter gegenständig, sitzend, eiförmig, scharf gezähnt. Blüten einzeln, in den Blattachseln sitzend; weiß, auf der Unterlippe mit gelbem Fleck und zarten blaßlila Saftmalen. Blütezeit: Juli bis September.
[S] Wächst auf eher mageren, trockenen Wiesen und Weiden, an Wegrändern und Waldsäumen.
[V] Mitteleuropa und Osteuropa.
[I] Bitterstoffe, Gerbstoffe, ätherisches Öl, Glykoside.
[E] Geerntet wird zur Blütezeit das ganze Kraut. Gebündelt an einem trockenen, luftigen Ort aufhängen. In einem gutschließenden Gefäß aufbewahren, denn durch Feuchtigkeit verdirbt die Droge.

In der Antike war der Augentrost nicht bekannt, da er nicht in Südeuropa vorkommt. Die erste schriftliche Erwähnung findet sich im »Gart der Gesundheit« (1485). In den späteren mittelalterlichen Kräuterbüchern wird er ausführlich beschrieben. Matthiolus schreibt: »Augentrost ist ein Prinzipal zu den blöden und tunckeln Augen in allerley weise gebraucht.«
Auch die Volksmedizin verwendet ihn auf diese Weise. Als Umschlag wurde er bei Augenlidentzündungen, Bindehautentzündungen und geschwächten, müden Augen aufgelegt. Als Tee getrunken, sollte er bei Augenleiden, Schnupfen und Erkältungskrankheiten helfen.
Die moderne Pflanzenheilkunde verwendet den Augentrost nicht mehr. Er sollte aber nicht in Vergessenheit geraten, denn als Umschlag bei Augenlidrandentzündungen ist er durchaus zu empfehlen.
Der Augentrost ist ein schönes Beispiel für die Signaturenlehre. So haben die zarten Saftmale auf der Unterlippe der Blüte einen Bezug zu den Augenwimpern. Durch diese Signatur hat er seinen Namen »Augentrost« und seine Heilverwendung erhalten.
Von den Bauern wird er nicht gern auf den Wiesen gesehen. Denn dadurch, daß er ein Halbschmarotzer ist und die Wurzeln der Graspflanzen anzapft, mindert er den Heuertrag. Er wird deshalb auch Wiesenwolf und Weidedieb genannt.

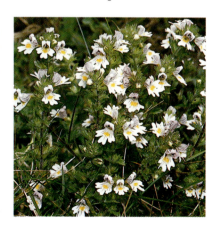

Großblütige Königskerze
Verbascum densiflorum

Braunwurzgewächse – *Scrophulariaceae*

[K] Zweijährige, bis 2 m hohe Pflanze. Im ersten Jahr erscheint die grundständige Blattrosette. Blätter elliptisch, bis 40 cm lang, dicht filzig behaart. Im zweiten Jahr entwickelt sich der derbe, aufrechte Stengel. Stengelblätter länglich, am Stengel herablaufend, dadurch wirkt dieser geflügelt. Blätter behaart, am Rand gekerbt. Blüten in dichter ähriger Traube, kurzgestielt; Krone flach, bis 35 mm breit, hellgelb. Blütezeit: Juli/August.

[S] Wächst auf basischen, steinigen Böden, z. B. an sonnigen Böschungen, Bahndämmen, auf Brachflächen und Schuttplätzen. Die Königskerze ist ein typischer Kulturbegleiter, man findet sie deshalb in Dörfern, an sonnigen Mauern und Plätzen. Sie kann auch im Garten angebaut werden.

[V] Süd- und Mitteleuropa.

[I] Schleimstoffe, Bitterstoffe, Saponine, Flavonoide, etwas ätherisches Öl.

[E] Beim Sammeln und Trocknen der Blüten muß man sehr sorgsam sein, denn sie sind sehr empfindlich und werden bei unsachgemäßer Handhabung unansehnlich schmutzig-braun. Man zupft die vollaufgeblühten Blüten ungefähr zur Mittagsstunde, sie dürfen keinesfalls feucht sein. Dann legt man sie auf ein Leinentuch und trocknet sie an einem luftigen, schattigen Ort. Sie dürfen dabei nicht mehr berührt werden. Sind sie gut durchgetrocknet, werden sie in ein dunkles Glas gefüllt.

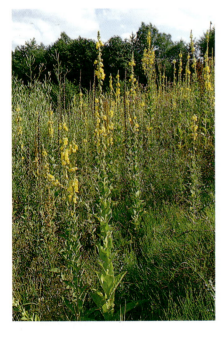

Hinweis: Arzneilich verwendet werden auch noch die Kleinblütige Königskerze (*Verbascum thapsus*) und die Filzige Königskerze (*Verbascum phlomoides*).

In der griechischen Antike war die Königskerze eine bekannte Heilpflanze. Welche von den vielen Königskerzenarten mit dem Namen »phlomos« bezeichnet wird, läßt sich nicht feststellen. Dioskurides benutzte die Wurzeln und Blätter zur Behandlung von Durchfällen, Magenkrämpfen, Schwellungen, Augenentzündungen, Wunden und Geschwüren. Von Aristoteles ist bekannt, daß er den Samen zum Fischfang benutzte. Dies beruht wahrscheinlich auf der nervenlähmenden Wirkung der Saponine. Im 12. Jh. wird die Königskerze als »Wullena« von der hl. Hildegard als Heilmittel gegen Schwermütigkeit empfohlen. Sie schrieb: »Wer ein schwaches und trauriges Herz hat, soll die Pflanze, zusammen mit Fleisch, Fischen oder ›Kucheln‹ kochen und essen, dann wird sein

Herz gekräftigt und freudig werden.«
Von Lonicerus wird sie bei Brustverschleimung, Herzschwäche und Fieber innerlich und äußerlich gegen Wunden und Geschwülste verwendet. Als Öl rühmt er sie als Haarwuchsmittel.
In der Volksheilkunde galten die Blüten als gutes Mittel für Erkrankungen der Atemwege, wie Husten, Bronchitis, Heiserkeit und Asthma. Äußerlich gebrauchte man sie als Umschlag bei Wunden, Ausschlägen und Hämorrhoiden. Als Himmelsbrandöl verwendete man die Blüten bei Ohrenschmerzen und Neuralgien.
Heutzutage finden die Königskerzenblüten vor allem in Hustenteemischungen Verwendung. Die reichlich vorhandenen Schleimstoffe und Saponine rechtfertigen diese Anwendung bei trockenem Husten, bei Heiserkeit und Bronchitis. Nicht zu vergessen ist, daß sie durch ihre schönen gelben Blüten dem Tee ein gutes Aussehen geben. Ein Tee, der Königskerzenblüten enthält, sollte wegen der feinen Härchen durch ein Papierfilter oder ein Tuch geseiht werden.
Eine so stattliche Pflanze wie die Königskerze hat natürlich zu allen Zeiten die besondere Aufmerksamkeit des Volkes auf sich gezogen. Nicht nur aufgrund ihres stattlichen »kerzenähnlichen« Wuchses nannte man sie Königskerze. Die Pflanze wurde in Pech und Harz getaucht und diente so als Fackel. Aus den getrockneten wolligen Blättern drehte man Lampendochte, und der Flaum diente als Zunder. Der Name »Unholdspflanze« deutet auf die Zauberkraft hin. Sie sollte böse Zauber abwehren und Dämonen fernhalten. Die Wurzeln, als Amulett getragen, sollten vor Krankheiten schützen. In Niederbayern, wo sie auch »Himmelsbrand« hieß, und unter dem besonderen Schutz der

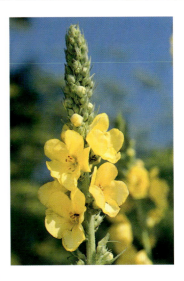

Muttergottes Maria stand, bestand folgender Aberglaube: War man erkrankt, so mußte man sich mit Weihwasser besprengen, über der erkrankten Stelle das Kreuzzeichen machen und folgenden Segensspruch sagen: »Unsere Liebe Frau geht über das Land, Sie trägt den Himmelsbrand in ihrer Hand.«
Die Königskerze war dann auch die Hauptzierde des an Maria Himmelfahrt geweihten Kräuterbüschels. Die Zahl und die Art der Pflanzen im Kräuterbüschel schwankt je nach Region. Oft waren dabei magische Rituale mit im Spiel. So durften nur 7, 9, 77 oder 99 Kräuter genommen werden. Der geweihte Strauß wurde dann in die Ställe oder Häuser gehängt und sollte vor der Macht des Bösen schützen.
In bäuerlichen Gegenden hieß die Königskerze auch Wetterkerze, weil sie zu Wetterorakeln benutzt wurde. »Steht ein Blütenkränzchen tief am Stengel, so deutet das auf Frühschnee, folgt nach einer Blütenreihe wieder eine Blattreihe, so heißt das, daß auf den ersten Schnee lang kein neuer folgt.«

Trockenrasen, Mauern u. ä.

Gewöhnlicher Dost
Origanum vulgare

Lippenblütler – *Lamiaceae*

K Ausdauernde, bis 50 cm hohe Pflanze. Stengel oben verzweigt, rötlich angehaucht, behaart. Blätter gegenständig; untere gestielt, oval; obere fast sitzend, kleiner, ganzrandig. Blütenstände endständig oder an den Enden der Seitenäste, in trugdoldigen Rispen. Blüten klein, zartrosa. Ganze Pflanze riecht beim Zerreiben aromatisch. Blütezeit: Juni bis August.

S Wächst an sonnigen Wald- und Gebüschrändern, auf mageren Wiesen und Brachflächen. Düngung und Beweidung mag er nicht.

V Mittel- und Südeuropa, Vorderasien.

I Ätherisches Öl, Bitterstoffe sowie Gerbstoffe.

E Geerntet wird zur Blütezeit das ganze Kraut. Zweckmäßig ist es, nur die oberen, nicht verholzten Teile abzuschneiden. Es wird gebündelt an einem trockenen, luftigen Ort aufgehängt.

Wahrscheinlich hat schon Hippokrates eine dem Dost verwandte *Origanum*-Art verwendet. Sie diente zur Geburtsbeschleunigung und sollte Lungenkrankheiten und Hämorrhoiden heilen. In der »Materia Medica« des Dioskurides wird der Feld-Origanum beschrieben. Die Blätter und Blüten, mit Wein getrunken, sollten gegen den Biß wilder Tiere helfen. In den Kräuterbüchern des Mittelalters erfreut er sich großer Wertschätzung. Die hl. Hildegard war der Ansicht, daß es genüge, davon zu essen oder es zu berühren, um die Lepra zu bekommen, aber genauso wäre es das beste Heilmittel für die Leprakranken. Bei Bock, Matthiolus und Lonicerus galt er als krampflösend, galletreibend, magenstärkend, stopfend u. a. m.

In der Volksmedizin zählte der Dost zu den Universalheilmitteln. So lautet dann auch ein Spruch aus dem Kinzigtal:

»Nimm Dost onn Johannesblout
Dai sai für alle Kranket gout!«

Als Teeaufguß wurde er bei Katarrhen, bei Husten, Keuchhusten und Asthma, bei krampfhaften Magen-

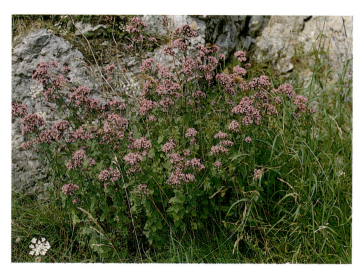

Trockenrasen, Mauern u. ä.

und Darmbeschwerden, Blähungen, Lebererkrankungen, Menstruationsstörungen, Wassersucht und allgemeinen Schwächezuständen getrunken. Er galt auch als wichtiges Heilmittel für psychische Erregungszustände. Er wurde bei Schwindel, Fallsucht, Gedächtnisschwund und sexueller Überreizbarkeit verwendet. Er galt auch als ein gutes Mittel gegen Liebeskummer, was nicht verwunderlich ist, denn er besitzt ja eine gewisse beruhigende, dämpfende Wirkung.

In der modernen Pflanzenheilkunde wird er nur selten verwendet. Als Bestandteil einer Teemischung gegen krampfartige Magen-Darm-Beschwerden ist er aber durchaus zu empfehlen.

Bekannt ist der Dost unter dem Namen Origano als Küchengewürz. Er ist das klassische Gewürz der italienischen Küche. Auf einer Pizza darf er keinesfalls fehlen. Er paßt aber auch zu Gemüseeintöpfen, Aufläufen, Suppen, Nudelspeisen und Fleischgerichten. Tomatensalat und Käse kann man aber ebenso mit Origano würzen.

Im Volksglauben ist der Dost seit altersher ein wichtiges Abwehrmittel gegen Bezauberung, gegen Hexen, böse Geister und vor allem gegen den Teufel. In vielen Sagen spielt der Dost als zauberabwehrendes Mittel eine große Rolle. Aus dem Badischen gibt es folgende Geschichte: Ein Mädchen erzählte der Mutter einst, daß es von seiner Patin Zaubern gelernt habe. Die Mutter erschrak und erkannte, daß dahinter nur der Teufel sich verbergen konnte. So nähte sie heimlich dem Mädchen Dost ins Kleid. Als nun das Mädchen das nächstemal die Patin besuchte, roch er sofort diese Pflanze und verschwand und sprach dabei: »Roter Dost! Hätt ich dich gewößt, hätt ich dich vernomme, wär ich net daher gekomme!« Zahlreiche andere Versionen und Reime gibt es noch aus vielen Gegenden Deutschlands zu dieser Sage.

Im Volksmund nannte man den Dost auch »Jungfraustroh«. Das hängt damit zusammen, daß, einer Legende nach, die Jungfrau Maria aus dem Kraut ein Lager für das Jesuskind bereitet haben soll. Dost gehört deshalb auch zu den Kräutern, die an Maria Himmelfahrt (15. August, dem alten Kräuterweihtag) in katholischen Gegenden in der Kirche geweiht wurden.

In vielen Gegenden heißt der Dost auch »Kräutlein Wohlgemut«. Karl Löber, der große Kenner der symbolischen Bedeutung von Pflanzen schreibt in diesem Zusammenhang: »Ein elsässischer Künstler hat diesem Gefühl der wohligen Geborgenheit um 1490 mit einem Entwurf für einen Anhänger beredten Ausdruck gegeben. Da sitzt eine Jungfrau in einem ›Beschlossenen Garten‹, so wie man auch in jener Zeit die Jungfrau Maria mit dem Kind gern abbildet. Der Garten ist umfriedet von einem Flechtzaun mit fester Pforte, zusätzlich auch gesichert durch einen Kranz vielzähnig sich krümmender Distelblätter. An eine blattwerktragende Säule gelehnt, ist die Jungfrau umgeben von kräftig sprießenden, voll erblühten Dosttrieben, hält auch einen kleinen Zweig davon in der rechten Hand.

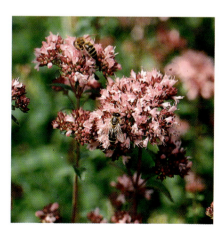

Trockenrasen, Mauern u. ä.

Gewöhnlicher Thymian, Quendel
Thymus pulegioides

Lippenblütler – *Lamiaceae*

[K] Ausdauernde, bis 20 cm hohe Pflanze. Stengel kriechend bis aufsteigend, vierkantig, an den Kanten behaart. Blätter gegenständig, eiförmig. Blütenstand kugelig bis kurzährig. Blüten blaßlila bis purpur, in lockeren Quirlen in den Blattachseln der oberen Blätter. Blütezeit: Juni bis September.
[S] Wächst an warmen, sonnigen Böschungen, an Mauern, Wegrändern und gern auf Ameisenhaufen.
[V] Fast ganz Europa.
[I] Ätherisches Öl, Gerbstoffe, Bitterstoffe, Flavone.
[E] Geerntet wird das ganze Kraut zur Blütezeit. Es wird gebündelt und dann an einem luftigen, schattigen Ort zum Trocknen aufgehängt.

Plinius verwendet eine Thymianart gegen Schlangenbisse und Skorpione. Ferner soll Thymian auch in dem Geheimmittel gegen alle Gifte – dem Theriak – des Königs Antiochus des Großen von Syrien (224–187 v. Chr.) enthalten gewesen sein. Den ersten sicheren Nachweis des Quendels findet man bei der hl. Hildegard. Im Mittelalter war er eine geschätzte Heilpflanze. Er galt als harntreibend, schmerzstillend, magenstärkend, schleimlösend u. a. m.
In der Volksmedizin wurde er besonders gern bei Erkrankungen der Luftwege, z. B. Husten, Keuchhusten, Lungenentzündung verwendet. Auch als Mittel gegen Magen-Darm-Beschwerden, bei Krämpfen, Blähungen und bei Würmern wurde er gebraucht.
In der heutigen Pflanzenheilkunde findet eher der Echte Thymian Verwendung (s. S. 54/55).
Alte volkstümliche Namen deuten darauf hin, daß Quendel eine wichtige »Frauenpflanze« war. So wird er z. B. »Unser frawen Bettstroe«, »Marienbettstroh« und »Liebfrauenbettstroh« genannt. Daß er nicht nur im deutschen Sprachraum diese Namen trägt, geht aus der Tatsache hervor, daß er z. B. auf dänisch »Mariesengehalm« und auf englisch »our ladies bedstroo« heißt. Diese Namen erklären sich aus ähnlich lautenden Sagen und Legenden, nach denen sich Maria auf der Flucht nach Ägypten auf dem Thymian ausgeruht haben soll. Wie so oft beruhen diese christlichen Legenden aber auf heidnischen Überlieferungen. Der Quendel war nämlich auch eine der Freya geweihten Heilpflanze.
Im bäuerlichen Brauchtum hängt man Thymianbüschel in die Hühnerställe, um die Läuse – gemeint sind die Hühnermilben – zu vertreiben. Er heißt deshalb auch Hühnerquant, Hühnerbolte u. ä.

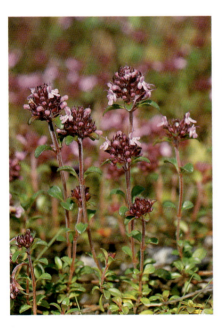

Gewöhnliches Katzenpfötchen
Antennaria dioica G R3

Korbblütler – *Asteraceae*

K Ausdauernde, bis 20 cm hohe Pflanze. Stengel aufrecht, beblättert, wollig behaart. Grundblätter in Rosetten, länglich-oval, unterseits dicht weißfilzig; Stengelblätter schmal, angedrückt. Blütenköpfchen zu 3–12, Hüllblätter weiß oder zartrosa. Blütezeit: Juni bis Oktober.

S Wächst auf mageren, trocknen Wiesen, auf Heiden, in Kiefernwäldern.

V Mitteleuropa, im Süden nur im Gebirge.

I Gerbstoffe, Bitterstoffe, etwas ätherisches Öl.

E Die Pflanze ist geschützt und darf nicht gesammelt werden.

Hinweis: Es gibt noch eine andere Heilpflanze mit dem Namen »Katzenpfötchen«. Beide gehören zur gleichen Pflanzenfamilie und ähneln sich auch in gewisser Weise. Es handelt sich dabei um die Sand-Strohblume *(Helichrysum avenarium)*. Zwischen beiden Pflanzen hat man sowohl früher wie auch heute in der Verwendung nicht streng unterschieden. Die Sand-Strohblume wächst bevorzugt auf sandigen Böden, in Kiefernwäldern und auf Dünen.

In der Antike war das Gewöhnliche Katzenpfötchen nicht bekannt. Aber bereits im Mittelalter wird die Pflanze in den Kräuterbüchern lobend erwähnt. Sie galt als gutes harntreibendes Mittel und wurde auch bei Gelbsucht, Gicht, Hautkrankheiten, Verstopfung und bei Würmern gebraucht. Bock schreibt in seinem »Kreutterbuch«: »bekombt wol denen so im leib gebrochen seind.«

In der Volksmedizin galt sie als stoffwechselanregendes und wassertreibendes Mittel, weswegen sie bei Rheumatismus, Gicht, Wassersucht, Blasen- und Nierenleiden und Hautkrankheiten Verwendung fand.

Heutzutage wird sie lediglich wegen ihrer schönen Blütenköpfchen als sogenannte »Verschönerungsdroge« in zahlreiche Teemischungen gegeben.

In Süddeutschland heißt das Katzenpfötchen auch »Himmelfahrtsblümchen«. Denn es bestand der Glaube, daß es vor Blitzen schützen soll, wenn man es vor Sonnenaufgang am Himmelfahrtstag sammelt. Es wurde zu Kränzen gebunden und in die Ställe und Stuben gehängt. Verbreitet war auch der Brauch, Kränze des »Katzendäbli« den Kindern unters Kopfkissen zu legen. Dies sollte gegen die »Gichter« helfen.

Heute findet das Katzenpfötchen oder ähnliche gezüchtete Arten als Pflanze für Trockengestecke wieder oft Verwendung.

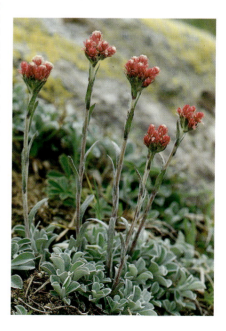

Trockenrasen, Mauern u. ä.

Arnika
Arnica montana G R3 ☠

Korbblütler – *Asteraceae*

K Ausdauernde, bis 50 cm hohe Pflanze. Stengel aufrecht, meist unverzweigt, mit Drüsenhaaren besetzt. Grundblätter in einer Rosette; verkehrt-eiförmig, ganzrandig, unterseits mit 5–7 Blattnerven. Stengelblätter kleiner, gegenständig, sitzend. Blütenköpfe einzeln, selten bis zu 3, leuchtend gelb bis gelborange; Zungenblüten schmal, bis 3 cm lang. Die ganze Pflanze duftet aromatisch würzig. Blütezeit: Juni bis August.
S Wächst auf mageren Bergwiesen, auf humosen Waldwiesen, auf Heiden und austrocknenden Mooren. Sie mag sauren, sandigen Lehmboden, Kalk meidet sie.
V Fast in ganz Europa verbreitet, im Süden nur in Gebirgslagen.
I Ätherisches Öl; Bitterstoffe, Flavonoide, Gerbstoffe.

E Arnika ist geschützt und darf nicht gesammelt werden. Durch das Zunehmen des Heilpflanzensammelns ist sie an Stellen, wo sie früher häufiger vorkam, sehr zurückgegangen. Ungünstig wirkt sich auch die in Gebirgsregionen zunehmende Düngung der Bergwiesen aus. Dadurch kommt es zum irreversiblen Verschwinden der Pflanze.

Den antiken Schriftstellern war die Arnika noch nicht bekannt. Die wohl früheste Erwähnung findet sich bei der hl. Hildegard. Bei der von ihr als »Wolfsgelegena« bezeichneten Pflanze könnte es sich um die Arnika handeln. Verwunderlich ist, daß sie in den Kräuterbüchern von Bock und Fuchs nicht erwähnt ist. Ende des Mittelalters war sie dann eine bekannte Wundheilpflanze.
Ihre größte Wertschätzung erlangte die Arnika in der Volksmedizin. In Gebirgsgegenden galt sie als Universalsmedizin. Innerlich wurde sie als Tee oder Tinctur bei Erschöpfungszuständen, Menstruationsbeschwerden, Herzschwäche, Asthma, Gicht und rheumatischen Beschwerden eingenommen. Goethe, der im Alter an Durchblutungsstörungen der Herzkranzgefäße litt, nahm regelmäßig Arnika-Tee oder -tropfen ein. Äußerlich galt sie als hervorragendes Mittel für Verletzungen, die durch Stoß, Tritt oder Schlag entstanden waren. Überall da, wo es zu einem Bluterguß gekommen war, aber auch bei entzündlichen Prozessen, z.B. Nagelbettentzündung, Abszessen, infizierten Wunden, galt sie als hilfreich. Zahlreiche Namen deuten darauf hin, z.B. Fallkraut, Stichkraut, Wundkraut, Blutblum, Bruchkraut. Der wohl originellste Name lautet: »Stoh up un goh hen« (Steh auf und geh heim).
Durch moderne experimentelle Untersuchungen bestätigt sich die

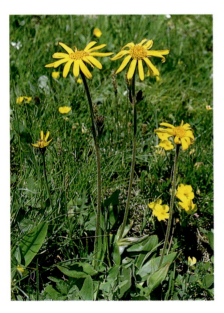

Trockenrasen, Mauern u. ä.

volksmedizinische Verwendung bei Herzschwäche. Die in der Arnika enthaltenen Flavonglykoside steigern die Durchblutung der Herzkranzgefäße, wodurch es zu einer verbesserten Leistung der Herzmuskulatur kommt. Im Tierexperiment bestätigte sich auch die entzündungshemmende, abschwellende Wirkung. Der dafür verantwortliche Wirkstoff ist das Helenalin. Dieser Stoff hat aber in konzentrierter Form eine deutliche hautreizende Eigenschaft. Arnikatinktur muß deshalb zur äußerlichen Anwendung immer in verdünnter Form verwendet werden, denn sonst kommt es zu Hautreizungen mit Blasenbildung. Bei empfindlichen, allergischen Personen kann es auch durch verdünnte Arnikatinktur zu einer Hautallergie kommen.

Auch bei der innerlichen Einnahme kann es bei zu hoher Dosierung zu gefährlichen Nebenwirkungen wie Schwindel, Durchfall, Herzrhythmusstörungen und Muskelzittern kommen. Für die innerliche Verwendung bei Herzschwäche, Altersherzbeschwerden und Arteriosklerose sollten deshalb die exakt dosierten Fertigpräparate genommen werden. Für den äußerlichen Gebrauch bei Blutergüssen, Verstauchungen, Prellungen, Schleimbeutelentzündungen und Lymphgefäßentzündungen muß die Tinktur 1:9 verdünnt werden.

Die Arnika zählt zu den alten Zauberpflanzen, worauf einige volkstümliche Namen hindeuten, z.B. Donnerwurz, Wolfsbanner, Johannisblume. Als leuchtend gelb blühende Pflanze spielte sie früher im Kult der Sommersonnwende eine Rolle. Viele dieser heidnischen Bräuche gingen dann in volkstümliches Brauchtum über. So galten z.B. die am Johannistag (24.Juni, Tag der Sonnenwende) gesammelten Blüten als besonders heilkräftig. Man steckte am Johannistag auch Arnikabüschel an die Ecken der Felder, um den »Korndämon« zu vertreiben, der besonders an Johanni sein Unwesen treibt. Auch vor Blitz- und Hagelschlag sollten die Arnikabüschel schützen. Bei Gewitter wurde getrocknete Arnika angezündet und folgender Spruch aufgesagt: »Steckt Arnika an, steckt Arnika an, daß sich das Wetter scheiden kann.«

Namen wie Tabak- oder Schnupftabakblume beziehen sich auf die zum Niesen reizende Wirkung. Sie war früher Bestandteil von Schnupftabak und wurde mit Huflattich und Königskerzenblüten als Kräutertabak geraucht.

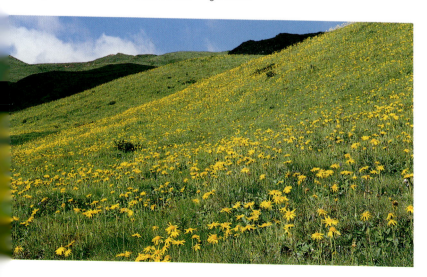

Mariendistel
Silybum marianum

Korbblütler – *Asteraceae*

[K] Einjährige, bis 1,5 m hohe Pflanze. Stengel aufrecht, verzweigt. Blätter grün-weiß marmoriert, buchtig gelappt, dornig gezähnt. Hüllblätter in lange abstehende Dornen übergehend. Früchte mit seidigem, weißglänzendem Pappus. Blütezeit: Juni bis August.
[S] Wächst verwildert an warmen, trockenen Wegrändern, Böschungen und auf Brachflächen.
[V] Heimisch in Südeuropa, Westasien und Nordafrika.
[I] Bitterstoffe, ätherisches Öl, Flavonoide. Der wichtigste Inhaltsstoff ist das Silymarin.
[E] Geerntet werden die vollreifen Samen.

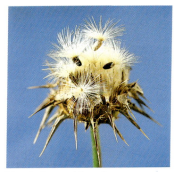
Die mit einem seidigen Pappus versehenen Früchte dienen zur Teezubereitung.

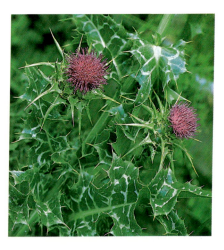

Die Mariendistel war bereits in der Antike als Heilpflanze bekannt. Dioskurides benutzte die Wurzel, zusammen mit Honigmet getrunken, als Brechmittel. In den mittelalterlichen Kräuterbüchern werden die Samen gegen Seitenstechen empfohlen. Häufiger wurde die Wurzel benutzt. Sie galt als wassertreibend, steintreibend sowie milchfördernd und sollte, äußerlich angewandt, gegen Zahnweh helfen.

In der Volksmedizin galt sie als gutes Heilmittel für Lungenleiden, Leberkrankheiten, Weißfluß und Seitenstechen.

Der Wirkstoff der Mariendistel, das Silymarin, ein Gemisch aus drei Flavonoiden, wurde pharmakologisch eingehend untersucht. Es zeigte sich auch in umfangreichen tierexperimentellen Untersuchungen eine gewisse Leberschutzwirkung. Sogar bei Versuchen mit dem tödlichen Lebergift des Knollenblätterpilzes bestätigte sich dieser Effekt eindrucksvoll. Der Wirkstoff Silymarin wird heute in chemisch reiner Form hergestellt und bei akuten Leberschädigungen verwendet. Allerdings läßt sich auch eine Teekur mit Mariendistelsamen durchführen. Diese empfiehlt sich bei leicht vorgeschädigter Leber und zur Unterstützung bei chronischen Lebererkrankungen.

Der Name Mariendistel weist auf eine alte Legende hin. Danach sollen die weißen Flecken auf den Blättern von der Milch Marias herrühren. Beim Stillen des Jesuskindes fielen ihr einige Tropfen herunter; aus diesen entsproß dann die Mariendistel.

Trockenrasen, Mauern u. ä.

Kleines Habichtskraut
Hieracium pilosella

Korbblütler – *Asteraceae*

[K] Ausdauernde, bis 30 cm hohe Pflanze. Blätter in Rosette, länglich bis verkehrt-eiförmig; oberseits borstig behaart, unterseits dicht weißfilzig behaart. Blütenköpfchen einzeln an blattlosem Stiel; nur mit Zungenblüten; hellgelb, unterseits die äußeren Blütenblätter rötlich gestreift. Blütezeit: Mai bis September.
[S] Wächst auf trockenen Wiesen, an Wald- und Gebüschrändern, Feldrainen und Wegen.
[V] Fast ganz Europa, Nordamerika, Nordasien.
[I] Gerbstoffe, Bitterstoffe sowie Flavonoide.
[E] Geerntet wird zur Blütezeit das ganze Kraut. An einem schattigen Ort trocknen.

In den antiken Schriften wird das Habichtskraut nicht erwähnt. Die ersten schriftlichen Erwähnungen als Heilpflanze finden sich bei der hl. Hildegard. Von Matthiolus und Bock wird es bei Leberverstopfung, Gelbsucht, Wassersucht, Wunden und Brüchen empfohlen.
In der Volksmedizin wird es gelegentlich bei Lungenkrankheiten, Katarrh und Menstruationsbeschwerden verwendet. Der Kräuterpfarrer Künzle lobte das Habichtskraut sehr und benutzte es bei Epilepsie, Blutspeien, als Niespulver bei Stockschnupfen und als Auflage bei blutenden Wunden.
Heutzutage findet es keine Verwendung mehr.
In der Sympathiemedizin spielte es eine gewisse Rolle. Man nannte es auch »Nagelkraut«; die Bedeutung dieses Namens ist nicht ganz klar. »Augenwurz« hieß es, weil es als Amulett, in einem Säckchen um den Hals gehängt, gegen Augenleiden helfen sollte. Auch zu Liebesorakeln gebrauchte man es. Es wurde dazu in ein Leinentuch gelegt und dann gerieben und gequetscht. Man sprach dazu: »Ist die Liebe gut, kommt ein Tropfen Blut.« Wenn ein »roter Tropfen« entsteht, so kommt das aber von der auf dem Habichtskraut lebenden roten Schildlaus.

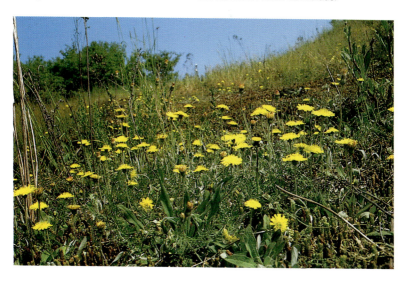

Fettwiesen und -weiden

Gift-Hahnenfuß
Ranunculus sceleratus ☠

Hahnenfußgewächse – *Ranunculaceae*

[K] Ausdauernde, bis zu 80 cm hohe Pflanze. Stengel unten hohl, verzweigt. Blätter unten gestielt, oben sitzend, handförmig, tief 2- bis 3-teilig, am Rand grob gesägt. Blüte klein, 0,5–1 cm breit. Blütezeit: Juni bis August.
[S] Wächst auf feuchten Wiesen, Weiden, an Gräben und an Teichufern.
[V] Fast ganz Europa, Asien.
[I] Protanemonin; Gerbstoffe.
[E] Wegen seiner Giftigkeit darf er nicht gesammelt werden. Beim Pflücken, z.B. für einen Blumenstrauß, kann es zu Hautreizungen kommen.

In der Antike, im Mittelalter und in der Volksmedizin werden mehrere Hahnenfußarten arzneilich verwendet. In der Regel werden sie wegen ihrer hautreizenden, blasenziehenden Eigenschaft nur zur äußeren Anwendung gebraucht. Lonicerus verwendet sie zum Ätzen von Warzen und Mälern, gegen Frostbeulen, erfrorene Glieder; Matthiolus bei Hüft- und Gliederweh sowie zur Ableitung bei Zahn-, Ohren- und Kopfweh.
In der Volksmedizin wurde Hahnenfuß hierzulande nur selten verwendet, in der russischen Volksmedizin dagegen recht häufig. Äußerlich wurde das frische Kraut zu Einreibungen bei rheumatischen Schmerzen, Neuralgien und Gicht angewendet. Gichtkraut heißt es auch, weil eine Abkochung mit Bier gegen die Gicht helfen sollte. Gegen Fieber legte man einige Blätter auf die Pulsstellen.
In der modernen Pflanzenheilkunde wird der Hahnenfuß nicht mehr verwendet. In der Homöopathie finden 3 Arten, besonders der *Ranunculus bulbosus* Anwendung. Sie werden gegen Neuralgien, rheumatische Beschwerden und Hautkrankheiten gebraucht.
Im Volksglauben und Brauchtum unterscheidet man nicht zwischen den einzelnen Hahnenfußarten. Wegen ihrer gelben Blütenfarbe werden sie alle »Butterblumen« genannt. Wollte man sehen, ob jemand gern Butter ißt, so mußte man ihm eine »Butterblume« unters Kinn halten. Schimmert es gelb, so war das ein Zeichen dafür. Man glaubte, daß der Hahnenfuß als Viehfutter besonders fette Milch bzw. Butter gibt. Er ist aber auch für das Vieh giftig!
Im Brauchtum hängt man am Himmelfahrtstag, dem »Wettertag«, ein Kränzchen aus Hahnenfußblumen ins Fenster, um den »Wettersegen« zu empfangen. In der Sympathiemedizin mußte man gegen Zahnweh eine Hahnenfußwurzel an den kleinen Finger binden.

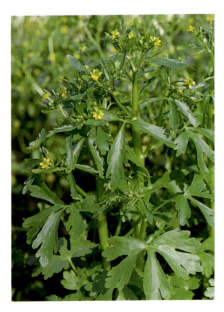

Fettwiesen und -weiden

Großer Wiesenknopf
Sanguisorba officinalis

Rosengewächse – *Rosaceae*

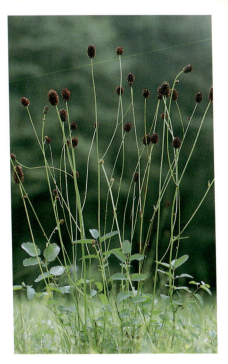

[K] Ausdauernde, bis 80 cm hohe Pflanze. Wurzel kräftig, dunkelbraun. Stengel aufrecht, unten beblättert. Grundblätter in Rosetten; unpaarig gefiedert, kurz gestielt; Fiedern rundlich bis länglich, grob gezähnt; oberseits dunkelgrün, zuweilen glänzend, unterseits blaßgrün. Stengelblätter wechselständig, kleiner. Blütenköpfchen dunkelrot, walzenförmig. Blütezeit: Juni bis August.
[S] Wächst auf feuchten Wiesen, an Gräben und Wegrändern.
[V] Fast ganz Europa; Vorderasien, Nordamerika.
[I] Gerbstoffe, Saponine, Flavone, Vitamin C.
[E] Die jungen, zarten Blätter kann man fast ganzjährig ernten. Zum Trocknen erntet man zur Blütezeit das ganze Kraut. Es wird gebündelt an einem luftigen, schattigen Ort getrocknet. Die Wurzel gräbt man im Frühjahr oder Herbst aus. Sie wird gründlich gesäubert, zerschnitten und bei milder Wärme (40°C) im Backofen getrocknet.

Ob der Wiesenknopf bereits in der antiken Medizin Verwendung fand, ist ungewiß. Im Mittelalter gilt er als ein gutes blutstillendes Mittel. Lonicerus, der ihn als »Welsche Bibernell« bezeichnet, empfiehlt ihn bei »Blutruhr, Bauchfluß und Frauenzeit«. Für Matthiolus ist er ein gutes Wundheilmittel und soll die übermäßige Menses und Rote Ruhr stoppen. Auf die blutstillende Eigenschaft bezieht sich auch der lateinische Name *Sanguisorba*; »sanguis« = Blut und »sorbere« = einsaugen. Die blutrote Farbe der Blütenköpfchen galt für die Signaturenlehre als Zeichen für die blutstillende Eigenschaft der Pflanze. Auch in der Volksmedizin nutzte man die blutstillende Wirkung. Außerdem findet er noch bei Durchfall, Nierenleiden und Lungentuberkulose Anwendung. Äußerlich legte man das zerquetschte frische Kraut auf blutende Wunden. Auf die Stirn gelegt, sollte es Nasenbluten stillen. Wurmwurtz wurde es genannt, weil es in ländlichen Gebieten für Wurmerkrankungen der Pferde genommen wurde.
Heute findet es nur noch gelegentlich bei Durchfallerkrankungen Anwendung. In der Küche können die zarten Blätter wegen ihres herben, aromatischen Geschmacks gut zu Salaten, Kartoffelsalat und Kräuterquark verwendet werden.
In den katholischen Gegenden ist er häufig Bestandteil des an Maria Himmelfahrt (15. August) geweihten Kräuterbüschels.

Fettwiesen und -weiden

Gewöhnlicher Frauenmantel
Alchemilla vulgaris

Rosengewächse – *Rosaceae*

K Ausdauernde, bis zu 40 cm hohe Pflanze. Blätter stehen in einer Rosette, langgestielt, handförmig, 7- bis 9-teilig gefaltet; am Rand fein gezahnt; leicht behaart. Blüten langgestielt, knäulförmig in einer Rispe; unscheinbar grün- bis blaßgelb; Kronblätter fehlen. Blütezeit: Mai bis September.
S Wächst häufig auf Wiesen, Weiden, an Bauchufern und Waldrändern.
V Europa, Nord- und Mittelasien.
I Gerbstoffe, Bitterstoffe, etwas ätherisches Öl.
E Geerntet werden die Blätter vor der Blütezeit. Blätter werden zerschnitten, auf einem Leinentuch ausgebreitet und an einem schattigen, luftigen Ort getrocknet.

In der Antike wird der Frauenmantel als Heilpflanze nicht erwähnt. Die ersten schriftlichen Überlieferungen stammen aus dem frühen Mittelalter. Die hl. Hildegard empfahl ihn gegen Kehlgeschwüre. Im »Gart der Gesundheit« (1485) ist er erwähnt, und Paracelsus rühmt seine Heilkraft bei inneren und äußeren Wunden. In den Kräuterbüchern des 16.Jh. finden sich lange Abhandlungen über seine »Krafft und Würckung«. Lonicerus beschreibt ihn als »recht Wunderkraut«, welches nicht nur äußere Wunden, sondern auch innere Verletzungen und Brüche heile und gegen Epilepsie und hitzige Geschwülste helfe. Geschätzt war er aber vor allem als Frauenmittel. Tabernaemontanus beschreibt das mit deftigen Worten: »Dieses Kraut in Regenwasser gesotten / und mit demselbigen Wasser die heymlichen Oerten der Weiber gewaschen / dringet es dieselbigen zusammen / als wann sie Jungfrawen werend.«
In der Volksmedizin ist er ebenfalls eine geschätzte Frauenpflanze. Er wurde gern als Tee bei Unterleibsentzündungen, Menstruationsstörungen, Ausfluß und Brustdrüsenentzündung getrunken. Er galt auch als gutes Mittel zur Stärkung des Uterus und wurde sowohl zur Ge-

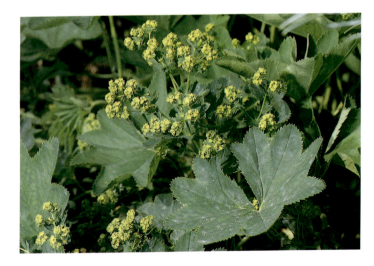

Fettwiesen und -weiden

burtsvorbereitung als auch im Wochenbett und zur Förderung der Milchbildung verwendet. Ferner fand er Anwendung bei Magen- und Darmkatarrh und als Wundheilmittel. Bei Augenentzündungen legte man in der Schweiz die Blätter auf die Augen oder behandelte sie, wie in Baden, mit einer Abkochung. Sehr wirksam sollen auch Umschläge mit Frauenmanteltee beim Fingerwurm (Nagelbettentzündung) sein. Um die Sommersprossen loszuwerden, rieb man das Gesicht mit den Frauenmantelblättern ab.

In der modernen Pflanzenheilkunde findet er nur noch gelegentlich Verwendung. Als Bestandteil eines »Frauentees« für Menstruationsbeschwerden, zur Geburtsvorbereitung und Milchförderung ist er aber noch durchaus zu empfehlen. Auch bei Fluor (Weißfluß) kann Frauenmanteltee sowohl innerlich, wie auch äußerlich zu Spülungen und Sitzbädern verwendet werden. In einer Teemischung für Magen-Darm-Erkrankungen, die mit Krämpfen und Durchfall einhergehen, ist er fester Bestandteil. Als Spül- und Gurgelmittel kann er bei Zahnfleischentzündungen und bei Mund- und Rachenentzündungen genommen werden.

In der Kräuterkosmetik wird der Tee als Gesichtswasser bei großporiger Haut und Sommersprossen angewendet.

Im Volksglaube und Brauchtum ranken sich viele Geschichten und Überlieferungen um den Frauenmantel. Schon bei den Germanen war er der Freya, der Göttin der Liebe und Fruchtbarkeit, heilig. Er wurde von den heilkundigen Frauen bei abnehmendem Mond gesammelt, um die Blutflüsse der Frauen zu stillen und Wunden zu heilen. Im Zuge der Christianisierung wurde die heidnische Göttin Freya dann durch die Jungfrau Maria abgelöst. Er wurde dann auch »Marienmantel« oder »Unser lieb Frauenmantel« genannt, wohl auch in Anlehnung an die Ähnlichkeit der runden, gefalteten Blätter mit den weiten Mänteln der Frauen früherer Zeit. Maria wurde ja auch auf den mittelalterlichen Bildern oft im weiten Mantel dargestellt, der als Symbol für alle Schutzsuchenden galt. Der Frauenmantel galt deswegen als besonders heilkräftig, wenn man ihn an Maria Himmelfahrt oder Maria Geburt sammelte.

Viel Mystisches spann sich um die »Tautropfen«, die sich auf dem Frauenmantel finden. Viele Namen beziehen sich darauf, so z. B. Taubecherl, Taublatt, Wasserträger u.a. Auch der lateinische Name *Alchemilla* hat einen Bezug dazu. Denn aus diesen »Himmelstropfen« wollten die Alchimisten den »Stein der Weisen« herstellen. Das Waschen mit diesem »Tau« sollte den Frauen eine schöne Gesichtshaut machen. Bei diesen Tropfen handelt es sich aber nicht um Tau, sondern um einen aktiv von den Blättern »ausgeschwitzten« Wassertropfen, ein sogenannter Guttationstropfen.

Blatt mit Guttationstropfen.

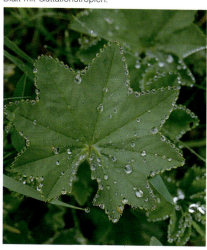

Fettwiesen und -weiden

Wiesen-Klee
Trifolium pratense

Schmetterlingsblütler – *Fabaceae*

[K] Ausdauernde, bis zu 40 cm hohe Pflanze. Stengel verzweigt, beblättert. Blätter 3-zählig. Blättchen verkehrt-eiförmig bis elliptisch. Blütenköpfchen rot, kugelig. Blütezeit: Mai bis Oktober.

[S] Wächst auf Wiesen, Weiden und an Wegrändern.

[V] Fast ganz Europa, Vorderasien; in Amerika eingebürgert.

[I] Gerbstoffe, verschiedene Glykoside und Phenole.

[E] Geerntet werden die Blütenköpfchen, wenn sie schon erblüht sind. Sie werden auf einem Leinentuch ausgebreitet und an einem luftigen, schattigen Ort getrocknet.

Wahrscheinlich wurde bereits von Dioskurides der Klee als Durchfallmittel eingesetzt. Auch in der »Physika« der hl. Hildegard findet er Erwähnung. Die Kräuterbücher des Mittelalters erwähnen ihn lobend. Lonicerus schreibt 1564, daß der Wiesen-Klee ein erweichendes und weißflußstillendes Mittel sei und äußerlich harte Knoten und Geschwüre erweiche. Hundert Jahre später rühmt Zwinger mit blumigen Worten den gemeinen Wiesen-Klee und schreibt: »... nicht nur eine köstliche Nahrung / sondern auch stattliche Artzney / so wohl dem Viehe als dem Menschen zu geben; reinigt und versüßet daß scharffe / versaltzene / saure Geblüt / eröffnet die innerlichen Verstopfungen der Leber / Nieren / Miltz und Krößadern / macht einen leichten Athem / ein fröhliches Gemüth / und guten Eßlust / mehrea den Säugenden die Milche / ... vertreibt den Scharbock / und heilet Wunden und Schäden.«

In der Volksmedizin, vor allem in ländlichen Gegenden, wurde der Wiesen-Klee für vielerlei Beschwerden gebraucht. Gern wurde er bei chronischer Bronchitis, zur Blutreinigung und bei Weißfluß verwendet. Äußerlich diente er zu Umschlägen bei Unterschenkelgeschwüren und Knoten.

In der heutigen Pflanzenheilkunde findet er keine Verwendung mehr. Zahllos sind die mystischen Bräuche, die sich um das »vierblättrige Kleeblatt« ranken. Es soll Glücksbringer sein, fand Verwendung im Liebeszauber, diente zum Erkennen der Hexen und sollte dem Träger Hellsichtigkeit verleihen.

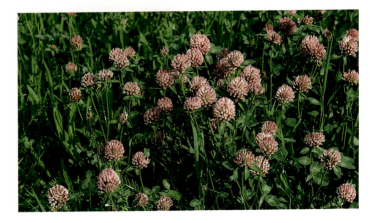

Fettwiesen und -weiden

Wiesen-Bärenklau
Heracleum sphondylium

Doldengewächse – *Apiaceae*

[K] Zweijährige, bis 1,50 m hohe Pflanze. Stengel hohl, kantig gefurcht, borstig behaart. Grundblätter groß, rundlich bis eiförmig. Stengelblätter fiederteilig, tief gelappt, unregelmäßig grob gezähnt. Blattscheiden stark aufgeblasen. Dolde groß mit bis zu 30 Döldchen. Blüten weiß; äußere Blüten mit ungleichlangen Kronblättern. Blütezeit: Juni bis September.

[S] Fettwiesen, Bachufer, Gräben, Waldränder und Auwälder.

[V] Fast ganz Europa.

[I] Ätherisches Öl, Bitterstoffe, Cumarine.

[E] Für die frische Verwendung zu Wildgemüse erntet man die jungen, zarten Blätter im zeitigen Frühjahr. Zum Trocknen werden die Blätter im April/Mai und die Wurzeln im September/Oktober gesammelt. Die Blätter gebündelt an einem trocknen, luftigen Ort trocknen. Die Wurzel wird gründlich gesäubert, kleingeschnitten und auf einem Leinentuch ausgebreitet. Sie darf auch bei milder Wärme im Backofen getrocknet werden.

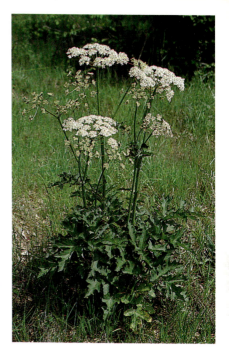

In der Antike wurde der Bärenklau nicht verwendet. Erst in den mittelalterlichen Kräuterbüchern wird er erwähnt. Er galt als erweichendes und zerteilendes Mittel. Matthiolus gebrauchte die Wurzel und das Kraut bei Leberleiden, Gelbsucht und beschwerlichem Atem, den Blütensaft bei eiternden Ohren.

In der osteuropäischen Volksmedizin war er recht beliebt. Die Wurzeln und Blätter wurden bei Verdauungsstörungen, Durchfall und Magenbeschwerden angewendet. Das Kraut diente äußerlich zur Auflage bei Geschwüren und schlecht heilenden Wunden. In Litauen und Polen diente es zur Herstellung einer Art Bier. Als Wildgemüse wurden die zarten jungen Blätter in der Küche verwendet.

Die Verwendung in der Küche als Wildgemüse zu Aufläufen und Kräutersuppen empfiehlt sich auch noch heute. In der Pflanzenheilkunde wird er heutzutage nicht mehr verwendet.

Hauptsächlich die ausgewachsenen Pflanzen enthalten einen Stoff (Furokumarin), der bei intensiver Berührung auf empfindlicher Haut zu einer blasigen Hautreizung führen kann. Die verwandten Riesenbärenklauarten sind noch deutlich stärker hautreizend.

Der Bärenklau zählt zu den Überdüngungsanzeigern; die Frucht gelangt beim Düngen mit Mist oder Jauche wieder auf die Wiesen und Weiden.

Wiesen-Schaumkraut

Cardamine pratensis

Kreuzblütler – *Brassicaceae*

[K] Ausdauernde, bis 50 cm hohe Pflanze. Stengel aufrecht, hohl. Grundblätter in Rosetten, langgestielt, unpaarig gefiedert; Blättchen gestielt, eiförmig. Stengelblätter vereinzelt, fiederschnittig. Blüten zu 8–20 in einem trugdoldigen Blütenstand; Kronblätter weiß, rosa oder blaßlila; mit etwas dunkleren Nerven. Blütezeit: April/Mai.

[S] Wächst auf feuchten Wiesen, Weiden, an Gräben und Bächen.

[V] Fast ganz Europa, Nordamerika, Asien.

[I] Bitterstoffe, Senfölglykoside sowie, Vitamin C.

[E] Geerntet werden in der Regel nur die jungen Blätter im März und April. Früher wurde die ganze Pflanze zur Blütezeit auch zum Trocknen gesammelt.

Als häufige und verbreitete Pflanze war das Schaumkraut wohl auch schon den mittelalterlichen Ärzten bekannt, doch läßt sich in den Schriften nichts Genaues nachweisen. Im 18. Jh. wurde es mit der Brunnenkresse und dem Bitteren Schaumkraut (*Cardamine amara*) zusammen zu blutreinigenden Frühjahrskuren bei rheumatischen Beschwerden verwendet.

In der Volksmedizin wurde es ebenfalls frisch zu Frühjahrskuren benutzt. Aber auch als Tee wurde es bei Krämpfen, Leibschmerzen, rheumatischen Erkrankungen und bei Scharlachfieber getrunken.

Die moderne Pflanzenheilkunde verwendet das Schaumkraut nicht.

Für die Küche lohnt es sich, im Frühjahr die Blätter zu sammeln, da es wegen seines pikanten, leicht scharfen Geschmacks gut zu Quark paßt. Zum Würzen an Salate gegeben, ist es ebenso zu empfehlen.

Im bäuerlichen Brauchtum galt das Schaumkraut als Ernteanzeiger und Wetterbote. Wächst viel Schaumkraut, so gibt es später wenig Heu, weswegen es auch Hungerblume genannt wurde. Namen wie Wetterblume, Gewitterblume, Donnerblume deuten darauf hin, daß man glaubte, es ziehe die Blitze an. Man durfte es nicht abreißen und ins Haus bringen. Wie andere Frühjahrsblumen wurde es am Himmelfahrtstag gesammelt, getrocknet und sorgsam aufbewahrt. Erkrankte später im Jahr ein Stück Vieh, so wurde dem Vieh ein Trank aus diesen Kräutern gegeben.

Der Name Schaumkraut kommt von daher, daß man häufig an den Stengeln einen speichelartigen Schaum findet. Dieser stammt von einer Schaumzikade, deren Larve darin lebt. Wichtig ist das Schaumkraut auch für den Aurorafalter, dessen Larve ebenfalls auf dem Schaumkraut lebt.

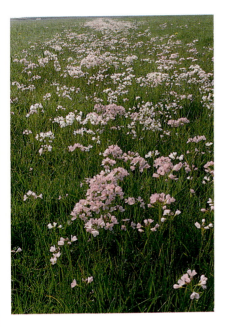

Fettwiesen und -weiden

Sauerampfer
Rumex acetosa

Knöterichgewächse – *Polygonaceae*

[K] Mehrjährige, bis 1 m hohe Pflanze. Stengel aufrecht, kantig, unten rötlich überlaufen. Blätter länglich, unten langgestielt, oben eher sitzend; ganzrandig, mit pfeilförmigem Grund. Blütenstand rispenartig; einzelne Blüte unscheinbar, grün, etwas rötlich überlaufen. Männliche und weibliche Blüten auf verschiedenen Pflanzen. Frucht dreikantig, auffällig rot. Blütezeit: Mai bis Juli.
[S] Wächst häufig auf feuchten Wiesen und Weiden, an Gebüschen und Gräben.
[V] Europa, Nordamerika und Nordasien.
[I] Kaliumoxalat, Oxalsäure, Flavonglykoside, Vitamin C.
[E] In der Regel werden nur die jungen, frischen Blätter verwendet.

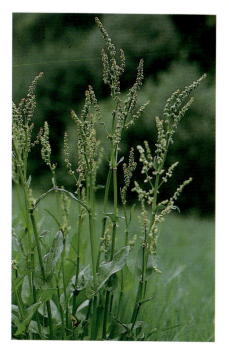

Schon in der Antike war der Sauerampfer als Gemüse und als Heilpflanze bekannt. Dioskurides empfiehlt den Samen, mit Wasser und Wein getrunken, bei Durchfallerkrankungen. Die Wurzel verwendet er roh und gekocht gegen Hautkrankheiten und, in Wein gekocht, soll sie gegen Ohren- und Zahnschmerzen helfen. Als Gemüse gekocht soll er »den Bauch erweichen«. Im Mittelalter galt die Wurzel als erweichend, abführend, leber- und gallereinigend, steintreibend u.a.m. Die Blätter wurden als kühlendes und fiebersenkendes Heilmittel angesehen. Äußerlich nahm man sie zur Stärkung der Augen und bei Unterschenkelgeschwüren. Als Gemüse erfreute er sich großer Beliebtheit.
In der Volksmedizin wurde das Kraut bei Lebererkrankungen, Galleleiden und rheumatischen Beschwerden als Tee getrunken. Die Samen sollen gegen chronisches Ekzem und Wurmerkrankungen helfen. Frisch als Gemüse oder Salat verzehrt, galt er als blutreinigend und stärkend.
In der modernen Pflanzenheilkunde findet er keine Anwendung mehr.
In der Küche ist der Sauerampfer seit altersher eine geschätzte Gemüse-, Suppen- und Salatpflanze. Das kommt auch darin zum Ausdruck, daß er früher zu den neunerlei Kräutern gehörte, die an Maria Himmelfahrt (15. August) geweiht wurden. Außerdem war der Sauerampfer fester Bestandteil der Gründonnerstagssuppe.
Wichtig ist es, darauf hinzuweisen, daß der Sauerampfer aufgrund seines Oxalgehalts nicht in größeren Mengen verzehrt werden sollte. Besonders dann nicht, wenn bereits ein Nierensteinleiden als Erkrankung bekannt ist.

Fettwiesen und -weiden

Schlangen-Knöterich
Polygonum bistorta

Knöterichgewächse – *Polygonaceae*

[K] Mehrjährige, bis 90 cm hohe Pflanze. Wurzelstock kräftig, schlangenförmig gewunden, innen rotbraun gefärbt. Stengel aufrecht, unverzweigt. Grund- und untere Stengelblätter groß, oval bis herzförmig, mit einem dreikantigen, geflügelten Stiel. Obere Blätter eher sitzend, lanzettlich. Blattscheiden lang, stengelumfassend. Alle Blätter oberseits dunkelgrün, unterseits bläulichgrün. Blütenstand ährenartig, rosa gefärbt. Blütezeit: Mai bis Juli.

[S] Wächst auf feuchten Wiesen und Weiden, an Gräben und Bachufern.

[V] Mitteleuropa, in Südeuropa nur im Gebirge, Nordasien.

[I] Reichlich Gerbstoffe, Stärke, Eiweiß.

[E] Arzneiliche Verwendung findet der Wurzelstock. Er kann das ganze Jahr hindurch gegraben werden. Bester Monat ist aber der Mai. Die Wurzel wird gründlich gereinigt, zerschnitten und bei milder Wärme (40 °C) im Backofen getrocknet. Die jungen, zarten Blätter sammelt man im April/Mai.

Die ältesten Überlieferungen über die Verwendung als Heilmittel stammen aus China. Bereits seit ca. 530 n.Chr. wird dort die Schlangenknöterichwurzel bei offenen Geschwüren, Schwellungen, Epilepsie, Blutungen sowie sogar gegen Malaria und Krebs verwendet. Im Mittelalter wurde er gegen die Pest und bei Blutungen angewendet. Von der gewundenen Wurzel leitet sich der Name »Schlangen«-Knöterich ab. In der mittelalterlichen Signaturenlehre galt er deshalb als zuverlässiges Mittel gegen Schlangenbisse.

In der Volksmedizin galt er als Durchfallmittel. Zum Gurgeln und Spülen bei Mund- und Zahnfleischentzündungen fand er ebenfalls Verwendung.

Als Heilpflanze wird er heute nicht mehr gebraucht.

Aus den zarten jungen Blättern läßt sich ein wohlschmeckender Wildspinat zubereiten.

Im Volksglauben wurde den Kühen Knöterich zum Fressen gereicht, damit die versiegte Milch wiederkehrt. In Ostpreußen heißt er deshalb auch »Kehrwiederwurzel«.

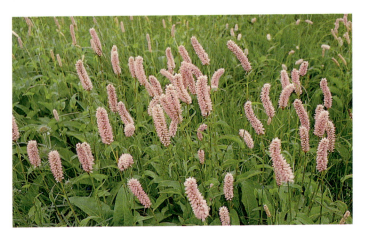

Fettwiesen und -weiden

Gelber Enzian
Gentiana lutea ⃞G ⃞R3

Enziangewächse – *Gentianaceae*

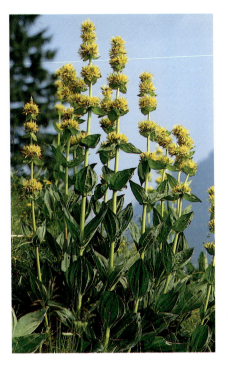

⃞K Ausdauernde, bis 1,50 m hohe Pflanze. Stengel aufrecht, hohl, kahl. Wurzel lang. Blätter gegenständig, länglich-elliptisch, bis 30 cm lang, mit kräftigen Blattnerven durchzogen. Blütenstände in den Blattachseln der oberen Blätter. Blüten blaßgelb. Blütezeit: Juli/August.
⃞S Wächst auf kalkhaltigen Gebirgswiesen.
⃞V Alpenländer.
⃞I Reichlich Bitterstoffe und etwas Gerbstoff.
⃞E Die Pflanze ist geschützt und darf nicht geerntet werden.

Seinen lateinischen Namen *Gentiana* soll er von dem illyrischen König Gentis, der im 2. Jh. v. Chr. lebte, erhalten haben, der ihn als Mittel gegen die Pest empfohlen haben soll. Bei Dioskurides und Plinius stand er in hohem Ansehen. Er galt als Mittel gegen Leberleiden, Magenkrankheiten, Krämpfe, Würmer und gegen den Biß giftiger Tiere. Die mittelalterlichen Kräuterbuchautoren loben ihn über alle Maßen. Fuchs schreibt: »... In Summa / Entzian wurzel und der safft davon / zerteilen / reynigen / seuber vnd nehmen hinweg allerlei verstopfung ...«
In der Volksmedizin, vor allem der alpenländischen, gilt er auch noch bis heute als Universalmedizin. Er ist das Heilmittel gegen Schwäche, Bleichsucht, Blutarmut, Magen- und Darmstörungen, aber auch bei Rheumatismus und Gicht wird er genommen. In der Steiermark legte man die grünen Blätter zur Kühlung auf offene Wunden.
In der modernen Pflanzenheilkunde zählt der Enzian zu den reinen Bitterstoffdrogen. Noch in einer Verdünnung 1:50000 ist er bitter. Er ist die stärkste einheimische Bitterstoffdroge. Bitterstoffe wirken bereits von der Mundschleimhaut aus reflektorisch auf den Magen ein. Enzian steigert die Magensekretion und eignet sich somit bei Appetitlosigkeit, Magenschwäche, Völlegefühl, Blähungen und mangelnder Gallesekretion. Bei reizempfindlichem, übersäuertem Magen sollte er aber nicht verwendet werden, da es sonst zu einer Zunahme der Beschwerden kommt. Bei allgemeiner Schwäche und in der Rekonvaleszenz eignet er sich ebenfalls, da die Bitterstoffe einen allgemein kräftigenden Effekt haben.
Im Volksglauben spielen vor allem die blaublühenden Enzianarten eine große Rolle. Sie gelten als Zauberpflanzen, dienten zum Liebesorakel, sollten die Pest abhalten und waren auch Gewitterblumen.

Fettwiesen und -weiden

Gelber Hohlzahn

Galeopsis segetum

Lippenblütler – *Lamiaceae*

[K] Einjährige, bis zu 30 cm hohe Pflanze. Stengel deutlich vierkantig, behaart, an den Knoten nicht verdickt. Blätter kreuzgegenständig, gestielt, eiförmig-lanzettlich, grob gezähnt, beidseits behaart. Blüten gelblich-weiß, in Scheinquirlen stehend; Unterlippe mit gelbem Fleck und rotviolletter Zeichnung. Blütezeit: Juli/August.

[S] Wächst auf kalkarmem Boden an Wiesen- und Wegrändern, auf Äckern, Schuttplätzen und in Steinbrüchen.

[V] Westliches Mitteleuropa.

[I] Gerbstoffe, Bitterstoffe, etwas Saponine, ätherisches Öl und Kieselsäure.

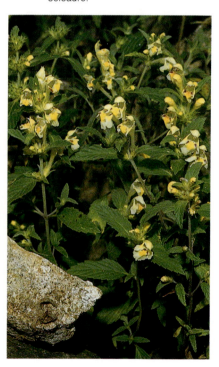

[E] Im Frühsommer, zu Beginn der Blütezeit schneidet man die ganze Pflanze ab und hängt sie gebündelt zum Trocknen an einem luftigen, schattigen Ort auf.

Bei Dioskurides wird eine Pflanze erwähnt, deren botanische Beschreibung auf den Hohlzahn zutreffen könnte. Er empfiehlt sie besonders bei Lungenkrankheiten. Die mittelalterlichen Kräuterbuchautoren Bock und Matthiolus zählen den Hohlzahn zu den Nesseln. Diese Heilpflanzenfamilie hat für sie eine allgemein erweichende, blähungstreibende, harntreibende und wundreinigende Wirkung. Zur äußerlichen Anwendung gebrauchten sie den Hohlzahn u.a. bei Krebs, Frostbeulen, Geschwülsten und alten Verletzungen.

In der Volksmedizin war er ein beliebtes Mittel bei verschiedenen Lungenleiden. Er fand als Tee Anwendung bei starker Verschleimung, Husten, Asthma und sogar bei Lungentuberkulose. Als Bestandteil des »Kieseltees« wurde er bei Lungenkatarrh im 19. Jh. oft verwendet. Ferner galt er als ein bewährtes Heilmittel gegen Schwindsucht. Ende des 18. Jh. genoß er als »Geheimmittel« zahlreicher Teemischungen ein hohes Ansehen. So galt z. B. der »Liebersche« Kräutertee als Universalheilmittel und wurde zu einem sehr hohen Preis verkauft, bis schließlich ein behördliches Verbot diesem Handel ein Ende bereitete.

Gelegentlich wurde er in der Volksmedizin auch äußerlich zu Umschlägen bei Furunkeln, Geschwüren und schlecht heilenden Wunden gebraucht.

In der modernen Pflanzenheilkunde wird er nur noch selten verwendet. Vereinzelt ist er noch Bestandteil von Hustenteemischungen und Hustensäften.

Fettwiesen und -weiden

Heilziest
Betonica officinalis

Lippenblütler – *Lamiaceae*

[K] Ausdauernde, bis zu 60 cm hohe Pflanze. Stengel aufrecht, vierkantig, rauh behaart. Blätter gegenständig, eiförmig, am Grund herzförmig gebuchtet; untere Blätter langgestielt, obere fast sitzend. Blütenstand eine dichte Scheinähre; Blüte rot, in Scheinquirlen angeordnet. Blütezeit: Juli bis September.

[S] Wächst auf trocknen Weiden, Wiesen, an Feldrainen und Wegrändern.

[V] Fast ganz Europa.

[I] Gerbstoffe, Bitterstoffe.

[E] Man schneidet zur Blütezeit die nichtverholzten oberen Teile ab und trocknet sie gebündelt an einem schattigen, luftigen Ort.

Bereits im ägyptischen, griechischen und römischen Altertum erfreute sich der Heilziest einer großen Beliebtheit als Heilpflanze. Auf die große Wertschätzung in der griechischen Antike deutet folgender überlieferter Ausspruch hin: »Verkaufe deinen Mantel und kauf Ziest dafür.« Der Leibarzt des Kaisers Augustus, Antonius Musa, schrieb ein ganzes Buch über diese Pflanze. Plinius berichtet, daß ein aus dem Ziest hergestellter Essig oder Wein eine »solche Kraft für den Magen und die Helligkeit der Augen habe, daß ein Haus, in dem er vorhanden sei, sicher gegen jedes Unglück sei.«

Auch im Mittelalter stand er in hohem Ansehen. Der Abt Walafrid Strabo empfahl ihn sogar als vernarbendes Mittel gegen Schädelbrüche. Lonicerus verwendet ihn bei zahlreichen Krankheiten, so z. B. bei Epilepsie, Hysterie, Fieber, Verdauungsstörungen, Krämpfen, bei Brüchen, Zahn- und Ohrenschmerzen und vieles mehr. So lautet dann auch ein alter lateinischer Spruch: »Es ist gut sowohl für des Menschen Seele und Leib, es schützt ihn vor Visionen und Träumen.«

In der Volksmedizin wurde er als Tee bei Magenbeschwerden, Nierenleiden und Schwindel getrunken. Äußerlich diente er zur Reinigung von Wunden und von Geschwüren. »Zehrkraut« wurde er auch genannt, weil er zu Nervenbädern für Kinder, die ohne ersichtlichen Grund abmagerten, verwendet wurde. Den Kindern hängte man den Ziest während des Zahnens um den Hals, um die Schmerzen damit zu lindern. Abnehmkraut wurde er im Elsaß genannt, weil er gegen die Schwindsucht benutzt wurde.

Heutzutage findet der Heilziest keine Verwendung mehr.

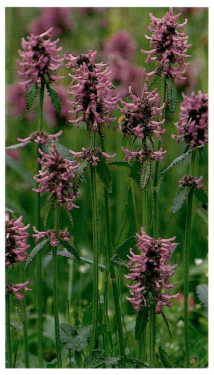

Fettwiesen und -weiden

Gewöhnlicher Löwenzahn
Taraxacum officinalis

Korbblütler – *Asteraceae*

[K] Mehrjährige, bis 40 cm hohe Pflanze. Wurzel rübenartig, bis 30 cm lang. Blätter in grundständiger Rosette, verschieden tief und unregelmäßig gezähnt. Blütenköpfe einzeln, an einem langen, hohlen Blütenstengel. Blüten alle zungenförmig. Pflanze enthält einen weißen Milchsaft. Blütezeit: April/Mai.

[S] Wächst auf Fettwiesen, Weiden, in Gärten und Parkanlagen. Löwenzahn ist stickstoffliebend, deswegen deuten üppig gelbe Löwenzahnwiesen auf Überdüngung hin.

[V] Fast ganz Europa, Westasien.

[I] Bitterstoffe, Gerbstoffe, Cholin, Inulin, Vitamin C, Spurenelemente. Die Inhaltsstoffe unterliegen einer jahreszeitlichen Schwankung. Die Wurzel enthält im Frühjahr ca. 17%, im Herbst aber bis zu 50% Inulin.

[E] Geerntet werden die Blüten und Blätter im April/Mai. Zum Trocknen zerschneidet man sie und breitet sie auf einem Leinentuch aus. Die Wurzel gräbt man am besten im Herbst, säubert sie gründlich, zerschneidet sie und trocknet sie bei milder Wärme – ca. 50 °C – im Backofen.

Sicherlich war der Löwenzahn schon im Altertum bekannt, doch er wird von den antiken Autoren nicht näher von den verwandten Korbblütlern unterschieden. Mit Sicherheit wird er in den Schriften des arabischen Arztes Avicenna (11. Jh.) erwähnt. Die mittelalterlichen Kräuterbuchautoren sind voller Lob. Sie verwenden ihn z.B. bei Galle- und Leberleiden, Durchfall, Fieber, Seitenstechen und »hitzigem Gliederweh«. Auch als Kosmetikum galt er. So schreibt Bock: »die weiber pflegen sich auch under augen mit disem wasser zu weschen / verhoffen dadurch ein lautter angesicht zu erlangen / und die rote purpur oder bläterlein (Sommersprossen) damit zu vertreiben.«

In der Volksmedizin wurde er besonders bei Galle- und Leberleiden, Gelbsucht, Wassersucht, Augenkrankheiten und als blutreinigendes Mittel zur Frühjahrskur benutzt.

Neue Untersuchungen haben die

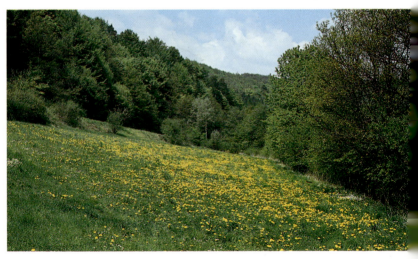

Fettwiesen und -weiden

volksmedizinischen Erfahrungen bestätigt. Löwenzahn regt die Aktivität der Leber an und fördert die Gallesekretion. Er wirkt aktivierend auf die Nieren und hat einen günstigen Einfluß auf das Bindegewebe. Eine regelmäßige Kur mit Löwenzahntee oder Saft beeinflußt die Gallensteinbildung und eignet sich von daher gut für Menschen, die leicht zu Gallensteinneubildungen neigen. Seine Wirkung auf den Stoffwechsel und das Bindegewebe erklärt seine Verwendung bei rheumatischen Beschwerden und Gicht. Die Schmerzanfälle werden seltener, und das Allgemeinbefinden bessert sich auffällig. Die kräftige harntreibende Wirkung kann man sich bei Nierengrieß zunutze machen.

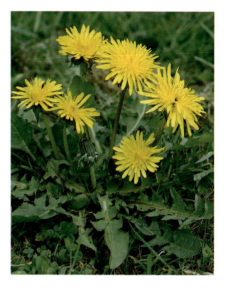

In der Küche können die jungen, zarten Blätter zu einem herben, leicht bitteren Wildsalat zubereitet werden. Aber auch ein spinatähnliches Gemüse läßt sich daraus herstellen. Die jungen Blütenknospen geben ein Gemüse oder, in Essig eingelegt, eignen sie sich zur Herstellung von Kapern. Aus den Blüten läßt sich ein stoffwechselanregender Wein oder Likör zubereiten. In Honig eingelegt, erhält man einen leuchtend gelben Löwenzahnblütenhonig. Zahllos sind die Namen, die der Löwenzahn im Volksmund hat. Auf die stark harntreibende Wirkung beziehen sich Namen wie »Bettpisser«, »Pißblom« und »Brunzer«. Wegen seines weißen Milchsaftes heißt er auch Milchstöck, Milidistel. Den Namen Pfaffenröhrle, Papenkraut hat er deshalb, weil, wenn man den oberen Teil der Samen abbläst, der weiße Blütenboden mit dem äußeren Kranz von Samen an eine Tonsur erinnert. Dieser Haarschnitt war früher im geistlichen Stand recht üblich. Ein weiterer Name geht in den Bereich der Sympathiemedizin. »Augenwurzel« nannte man ihn, weil man glaubte, Augenleiden durch das Umhängen von Pflanzenamuletten zu heilen. Bock sagte dazu: ». . . einem menschen oder anderem vihe die flecken in den augen haben, an den hals gehenckt würt, verschwinden die Flecken wunderbarlich.« Auf Kinderspiele beziehen sich Namen wie Pusteblume, Liechtli. Beim Wegblasen der Samen fragen die Kinder dann: »Komm ich in die Hölle oder in den Himmel?« War der Blütenboden weiß, so winkte der Himmel, war er jedoch dunkel, drohte die Hölle. Beim Liebesorakel wurden die Zungenblüten abgezupft, und man sagte dann: »er liebt mich, er liebt mich nicht« usw.

Im Volksglauben glaubte man, daß der Löwenzahn wegen seines weißen Milchsaftes ein gutes Mittel für Kühe sei, denen die Hexen die Milch geraubt haben. Dazu mischte man das Kraut mit Kleie und Salz und gab es ihnen zu fressen. Verbreitet war auch die Annahme, mit dem Saft Warzen zu vertreiben. Dazu mußte man am 3. Tag des abnehmenden Mondes die Warzen mit dem Saft bestreichen.

Fettwiesen und -weiden

Gewöhnliche Schafgarbe
Achillea millefolium

Korbblütler – *Asteraceae*

[K] Mehrjährige, bis 60 cm hohe Pflanze. Stengel aufrecht, schwach behaart. Blätter schmal-lanzettlich, 2- bis 3-fach fiederteilig. Blütenstand eine doldenartige Rispe. Blüten zu 4–6, Zungenblüten weiß bis zartrosa. Blütezeit: Juni bis Oktober.

[S] Wächst auf Wiesen, Weiden, an Wegrändern, Böschungen und Feldrändern. Sie ist sehr genügsam und widerstandsfähig, verträgt Trockenheit und auch reichliche Düngung. Nasse, feuchte Böden meidet sie.

[V] Europa, Nordasien.

[I] Bitterstoffe, Gerbstoffe, ätherisches Öl (Chamazulen, Thujon und Cineol), Mineralstoffe.

[E] Im Frühjahr sammelt man die jungen, zarten Blättchen. Zum Trocknen sammelt man die oberen, nicht verholzten Teile von Juni bis September. Sie werden gebündelt und an einem schattigen, luftigen Ort zum Trocknen aufgehängt.

Die Schafgarbe gehört zu den ältesten Heilpflanzen. Archäologen fanden bei Grabungen im Iran in steinzeitlichen Gräbern Samenkörner der Schafgarbe. In den antiken Schriften wird sie von Dioskurides als »stratiotes chiliophyllos« = tausendblättriges Soldatenkraut bezeichnet. Sie heilt Blutflüsse und Wunden und galt als Pflanze der Krieger und Soldaten. »Soldatenkraut« wurde sie deshalb auch genannt. Auch der lateinische Name *Achillea* hat eine Beziehung dazu. Denn der Mythologie nach soll der griechische Held und Krieger Achilles, der ein Schüler des heilkundigen Centauren Chiron war, mit der Schafgarbe die Verwundung des Königs der Myser geheilt haben. Noch ein anderer Name nimmt Bezug auf die blutstillende Wirkung: Sie heißt auch »Zimmermannskraut« oder im französischen »herbe de Saint-Joseph«. Zimmerleute verletzen sich leicht bei ihrem Handwerk und benötigen oft diese blutstillende Pflanze. Der französische Name erklärt sich nach der Legende, daß der hl. Joseph, der ja auch Zimmermann war, sich bei der Arbeit verletzte, und seine Wunde durch die Schafgarbe geheilt wurde. Auch die mittelalterlichen Kräuterbücher sind voll des Lobs über die Schafgarbe. Bei der hl. Hildegard heißt sie einfach »garwe«, was soviel bedeutet wie »Gesundmacher«. Matthiolus bezeichnete sie als »ein köstlich Wundkraut bei allen inneren und äußerlichen Wunden«.

Auch in der Volksmedizin galt sie hauptsächlich als blutstillendes Mittel. Viele Namen deuten darauf hin, z.B. Beilhiebkraut, Schnittkraut und Wundkraut. Blutstellkraut heißt sie in der Steiermark; sie sollte zu starke Monatsblutungen stillen. Daß die Schafgarbe eine »Frauenpflanze« war und bei Störungen der Regelblutung, bei Unterleibskrämpfen und bei Ausfluß gebraucht wurde, geht aus der Benennung Frauenkraut, Frauendank hervor. Wohl einer der schönsten Namen lautete »Augenbraue der Venus«. Die Schafgarbe wurde aber in der Volksmedizin auch bei Leber- und Nierenleiden, Brustverschleimung, Hämorrhoiden, Fieber, Krämpfen, Magen- und Darmerkrankungen, Gicht, Rheumatismus u.a.m. verwendet. Äußerlich angewendet diente sie als Umschlag bei Verwundungen und Geschwüren und als Sitzbad bei Analerkrankungen. Wegen dieser zahlreichen Anwendungsbereiche wurde sie wohl nicht umsonst auch als »Heil aller Welt« bezeichnet.

Auch heutzutage wird die Schafgarbe wegen ihrer entzündungshemmenden, krampflösenden und stoff-

Fettwiesen und -weiden

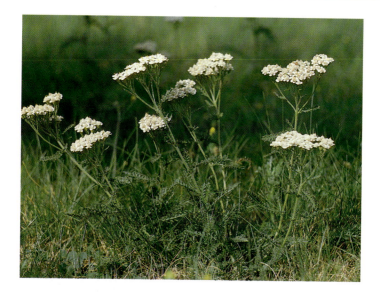

wechselanregenden Eigenschaften bei verschiedenen Krankheiten als Unterstützungsmittel gegeben. Wegen der entkrampfenden Wirkung eignet sie sich bei Magen- und Darmstörungen, die mit Krämpfen einhergehen und bei Krampfzuständen der kleinen Beckenmuskulatur, wie sie häufig bei Menstruationsstörungen vorkommen. Die Bitterstoffe wirken allgemein anregend, und so eignet sich ein Tee gut bei Appetitmangel und Schwächezuständen.

Bei der Schafgarbe ist darauf hinzuweisen, daß es bei empfindlich-allergischen Menschen bei hoher Dosierung zu einem Hautausschlag kommen kann. Auch sollte man Schafgarbentee nicht in starker Dosierung über einen längeren Zeitraum (2-3 Monate) trinken, da er das giftige Thujon in geringer Menge enthält.

In der Küche können die jungen, zarten, aromatisch bis leicht bitter schmeckenden Blättchen in kleiner Menge zu Salat und Kräuterquark verwendet werden. Schafgarbe ist auch traditioneller Bestandteil der »Gründonnerstagsuppe«, deren Genuß Kraft und Gesundheit für das ganze Jahr geben sollte.

Eine große Anzahl mystischer und symbolischer Bräuche ranken sich um die Schafgarbe. Wegen ihres aromatischen Geruchs wurde sie in die Fenster und Türen gehängt, um die Pest abzuhalten. In vielen Gegenden ist sie auch fester Bestandteil des Kräuterbüschels, der an Maria Himmelfahrt, dem alten Kräuterweihtag (15. August), in der Kirche geweiht wurde. Dieser Kräuterbusch wurde dann in Ställe und unters Dach gehängt, um Blitz und bösen Zauber fernzuhalten. Brauch war es auch, den Kindern je ein Blatt aufs Auge zu legen, damit sie schöne Träume bekämen, weshalb sie auch in einigen Gegenden Frankreichs »en rêve« (im Traum) heißt.

Ein »Kinderspiel« war in bäuerlichen Gegenden früher recht verbreitet. Dabei stecken sich die Kinder ein Schafgarbenblatt in die Nase, klopfen ein wenig und warten, bis es blutet. So konnte man sich dann vor dem Schulunterricht drücken.

Gänseblümchen
Bellis perennis

Korbblütler – *Asteraceae*

[K] Ausdauernde, bis zu 10 cm hohe Pflanze. Blätter in einer grundständigen Rosette; schmal bis verkehrt-eiförmig, am Rand wenig gekerbt. Blüte endständig auf einem behaarten Stengel. Blütenköpfchen gelb; Zungenblüten reichlich, weiß, an den Spitzen und unterseits rötlich angehaucht. Blütezeit: März bis Oktober.

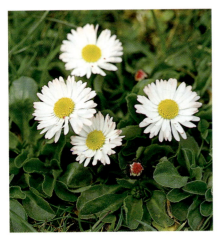

[S] Wächst auf Wiesen, Weiden, in Gärten und an Wegrändern.
[V] Europa, Kleinasien.
[I] Bitterstoffe, Gerbstoffe, Saponine, etwas ätherisches Öl.
[E] Für Wildsalat kann man die Blätter und Blüten das ganze Jahr über ernten. Zum Trocknen pflückt man im Juni/Juli die Blätter und Blüten und trocknet sie an einem luftigen, schattigen Ort.

In der Antike war das Gänseblümchen als Heilpflanze nicht bekannt. In den mittelalterlichen Kräuterbüchern wird es als hervorragendes Wundkraut angegeben. So schreibt Leonhart Fuchs (1543): »Das klein Massliebchen ist ein recht wundkraut / heylet allerley bläterlein / und die zerbrochenen hirnschalen. Sein safft getrunken ist gut denen / so verwundet seind. . . .«

In der Volksmedizin ist das Gänseblümchen sehr beliebt. Es wird bei Galle- und Leberleiden, Lungenverschleimung, Husten, Gicht, Rheuma, Nieren- und Blasenleiden und bei Hautkrankheiten verwendet.

Heutzutage findet es nur noch wenig Verwendung. Es sollte aber nicht ganz in Vergessenheit geraten, da es aufgrund des Saponingehalts eine gewisse stoffwechselanregende, harntreibende Wirkung hat. Als Bestandteil einer Teemischung mit einer sogenannten »blutreinigenden«, »entschlackenden« Wirkung eignet es sich bei rheumatischen Beschwerden und zur Frühjahrskur.

In der Küche eignen sich die jungen Blättchen zu Wildsalat und Kräuterquarkmischungen. Mit den Blüten kann man Salate verzieren.

Im Volksglauben war das Gänseblümchen ursprünglich der germanischen Göttin Freya – der Göttin des Frühlings, der Auferstehung und Fruchtbarkeit – heilig. Später wurde es dann vom christlichen Glauben der Jungfrau Maria zugesprochen. Es soll der Legende nach aus den Tränen der Maria entsprossen sein. Die rötliche Färbung der Zungenblüten soll durch einen Blutstropfen Marias entstanden sein. Aus dieser Legende leitet sich wahrscheinlich auch der Name Marienblume ab.

Im Kinderspiel ist es weitverbreitet, aus den Blüten kleine Kränze zu winden und sie dann auf den Kopf zu setzen. Vielleicht versteckt sich dahinter der alte Brauch der »Gichterkränzle«, die man früher den Kindern gegen die »Gichter« (Krämpfe) unters Kopfkissen legte.

Fettwiesen und -weiden

Herbstzeitlose
Colchicum autumnale ☠

Liliengewächse – *Liliaceae*

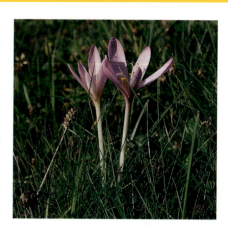

[K] Mehrjährige, bis 25 cm hohe, kahle Pflanze mit unterirdischer Knolle. Blätter grundständig, lanzettlich, etwas fleischig, mit zahlreichen parallelen Blattnerven; zusammen mit der Frucht im Frühjahr erscheinend. Blüten aus 6 lila Blütenblättern, unten zu einer langen Röhre verwachsen; 6 Staubblätter, 3 Griffel, weit aus der Röhre herausragend. Fruchtkapsel bis 4 cm lang. Blütezeit: September/Oktober.
[S] Wächst auf feuchten Wiesen.
[V] Fast in ganz Europa.
[I] Hauptwirkstoff ist das Alkaloid Colchicin.
[E] Die Pflanze ist tödlich giftig und darf nicht gesammelt werden.

Aus der Antike ist nichts bekannt über die Verwendung der Herbstzeitlose. Da sie in Griechenland nicht vorkommt, ist dies nicht verwunderlich. Aber schon in der »Physica« der hl. Hildegard wird sie als Mittel gegen Kopfläuse erwähnt. Die mittelalterlichen Ärzte erwähnen sie, warnen aber vor ihrer innerlichen Verwendung. Äußerlich gebrauchen sie sie als Beruhigungsmittel, bei Ausschlägen und Gicht.
In der Volksmedizin wurde sie wegen ihrer Giftigkeit kaum verwendet. Sie galt aber als Mittel gegen Läuse, weshalb sie auch Lausbleam oder Lauskraut genannt wurde.
In der modernen Pflanzenheilkunde zählt der isolierte Wirkstoff Colchicin zu den stärksten und besten Mitteln bei einem akuten Gichtanfall. In der Medizin findet sie ferner noch Verwendung als Krebstherapeuticum, z.B. bei Leukämie.
Ihren lateinischen Namen *Colchicum* hat die Herbstzeitlose von der Landschaft Kolchis am Schwarzen Meer. Hier lebte nach der griechischen Mythologie die Zauberin Medea, die sie für allerlei Zaubertränke – auch tödliche – benutzt haben soll. So galt sie lange Zeit auch als Hexenpflanze.
Im Brauchtum und Volksglauben stand sie als »Winterkünderin« in dem Ruf, gegen Krankheiten des Winters zu helfen. So sollte die erste Blüte, zwischen den Händen zerrieben, vor wunden Händen bewahren. Blüht sie frühzeitig, so deutet das auf einen strengen Winter hin, meinte man.

Fruchtstände mit Blättern.

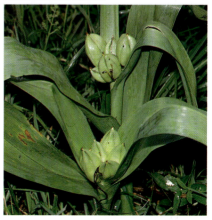

Gewässer, Gräben, Sümpfe u. ä.

Sumpf-Dotterblume
Caltha palustris

Hahnenfußgewächse – *Ranunculaceae*

[K] Ausdauernde, bis 40 cm hohe Pflanze. Stengel niederliegend bis aufsteigend, kahl, hohl, oben verzweigt. Blätter langgestielt, breitherzförmig, am Rand gekerbt, dunkelgrün glänzend. Blüten mit 5 leuchtend gelben Kronblättern. Blütezeit: März bis Mai.
[S] Wächst an Bächen, Gräben, auf nassen Wiesen und in Auwäldern.
[V] Europa, nördliches Asien und gemäßigtes Nordamerika.
[I] Saponine, Flavonoide, Anemonol, Cholin.
[E] Zur frischen Verwendung werden im März die ganz jungen Blätter gesammelt, ebenso die Blütenknospen. Da die Pflanze, besonders wenn sie etwas älter ist, schwach giftig ist, sollte man nur geringe Mengen verwenden.

In der römischen und griechischen Antike ist die Sumpf-Dotterblume nicht bekannt. Die mittelalterlichen Kräuterbuchautoren Lonicerus und Matthiolus empfehlen Dotterblumenwein als Heilmittel für Gelbsüchtige. Für hitzige Augengeschwüre raten sie, Dotterblumenwasser zu verwenden, und auf Überbeine legen sie frische, zerquetschte Blätter.

In der Volksmedizin wurde die Sumpf-Dotterblume nur vereinzelt als Heilpflanze verwendet. In Rußland wurde sie als harntreibendes und abführendes Mittel gebraucht. Die frischen Blätter wurden auch als Wundheilmittel angesehen und bei Insektenstichen aufgelegt. Verbreitet war die Verwendung der Blütenknospen. Diese wurden in Essig eingelegt und als Kapernersatz gegessen. Vor einem reichlichen Genuß ist allerdings abzuraten, da die Sumpf-Dotterblume als schwach giftverdächtig gilt. Nach reichlichem Genuß kann es gelegentlich zu Erbrechen, Durchfall und einem blasigen Hautausschlag kommen. Da es auch noch andere Pflanzen gibt, die zu »Kapern« verarbeitet werden können, ist generell von einer Verwendung abzuraten.

Vereinzelt spielte die Dotterblume auch im Brauchtum eine Rolle. So sollten Sumpf-Dotterblumen, vor die Stalltür gestreut, Hexen abhalten.

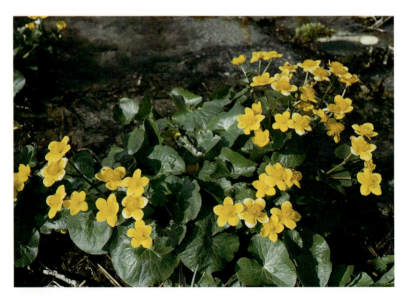

Gewässer, Gräben, Sümpfe u. ä.

Rundblättriger Sonnentau
Drosera rotundifolia G R3

Sonnentaugewächse – *Droraceae*

K Ausdauernde, bis 20 cm hohe Pflanze. Stengel aufrecht, dünn, meist rötlich überlaufen. Blätter in grundständiger Rosette, langgestielt; Blattspreite fast kreisrund, bis 10 mm im Durchmesser, oberseits mit roten Fangdrüsen besetzt, unterseits glänzend grün. Blüten weiß, in scheintraubigem Blütenstand. Blütezeit: Juni bis August.
S Wächst auf Torfmoospolstern und auf nassen Torfböden.
V Eher Mittel- und Nordeuropa, seltener in Südeuropa; Nordamerika, Grönland, Sibirien.
I Flavonoide, ätherisches Öl.
E Die Pflanze steht unter Naturschutz, sie darf keinesfalls gesammelt werden.

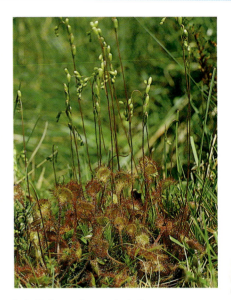

In der Antike war der Sonnentau als Heilmittel unbekannt. Die ersten Überlieferungen stammen aus dem 13. Jh. Auch die mittelalterlichen Kräuterbuchautoren berichten nur vereinzelt über den Sonnentau. Zu dieser Zeit war er vor allem eine Pflanze der Alchimisten. Sie wollten aus dem »Tau« Gold herstellen.
In der Volksmedizin wurde Sonnentau bei krampfartigen Hustenzuständen, Magenschmerzen, Epilepsie und Schwindsucht verwendet.
Durch neue pharmakologische Untersuchungen konnte ein spasmolytischer, d. h. krampflösender Effekt nachgewiesen werden, wodurch sich die alten, praktischen Erfahrungen bestätigen. Fertigpräparate aus Sonnentau eignen sich besonders gut für krampfartige Hustenanfälle wie z. B. Keuchhusten.
Auf dem Sonnentau befinden sich »Tautropfen«, die aber in Wirklichkeit Drüsensekrete sind. Bei den Germanen bestand der Glaube, daß es sich hierbei um Tränen der Freya handelte. Aus diesen Tränen wurden dann im Zuge der Christianisierung »Marientränen«. Als Amulett getragen, sollte er den bösen Geist vertreiben, die Wehen erleichtern oder gar dem Jäger zu einem sicheren Schuß verhelfen.

Mit den kleinen Leimtröpfchen, die an den Drüsenhaaren kleben, fängt der Sonnentau kleine Insekten.

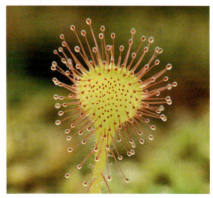

Gewässer, Gräben, Sümpfe u. ä.

Echtes Mädesüß

Filipendula ulmaria

Rosengewächse – *Rosaceae*

[K] Ausdauernde, bis 2 m hohe Pflanze. Stengel aufrecht, derb, kantig, rötlich überlaufen. Blätter wechselständig, gefiedert, mit 5–11 eiförmigen, fein gezähnten Fiederblättchen; oberseits dunkelgrün, unterseits hellgrün, meist weißfilzig behaart. Blüten in dichtem, reichblütigem Blütenstand; Blüten gelblich-weiß, stark duftend. Blütezeit: Juni bis August.

[S] Wächst auf nährstoffreichen, feuchten Wiesen, an Gräben und Bachufern, Streu- und Moorwiesen.

[V] Fast ganz Europa.

[I] Etwas ätherisches Öl, Flavonglykoside sowie Salicylsäureverbindungen.

[E] Gesammelt werden die oberen Teile der Pflanze zur Blütezeit. Man hängt sie gebündelt an einem luftigen, schattigen Ort auf. Es sollte ein Leinentuch untergelegt werden, um die abfallenden Blüten aufzusammeln.

Aus den antiken Schriften ist nichts über die Heilverwendung des Mädesüß bekannt. Von Theophrast wurde sie Spiraea genannt, was wahrscheinlich von »speira« = Gewinde kommt und darauf hindeutet, daß die Pflanze zum Flechten von Girlanden benutzt wurde. Spärlich sind auch die mittelalterlichen Überlieferungen. Lonicerus und Bock bezeichnen die Wurzeln als gallereinigend und nützlich bei der Roten Ruhr. Das Kraut soll, äußerlich angewandt, Geschwüre zerteilen und Pfeile und Dornen ausziehen.

In der Volksmedizin wurden die Blüten als krampfstillendes, harntreibendes und schweißtreibendes Mittel angesehen. Sie fanden Verwendung bei Fieber, Erkältungskrankheiten, Gicht, Rheuma, Steinleiden, Wassersucht und zu Blutreinigungskuren. Die Verwendung bei fiebrigen, rheumatischen Beschwerden ist durch die in der Pflanze enthaltenen Salicylsäureverbindungen gerechtfertigt. Die Inhaltsstoffe sind aber doch recht schwankend, weshalb sie in der heutigen Pflanzenheilkunde nicht verwendet wird.

Der Name Mädesüß hat keine Beziehung zu »Mädchen«, sondern weist darauf hin, daß die Blüten früher zum Süßen und Aromatisieren des Mets genommen wurden. Eine andere Bezeichnung lautete »Immenkraut«, Bienenkraut, weil die Imker ihre Bienenstöcke mit den Blüten ausrieben. In manchen Gegenden wurde sie in der Sonnwendnacht gesammelt und als Schutzmittel in das Gebälk der Häuser und Ställe gehängt. Sie wurde in der Steiermark deshalb auch »Sunnawendfäden« genannt. In Dänemark diente sie zur Entdeckung eines Diebs.

Gewässer, Gräben, Sümpfe u. ä.

Echte Nelkenwurz
Geum urbanum

Rosengewächse – *Rosaceae*

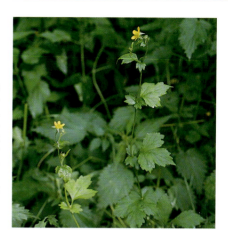

[K] Ausdauernde, bis 60 cm hohe Pflanze. Wurzelstock dick, walzenförmig, in der Regel unverzweigt. Stengel aufrecht, verzweigt. Grundblätter langgestielt, gefiedert, mit großem Endfiederblatt; Fiederblätter grob gezähnt; Stengelblätter dreizählig, mit großen, blattartigen Nebenblättern. Blüten endständig, mit zurückgeschlagenen Kelchblättern; Kronblätter gelb, ausgebreitet. Blütezeit: Mai bis September.

[S] Wächst an feuchten Gebüsch- und Waldrändern, an Bächen, Gräben, Zäunen und Mauern.

[V] Fast ganz Europa.

[I] Ätherisches Öl, Gerbstoffe, Bitterstoffe.

[E] Die Wurzeln gräbt man im Mai, säubert sie gründlich, zerschneidet sie und trocknet sie dann im Backofen bei milder Wärme. Das Kraut sammelt man ebenfalls im Mai. Man schneidet die oberen Teile ab und hängt sie gebündelt an einem luftigen, schattigen Ort zum Trocknen auf.

Bereits im Altertum wurde die Nelkenwurz als Heilpflanze gebraucht. Plinius empfiehlt sie gegen Brustbeschwerden. Die hl. Hildegard behauptet, daß die »benedicta« als Trank die Liebe zum entflammen bringt. Auch volkstümliche Namen wie »Mannskraft« weisen auf eine erotische Beziehung hin. Den Botanikern und Heilkundigen des Mittelalters war sie auch bekannt. Lonicerus schätzt die »Benediktenwurz«, wie sie auch genannt wurde, bei Leberverstopfung, Gelbsucht, Wassersucht, Unterleibskoliken u.a.m. Bei Matthiolus findet sich auch noch die Anwendungen bei Lähmungen infolge eines Schlaganfalls und bei Fisteln und Krebs. Hochgelobt wurde die Pflanze von Kräuterpfarrer Künzle. Er gebrauchte sie bei Hirnhautentzündung, Augenentzündungen, Blasenschwäche, Zahnweh und zur Herzstärkung. Er schreibt auch noch: »Leute, die Schlaganfälle erlitten haben oder selbe zu fürchten haben, tun gut, fleißig die Benedikte zu benutzen.«

In der Volksmedizin war sie ein geschätztes Heilmittel gegen Durchfall, Magenleiden, Bronchialkatarrh und als Gurgelmittel bei Mund- und Rachenentzündungen.

In der heutigen Pflanzenheilkunde findet sie keine Verwendung mehr. Als Bestandteil eines Magen-Darm-Tees, vor allem mit Durchfallbeschwerden, ist sie wegen ihres Gerbstoffgehalts aber durchaus zu empfehlen.

Die Wurzeln der Nelkenwurz wurden früher als Zusatz zu Bier und Wein gebraucht, um ihnen einen aromatischen Geschmack zu verleihen und sie gleichzeitig vor dem Sauerwerden zu schützen.

Wie auch andere stark duftende Pflanzen, galt die Nelkenwurz als antidämonisch. Die gepulverte Wurzel war Bestandteil des »Malefizpulvers« gegen Hexen und Teufel.

Gewässer, Gräben, Sümpfe u. ä.

Blut-Weiderich

Lythrum salicaria

Weiderichgewächse – *Lythraceae*

[K] Ausdauernde, bis 1,5 m hohe Pflanze. Wurzelstock dick, holzig. Stengel aufrecht, kantig, behaart, oben ästig. Blätter wechselständig, sitzend, lanzettlich; Blütenstand in langer Ähre; Blüten purpurrot; 6 freie Kronblätter. Blütezeit: Mai bis September.

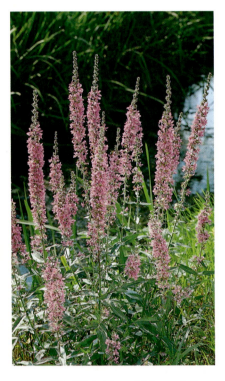

[S] Wächst an Bächen, Gräben, Seeufern und auf nassen, zeitweise überschwemmten Wiesen.

[V] Fast ganz Europa, Asien, Nordamerika.

[I] Reichlich Gerbstoffe, etwas ätherisches Öl, Pektin und das Flavon Vitexin.

[E] Die Wurzel wird im Frühjahr oder Herbst gegraben, gründlich gereinigt, kleingeschnitten und bei milder Wärme, z.B. im Backofen, getrocknet. Die Blätter sammelt man während der Blütezeit. Sie werden auf einem Leinentuch ausgebreitet und an einem schattigen, luftigen Ort getrocknet. Die jungen Triebe und Blätter können im Frühjahr zum Frischverwenden gepflückt werden.

Schon in der Antike war der Blut-Weiderich als Heilpflanze bekannt. Dioskurides empfiehlt ihn gegen Blutspeien und Ruhr. Nach Plinius und Dioskurides soll eine Girlande aus Blut-Weiderich, den Ochsen beim Pflügen umgehängt, diese sanft und willig machen. Im Mittelalter galt er wegen seiner zusammenziehenden Eigenschaft als Heilmittel gegen Durchfall, Bluthusten, Ausfluß und, äußerlich angewandt, auch als Wundheilmittel. Aber nicht nur als Heilpflanze gebrauchte man den Blut-Weiderich, er wurde auch zum Haarefärben und wegen seines hohen Gerbstoffgehaltes zum Gerben von Leder verwendet.

In der Volksmedizin fand er besonders als Durchfallmittel Anwendung. Aber auch bei Bluthusten, Ausfluß und Nierenerkrankungen mit blutigem Urin wurde er als Tee getrunken.

In der heutigen Pflanzenheilkunde wird er nicht gebraucht.

Die jungen zarten Triebe und Blätter können zu einem wohlschmeckenden Wildgemüsegericht zubereitet werden.

In einigen Gegenden nannte man den Blut-Weiderich auch »Stolzer Heinrich«. Dahinter steckt die alte Überlieferung, daß die Pflanze Sitz von Kobolden sei. In Rußland gräbt man an Johanni den Blut-Weiderich unter gewissen Zeremonien aus und benutzt ihn zu kultischen Bräuchen.

Gewässer, Gräben, Sümpfe u. ä.

Echte Brunnenkresse
Nasturtium officinale

Kreuzblütler – *Brassicaceae*

[K] Ausdauernde, bis 60 cm hohe Pflanze. Stengel kriechend oder aufsteigend, kahl, verzweigt, hohl. Blätter unpaarig gefiedert, Seitenblätter oval, Endblättchen größer, rundlich. Blüten in achsel- oder endständigen Trauben, weiß; Staubbeutel gelb. Blütezeit: Mai bis August.

[S] Wächst vorzugsweise an sauberen, schnellfließenden Quellen und Bächen.

[V] Weltweit verbreitet, in heißen Gebieten fehlend.

[I] Ätherisches Öl; Senfölglykosid, Bitterstoffe, Gerbstoffe, Jod, Vitamin C und E.

[E] Geerntet wird die Brunnenkresse besonders im Frühjahr, aber junge Triebe können das ganze Jahr über gepflückt werden.

Hinweis: Eine sehr ähnliche, nahe verwandte Art ist das Bittere Schaumkraut *(Cardamine amara)*. Es unterscheidet sich durch den markgefüllten Stengel und die purpurnen Staubbeutel. Als Heilpflanze ist es deutlich schwächer.

Bereits Dioskurides kannte die Brunnenkresse. Er bezeichnet sie als harntreibend und meint, daß es Leber- und Sonnenbrandflecken vertreibt, wenn man das Kraut über Nacht auflegt. »Burncrasse« wird sie von der hl. Hildegard genannt. In den mittelalterlichen Kräuterbüchern zählt sie fast zu den Universalheilmitteln. So schreibt Bock ihr harntreibende, schleimlösende, zerteilende, bauch- und blutreinigende, wundheilende u. a. Wirkungen zu.

In der Volksmedizin werden die frischen Blätter als Salat oder Preßsaft bei Zahnfleisch- und Mundentzündungen, bei Schwächezuständen, Hautkrankheiten und Stoffwechselbeschwerden verwendet. Auch als Tee gebrauchte man sie, z. B. bei Rheuma, Gicht, Wassersucht, Blasen- und Nierenleiden.

Heutzutage wird der Frischpflanzenpreßsaft noch gelegentlich zur entschlackenden Frühjahrskur verwendet. Bei einem übermäßigen Verzehr kann es aber zu einer Magen- und Nierenreizung kommen. Schwangeren ist von einer Verwendung wegen zu stark harntreibender Wirkung abzuraten. In der Küche eignen sich die jungen Blätter und Triebe zum Würzen von Quark und Salat.

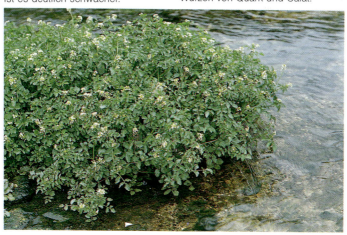

Gewässer, Gräben, Sümpfe u. ä.

Echtes Löffelkraut
Cochlearia officinalis G R3
Kreuzblütler – *Brassicaceae*

K Zwei- bis mehrjährige, bis 30 cm hohe Pflanze. Stengel aufrecht, kantig gefurcht. Blätter fleischig, untere langgestielt, rundlich bis herzförmig, ganzrandig; obere Blätter eiförmig, grob gezähnt, am Grund herz- bis pfeilförmig den Stengel umfassend. Blüten in kurzer Traube; Kronblätter weiß. Blütezeit: Mai/Juni.

S Wächst auf sumpfigen, salzigen Wiesen der Küstenregion. Gelegentlich auch auf salzigen Stellen im Binnenland.

V An den Küsten der Nord- und Ostsee sowie des Atlantischen Ozeans; im Binnenland nur sehr selten.

I Senfglykoside, Bitterstoffe und Gerbstoffe, Mineralstoffe, reichlich Vitamin C.

E Die Art ist geschützt und darf nicht gesammelt werden.

Das Löffelkraut gilt seit altersher als ein vorzügliches Heilmittel gegen Skorbut. Da es auch eine typische Pflanze der Küstenregion ist, war es bei Seefahrern sehr bekannt und geschätzt. Bereits im Jahre 1626 erwähnte Matthiolus in seinem »Neu-Kreuterbuch« das Löffelkraut bei Scharbock, wie früher der Skorbut genannt wurde. Aber auch bei anderen Beschwerden und Krankheiten fand das Löffelkraut Verwendung. Als »Conserva Cochleariae« bezeichnet man einen »Wein« aus frisch zerquetschten Blättern und Zucker. Dieser wurde bei Wassersucht und Rheumatismus getrunken. Ein Spiritus Cochleariae, in Wein, Bier oder Milch gegeben und getrunken, sollte bei Fettsucht hilfreich sein.

In der Volksmedizin galt das Löffelkraut als blutreinigend, harntreibend und eröffnend. Man gebrauchte es bei »Verschleimung des Unterleibs«, bei Rheuma, Wassersucht, Asthma, Nierengrieß, Hautleiden, Flechten und Geschwüren. Als Gurgelwasser bei Zahnfleischentzündungen, Mundgeschwüren und bei Halsentzündungen gebrauchte man es ebenfalls. In Form von Breiumschlägen wurde das Löffelkraut bei Kopf- und Zahnschmerzen, Ischias, Lumbalgien und Neuralgien verwendet. In Nordnorwegen und Finnland, wo es Finnmarkskål – Finnmarkskohl – genannt wurde, legte man es in Fässern zum Wintergebrauch ein.

Als Heilmittel findet das Löffelkraut heute keine Verwendung mehr.

In der Küche kann man es wegen seines kresseartigen Geschmacks zum Würzen für verschiedene Salate nehmen. Kleingehackt unter Quark gemischt oder auf ein Butterbrot gestreut, schmeckt es ebenfalls gut. Durch seinen hohen Vitamin C-Gehalt ist es außerdem noch sehr gesund.

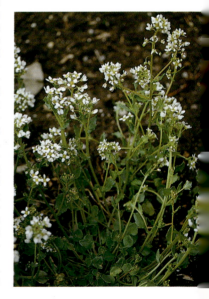

Gewässer, Gräben, Sümpfe u. ä.

Echter Eibisch
Althaea officinalis   G R2

Malvengewächse – *Malvaceae*

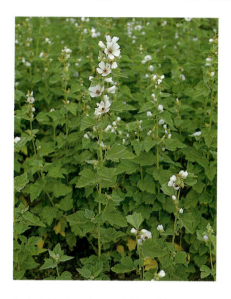

K Ausdauernde, bis 1,50 m hohe Pflanze. Wurzel dick, fleischig. Stengel aufrecht, samtig behaart. Blätter wechselständig, untere gelappt, obere eiförmig, am Rand grob gezähnt, dick, graugrün, filzig behaart. Blüten in den Achseln der oberen Blätter, kurzgestielt; Kronblätter verkehrt-herzförmig, blaßrosa. Blütezeit: Juni bis August.

S Wächst gelegentlich auf feuchten, salzigen Wiesen. In der Regel aus verwilderten Kulturen stammend.

V Die ursprüngliche Heimat ist das östliche Mittelmeergebiet und das Schwarze Meer.

I Schleimstoffe, Zucker, Pektin, Mineralstoffe.

E Wildlebende Populationen sind geschützt und dürfen nicht gesammelt werden. Von Kulturpflanzen wird in der Regel die Wurzel geerntet. Man gräbt sie im Herbst, reinigt sie gründlich, zerkleinert sie und trocknet sie möglichst rasch bei milder Wärme im Backofen. Blätter und Blüten pflückt man im Juli/August. Sie werden auf einem Leinentuch ausgebreitet und an einem luftigen, schattigen Ort getrocknet.

Schon Hippokrates kannte den Eibisch und rühmte seine wundheilende Kraft. Dioskurides erwähnt ihn in seiner »Materia medica« als erweichendes, zerteilendes und eröffnendes Mittel. Er empfahl ihn bei Harnverhalten, Durchfall, Steinleiden, Nervenschmerzen u. a. m. Die Blätter sollten mit Öl auf Verwundungen und Brandwunden gelegt werden. Im Mittelalter war der Eibisch eine sehr geschätzte Heilpflanze. Die Wurzel galt als schleimlösendes und harntreibendes Mittel und wurde bei Husten, Lungenleiden, Blasen- und Nierenleiden verwendet.

Aus den Klöstern heraus erlangte er eine Verbreitung in die Bauerngärten und wurde somit auch zu einer beliebten volksmedizinischen Heilpflanze. Eibischwurzeltee oder ein Saft aus den Wurzeln wurde bei trocknem Husten, Keuchhusten, Rachenschleimhautentzündung, Heiserkeit, aber auch bei Durchfall, Blasenleiden und als Wundheilmittel verwendet.

Auch heutzutage wird der Eibisch bevorzugt bei Erkrankungen der Atmungsorgane gebraucht. Durch seinen hohen Gehalt an Schleimstoffen wirkt er reizmildernd auf entzündete Schleimhäute. Die Schleimstoffe legen sich quasi wie ein Schutzfilm auf die Schleimhautoberfläche. Er eignet sich daher besonders bei akuten Halsentzündungen mit trockenem Husten. Bei Mund- und Rachenentzündungen kann man mit Eibischtee gurgeln. Damit sich die Wirkstoffe auch gut entfalten, muß man aus der Eibischwurzel einen Kaltwasserauszug herstellen.

Gewässer, Gräben, Sümpfe u. ä.

Fieberklee

Menyanthes trifoliata [G] [R3]

Enziangewächse – *Gentianaceae*

[K] Ausdauernde, bis zu 30 cm hohe Pflanze. Stengel hohl, aufsteigend. Blätter langgestielt, dreizählig, kleeartig, glänzend. Blüten in einer langgestielten, aufrechten Traube; Krone blaßrosa bis weiß, mit 5 innen weißbärtigen Zipfeln. Blütezeit: Mai/Juni.

[S] Wächst auf Flachmooren, nassen, oft zeitweise überschwemmten Wiesen und in Verlandungssümpfen.

[V] Fast ganz Europa, Asien und Nordamerika.

[I] Bitterstoffe, Gerbstoffe und Flavonoide.

[E] Die Pflanze ist geschützt und darf nicht gesammelt werden.

Der Fieberklee war in der Antike als Heilmittel nicht bekannt. Als »Wysen Mangolt« wird er von Bock 1565 in seinem »Kreutterbuch« erwähnt. Er empfiehlt ihn zur Stillung roter Bauchflüsse und äußerlich gegen hitzige Geschwüre und bei Schmerzen. 1755 schreibt v. Haller in seinem »Med. Lexicon« über den Fieberklee: »Der davon ausgepreßte Saft, oder das abgekochte dürre Kraut, solle wie von anderen solchen bittern Kräutern wider offenen Füße ein treffliches, reinigendes Mittel seyn, innerlich gehöret es unter die Kräuter wider dem Scharbok, und löset zugleich auf der Brust trefflich auf, dienet wider die Fieber, Hypochondrie, vor den Magen, und vor die Gedärme, wider allen Schleim und Säure . . .« Der Pfarrer Kneipp schätzte ihn bei Magenschwäche, Blähungen, Leberleiden und als Blutreinigungsmittel.

In der Volksmedizin war er in einigen Gegenden ein beliebtes Heilmittel gegen Magenleiden, Brustkrankheiten, Wassersucht und vor allem gegen Fieber. Daher auch der Name Fieberklee.

Heutzutage wird er nur gelegentlich verwendet. Wegen seiner Bitterstoffanteile gilt er als Amara und wirkt dadurch anregend auf die Magensaftsekretion. Er ist in einigen Fertigpräparaten enthalten.

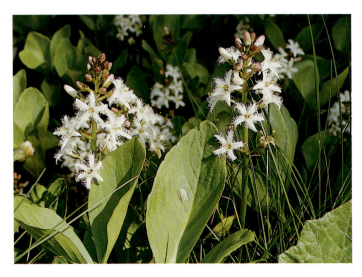

Gewässer, Gräben, Sümpfe u. ä.

Teufelsabbiß
Succisa pratensis

Kardengewächse – *Dipsacaceae*

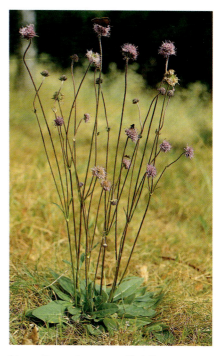

[K] Ausdauernde, bis 60 cm hohe Pflanze. Der Wurzelstock ist kräftig, schwärzlich, wie »abgebissen« aussehend. Stengel oben verzweigt. Grundblätter gestielt, länglich-eiförmig, glänzend. Stengelblätter gegenständig, untere kurzgestielt, lanzettlich, obere sitzend, grob gesägt. Blütenstand kugelig bis halbkugelig, von Hüllblättern umgeben. Blüten blauviolett. Blütezeit: Juli bis September.
[S] Wächst auf Moor- und Sumpfwiesen; vereinzelt auch auf Magerrasen.
[V] Fast ganz Europa, Nordafrika, Westsibirien.
[I] Gerb- und Bitterstoffe, Saponine.
[E] Die Wurzel wird im Spätherbst ausgegraben, gereinigt, zerschnitten und bei milder Wärme im Backofen getrocknet. Das Kraut erntet man zur Blütezeit. Gebündelt an einem trocknen, schattigen Ort aufhängen.

In der Antike war die Pflanze nicht bekannt. In den mittelalterlichen Kräuterbüchern dagegen wird er ausführlich beschrieben. Schon 1485 wird im »Gart der Gesundheit« eine Erklärung für den eigenwilligen Namen »Teufelsabbiß« gegeben. Demnach soll der Teufel, der den Menschen die Heilkraft der Pflanze mißgönnte, die Wurzel abgebissen haben. Über die Heilverwendung schreibt dann auch Matthiolus in lobender Weise: »Diese wurtzel gesotten / vnd davun getruncken / hat eine besondere art zu stillen die weetage der mutter / vnd die bauchwürme zu tödten. Das gebrannt wasser auss Teuffels abbiss / getruncken / dienet wider alle gebresten der brust / husten / heyserkeit / schweren athem ...« Auch zur äußeren Anwendung zur Zerteilung geronnenen Blutes nach Stoß, Fall und Schlag fand er Verwendung. Die Volksmedizin schätzt besonders die äußerliche Anwendung. Die zerquetschten Wurzeln wurden bei Entzündungen, Geschwüren, Prellungen, Verstauchungen und Hautkrankheiten aufgelegt. Aber auch bei Durchfall, Brustverschleimung und zur Blutreinigung wurde der Teufelsabbiß als Tee getrunken.
In der heutigen Pflanzenheilkunde findet er keine Verwendung.
Um die wie »abgebissen« aussehende Wurzel ranken sich zahlreiche Sagen und Legenden. Sie gilt natürlich auch als antidämonisch, und wer sie als Amulett um den Hals trägt, ist geschützt vor böser Zauberei. Häufig wurde sie auch in die Ställe gehängt, um das Vieh vor Behexung zu schützen, oder das Butterfaß wurde damit ausgerieben.

Gewässer, Gräben, Sümpfe u. ä.

Echter Baldrian
Valeriana officinalis

Baldriangewächse – *Valerianaceae*

[K] Ausdauernde, bis 1,50 cm hohe Pflanze. Stengel gefurcht, aufrecht. Blätter gegenständig; Grundblätter groß, fiederteilig; Stengelblätter nach oben kleiner werdend. Blütenstand eine schirmförmige Trugdolde; Blüten zahlreich, weiß bis rosa. Blütezeit: Mai bis August.
[S] Wächst an Gräben, Bachufern und auf feuchten Wiesen, aber auch an sonnigen Hängen und Böschungen.
[V] Fast ganz Europa.
[I] Ätherische Öle, Valeronsäuren, Valepotriate, Alkaloide.
[E] Man erntet die Wurzel im September/Oktober, befreit sie gründlich von Schmutz und Erde, zerschneidet sie und trocknet sie dann bei milder Wärme im Backofen. Der intensive Baldriangeruch entsteht erst während des Trocknens. Für ein Kräuterkissen kann man auch die Blüten sammeln, sie sind nicht so geruchsintensiv.

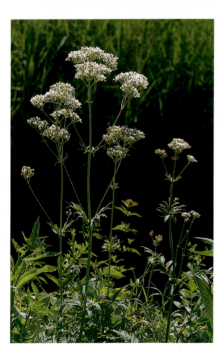

Dioskurides beschreibt eine Pflanze mit dem Namen »Phu«, die dem Baldrian ähnlich ist. Er empfiehlt ihn als harntreibendes, erwärmendes und menstruationsförderndes Heilmittel. Als Mittel gegen Seitenstechen und Gicht wird er von der hl. Hildegard erwähnt. In den mittelalterlichen Kräuterbüchern wird er gegen die verschiedensten Beschwerden und Krankheiten aufgeführt. Er soll bei Gelbsucht, Husten, Asthma, Blähungen, Kopfweh ebenso helfen wie bei alten Wunden, Menstruationsbeschwerden, Würmern u. a. m. Auffällig ist einerseits, daß er auch als großes Augenheilmittel galt, andererseits aber nur sehr selten als Nervenheilmittel erwähnt wird. Die mittelalterliche Verwendung des Baldrian bei Augenleiden hat eine recht eigentümliche Begründung durch die bekannten Kräuterbuchautoren gefunden. Aus der Vorliebe der Katzen für den Baldrian und ihrer bekannten Sehschärfe leitet z. B. Bock folgende Ansicht ab: »Baldrian ist eyn edele Augenwurtzel / gantz nützlich zum blöden Gesicht / das mag man bey den Katzen warnemen die dann etliche erfahrnuß damit haben.« Die zahlreichen Verwendungsmöglichkeiten machten ihn quasi zum Allheilmittel. Im Englischen heißt er deshalb auch treffend »all heal« = Alles-heilen.

In der Volksmedizin zählt er zu den bewährtesten Mitteln gegen Unruhe, Nervenschwäche, Schlaflosigkeit, nervöses Herzklopfen und krampfartige Magen-Darm-Beschwerden. Auch in der Volksmedizin zählt er in manchen Gegenden zu den Augenplanzen. Augenwurz wurde er ge-

Gewässer, Gräben, Sümpfe u. ä.

nannt und als »Augenbündeli« um den Hals getragen. Dieses Kräuteramulett galt als Sympathiemittel bei entzündeten Augen. In Siebenbürgen kaute man gegen trübe Augen Baldrianwurzeln und hauchte den Atem dann über die Augen.

Zwei verschiedene Wirkungsweisen des Baldrians konnten auch durch umfangreiche pharmakologische und medizinische Untersuchungen nachgewiesen werden. Er wirkt <u>ausgleichend</u>, d. h. daß er z. B. bei Konzentrationsschwäche eine anregende Wirkung hat, bei nervöser Unruhe aber eine beruhigende. Für diesen ausgleichenden Effekt sind die Valepotriate verantwortlich. Diese Wirkstoffe kommen besonders in einigen ausländischen Baldrianarten vor. Sie sind nur fettlöslich und somit nicht in der Baldriantinktur oder im Tee enthalten. Die zweite Wirkungsweise könnte man eher als eine <u>beruhigende, entkrampfende Wirkung</u> bezeichnen. Sie beruht auf dem Gehalt an ätherischen Ölen und Valeronsäuren. Ein Tee oder eine Tinktur eignet sich somit zur Behandlung von nervösen Unruhezuständen, Angst- und Spannungszuständen mit Herzklopfen, Magendruck und Schlaflosigkeit. Baldrian kann man nicht als »Schlafmittel« bezeichnen. Nur dadurch, daß es zu einer allgemeinen Entspannung kommt, wird z. B. bei einer Schlafstörung infolge einer <u>Überreiztheit</u> eine Schlafbereitschaft erzeugt. Baldrian kann von daher auch gefahrlos von Autofahrern eingenommen werden. Durch den entspannenden Effekt eignet er sich auch gut für »Prüfungskandidaten«. Untersuchungen bestätigten, daß sich die intellektuellen Fähigkeiten bei einer Dauerbelastung verbesserten. Baldrian ist also ein passendes Mittel für den Streß, die Hektik und Unruhe des täglichen Lebens.

Der Baldrian zählt, wie so viele an-

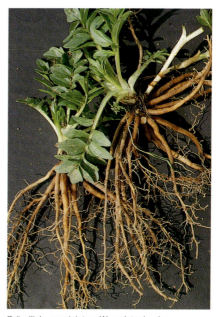

Gründlich gereinigter Wurzelstock des Baldrians. Im frischen Zustand riecht die Wurzel kaum. Erst durch das Trocknen entsteht der typische Baldriangeruch.

dere stark duftende Pflanzen, zu den <u>Hexen-, Teufel-</u> und andere bösen Geister <u>abwehrenden Kräutern</u>. In den Stall gestreut oder ins Zimmer gehängt, bewahrt er das Vieh vor Verzauberung oder läßt die Hexen erkennen. Es gibt zahlreiche Sprüche, die dies ausdrücken, z. B.: »Baldrian, Dost und Dill, kann die Hex' nicht wie sie will.«

Der Baldrian gilt seit Urzeiten auch als <u>Mittel gegen Seuchen und Pest</u>. Viele Sprüche und Sagen erzählen davon, wie die Menschen von dieser wunderbaren Kraft erfahren haben. So erschien eine Stimme oder ein Vogel rief: »Trinkt Baldrian, sonst müßt ihr alle dran.« Der Baldrian galt auch als ein aphrodisisches Mittel. »Wenn Mann und Weib Baldrian in Wein trinken, so macht das gute Freundschaft.«

Gewässer, Gräben, Sümpfe u. ä.

Gewöhnlicher Beinwell
Symphytum officinale

Rauhblattgewächse – *Boraginaceae*

[K] Ausdauernde, bis zu 1 m hohe Pflanze. Wurzel gut daumendick, außen schwärzlich, innen weiß. Stengel aufrecht, hohl, oben verzweigt. Blätter unten gestielt, eiförmig-lanzettlich, bis 20 cm lang; obere Blätter sitzend, kleiner; alle Blätter oberseits vereinzelt, unterseits dicht und rauh behaart. Blüten in den Achseln der oberen Laubblätter; in dichten Doppelwickeln; Blütenfarbe reicht von dunkellila über rot bis zu gelblich-weiß. Blütezeit: Mai bis Juli.
[S] Wächst an Gräben, Bachufern und auf feuchten Wiesen.
[V] Fast ganz Europa.
[I] Gerbstoffe, ätherisches Öl, Allantoin, Schleimstoffe.
[E] Die Wurzeln gräbt man im Frühjahr oder Herbst, reinigt sie gründlich, zerschneidet sie und trocknet sie bei milder Wärme im Backofen. Zum Trocknen sammelt man das Kraut zur Blütezeit. Es wird gebündelt an einem luftigen, schattigen Ort aufgehängt. Zur Frischverwendung kann man die jungen, zarten Blätter verwenden.

Bereits von Dioskurides wird der Beinwell lobend erwähnt. Bei ihm, wie auch in den mittelalterlichen Kräuterbüchern, wird er als Heilpflanze für <u>Wunden und Knochenbrüche</u> beschrieben.
Auch in der Volksmedizin galt er als Wundpflanze. Man legte die zerstoßene Wurzel oder die Blätter auf offene, eitrige Wunden und Knochenbrüche. Vereinzelt gebrauchte man ihn aber auch bei Lungenleiden, Durchfall, Rheuma, Gicht und Magenleiden.
Wissenschaftliche Untersuchungen belegten die <u>wundheilungsfördernde Wirkung</u> der Beinwellwurzel. Durch den Inhaltsstoff Allantoin kommt es zu einer Verflüssigung der Wundsekrete, und dadurch kann es zu einer besseren Granulation, d.h. Neubildung von Gewebe kommen. Als Umschlag oder Salbenauflage eignet er sich hervorragend für Schleimbeutelentzündungen, Knochenhautentzündung, Venenentzündung, Sehnenscheidenentzündung, Drüsenschwellungen u. ä.
Die in neuerer Zeit beschriebene krebserzeugende Wirkung beruht auf den Pyrrolizidinalkaloiden. Bei einer äußerlichen Anwendung besteht keinerlei Gefahr. Aber auch bei der innerlichen Verwendung sind keine Komplikationen zu befürchten, da die Untersuchungen mit der tausendfachen therapeutischen Dosis bei Versuchstieren durchgeführt wurden. Von einer <u>Frischverwendung</u> der jungen, zarten Blätter für Salate, Quark oder Wildgemüse braucht man daher nicht abraten.

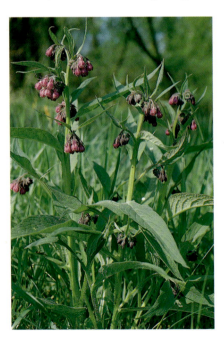

Gewöhnliches Gnadenkraut

Gratiola officinalis G R2 ☠

Braunwurzgewächse – *Scrophulariaceae*

K Ausdauernde, bis 40 cm hohe Pflanze. Stengel aufrecht, hohl, kahl, verzweigt. Blätter gegenständig, stengelumfassend, sitzend, lanzettlich spitz, drüsig punktiert, am Rand schwach gesägt. Blüten gestielt, in den Achseln der oberen Blätter; Krone zweilippig, weiß mit rötlichen Adern oder blaßrosa; Oberlippe zurückgebogen, Unterlippe abstehend. Blütezeit: Juni bis August.

S Wächst auf Sumpfwiesen, an Gräben und Bachufern.

V Mittel- und Südeuropa, Nord- und Westafrika, Nordamerika.

I Ätherisches Öl, Gerbstoffe, Bitterstoffe, Glykoside.

E Die Pflanze darf nicht geerntet werden; sie ist giftig und geschützt.

In der Antike scheint das Gnadenkraut nicht bekannt gewesen zu sein. Im Mittelalter galt es als sehr heilkräftig, worauf auch schon der Name hindeutet. *Gratiola* leitet sich vom lateinischen »gratia« = Gnade ab. Es hieß auch Allerheiligenkraut oder Gottes-Gnadenkraut. Matthiolus bezeichnet es als abführend, wassertreibend und wundheilend. In seinem »Medicinischen Lexicon« aus dem Jahre 1755 schreibt v. Haller, daß das Gnadenkraut »stark über und unter sich purgiere« und »zähen Schleim wie auch wässrige Feuchtigkeiten und Galle mit Gewalt ausführe«. Der Name »Kopf oben, Kopf unten« bezieht sich somit wohl auf die abführende wie auch brecherregende Wirkung der Pflanze. Es wurde bei Wassersucht, Würmern, Verstopfung, Leber- und Gallebeschwerden, Unterschenkelgeschwüren und bei Menstruationsstörungen gebraucht. Namen wie Gallenkraut, Purgierkraut, Speikräuterl deuten auf diese Anwendungsbereiche hin.

In der Volksmedizin wurde es nur vereinzelt als Abführmittel verwendet. Gelegentlich gebrauchte man es auch als Abortivum (Abtreibungsmittel). Da die Giftigkeit doch relativ groß ist (es kommt zu Magen- und Darmreizungen, Koliken, Nierenschädigungen, Herzbeschwerden), war es wahrscheinlich nicht so gebräuchlich.

In der modernen Pflanzenheilkunde wurde es nie verwendet. In der Homöopathie ist es jedoch als Mittel für verschiedene Beschwerden in Gebrauch.

Im Volksglauben galt die an Maria Himmelfahrt (15. August) gepflückte Pflanze als besonders wirksam gegen Krankheiten und Teufelsspuk. Dabei mußte man aber ein recht schwieriges Besegnungsritual einhalten.

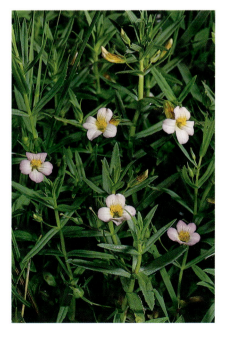

Gewässer, Gräben, Sümpfe u. ä.

Bachbunge
Veronica beccabunga

Braunwurzgewächse – *Scrophulariaceae*

[K] Ausdauernde, bis 40 cm hohe Pflanze. Wurzelstock kriechend. Stengel aufsteigend, rund, fleischig. Blätter gegenständig, kurzgestielt, rundlich, eiförmig, am Rand gesägt, glänzend. Blüten in achselständigen Trauben, Blütenkrone himmelblau. Blütezeit: Mai bis August.

[S] Wächst an Bächen, Gräben, Quellfluren und auf überschwemmten, nährstoffreichen Wiesen.

[V] Fast ganz Europa, West- und Nordasien, Nordafrika.

[I] Gerbstoffe, Bitterstoffe und Vitamine.

[E] Geerntet werden nur die jungen Blätter und Triebspitzen. Man kann sie das ganze Jahr über pflücken.

Hinweis: Den nahe verwandte Ufer-Ehrenpreis (*Veronica anagallis-aquatica*), der auch am gleichen Standort vorkommt, kann man nicht verwenden. Er unterscheidet sich durch stark ästige Stengel, länglich-lanzettliche, sitzende Blätter und kleinere, rosarote bis blaßbläuliche Blüten.

In der Antike war die Bachbunge nicht bekannt. In den mittelalterlichen Kräuterbüchern wird sie als Heilpflanze gegen Skorbut, Blutarmut und Hautkrankheiten beschrieben.

In der Volksmedizin galt sie als wassertreibendes, abführendes sowie blutreinigendes Heilmittel. Man verwendete sie z.B. bei Nierenleiden, Darmbeschwerden, Leberstauungen, Hautkrankheiten, Schwächezuständen und gern zur blutreinigenden Frühjahrskur bei Gicht und rheumatischen Beschwerden.

In der heutigen Pflanzenheilkunde findet sie keine Verwendung.

Die jungen Bachbungenblätter und Triebspitzen können das ganze Jahr über gepflückt werden. Bereits im zeitigen Frühjahr, wenn sogar noch Schnee liegt, aber die Bäche schon aufgetaut sind, sprießen die jungen Triebe. Der Geschmack der jungen Blätter ist leicht bitter, mit einem feinen, scharfen Nachgeschmack. Ältere Blätter werden oft zu bitter und sollten nicht verwendet werden. Sie eignen sich zum Würzen von Kräuterquark, Kartoffelsalat und können kleingehackt aufs Butterbrot gestreut werden. Auch einen Bachbungensalat kann man sich anmachen. Für eine Frühjahrskur eignet sich der Frischpflanzenpreßsaft. Zusammen mit Brunnenkresse und Löwenzahnblättern erhält man einen guten harntreibenden, entschlakkenden Preßsaft. Vor einem häufigen Verzehr in großen Mengen ist wegen einer geringen Giftwirkung allerdings abzuraten.

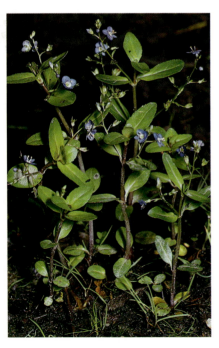

Gewässer, Gräben, Sümpfe u. ä.

Gewöhnlicher Wolfstrapp

Lycopus europaeus

Lippenblütler – *Lamiaceae*

[K] Ausdauernde, bis zu 1 m hohe Pflanze. Stengel vierkantig, einfach oder sparrig verästelt. Blätter gegenständig, sitzend oder kurzgestielt, lanzettlich, grob und tief gesägt. Blüten weiß, quirlig in den Achseln der oberen Blätter; Krone zweilippig, Oberlippe dreilappig, mit roten Punkten. Blütezeit: Juli bis September.

[S] Wächst an Gräben, Bach- und Teichufern. Bevorzugt auf nährstoffreichen, humosen Böden.

[V] Fast ganz Europa, Nordasien.

[I] Bitterstoffe, Gerbstoffe, ätherisches Öl, Flavonglykoside.

[E] Geerntet wird das Kraut zur Blütezeit. Man hängt es gebündelt an einem schattigen Ort zum Trocknen auf.

In den antiken und mittelalterlichen Schriften wird der Wolfstrapp als Heilpflanze nicht erwähnt.
Auch in der Volksmedizin fand er nur vereinzelt bei Herzschwäche und nervösen Unruhezuständen als Tee Verwendung.

Durch neue pharmakologische Untersuchungen konnten im Wolfstrapp pflanzliche Hormone nachgewiesen werden. Diese Inhaltsstoffe besitzen eine Wirkung auf gewisse Hypophysenhormone. Es wird die Wirkung der gonadotropen Hormone, d.h. der Hormone, die auf die Keimdrüsen – Eierstöcke, Hoden – einwirken, abgeschwächt. Ebenso wird die Wirkung der schilddrüsenstimulierenden Hormone gebremst. Dadurch wird der Jodumsatz in der Schilddrüse verringert, und auch die Ausschüttung von Schilddrüsenhormonen nimmt ab. Diesen sogenannten thyreostatischen Effekt macht man sich bei leichten Überfunktionen der Schilddrüse zunutze. Vor allem Beschwerden, die in einer vegetativen Fehlsteuerung wie z.B. Herzklopfen, Unruhezustände und Schwitzen liegen, lassen sich durch den Wolfstrapp beeinflussen. Man kann ihn entweder als Tee, zusammen mit Herzgespann und Melisse, trinken oder ein Fertigpräparat verwenden.

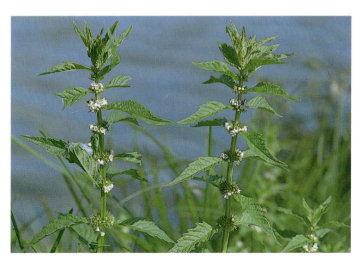

Gewässer, Gräben, Sümpfe u. ä.

Pfefferminze
Mentha piperita

Lippenblütler – Lamiaceae

[K] Ausdauernde, bis 80 cm hohe Pflanze. Stengel meist im oberen Teil verzweigt, vierkantig. Blätter gegenständig, gestielt, länglich-eiförmig, am Rand gesägt, schwach glänzend, gelegentlich rötlich angehaucht. Blüten quirlig in den Achseln der oberen Blätter, blaßlila. Blütezeit: Juli bis September.
[S] Die echte Pfefferminze kommt nur angebaut vor. Sie ist eine Züchtung aus der Grünen Minze und der Wasser-Minze und kann nur durch Ausläufer vermehrt werden.
[V] In Europa und Nordamerika angebaut; stellenweise verwildert.
[I] Ätherisches Öl mit Mentholanteilen, Gerbstoffe, Flavonoide.
[E] Man erntet das Kraut kurz vor der Blüte und hängt es gebündelt zum Trocknen auf.

Mit ziemlicher Sicherheit begleiteten verschiedene Minzenarten den Menschen schon seit Urzeiten. Bereits in ägyptischen Gräbern aus der Zeit um 1000 v.Chr. fand man Blumengebinde mit Minzenblättern. Auch Überlieferungen über die Verwendung der Minze als Bestandteil kultischer Duftstoffe sind vorhanden. Hippokrates und Theophrast kannten ebenfalls ihre Heilwirkung. Auch in den griechischen Mysterien spielt sie eine Rolle. So überliefert Ovid eine Sage, wonach die Minze dem Leib der schönen Nymphe »Mintha« entsproß, die von der eifersüchtigen Persephone zerrissen wurde.
Dioskurides bezeichnet die Minze als erwärmend, zusammenziehend und austrocknend und gebraucht sie unter anderem als Aphrodisiacum, bei Würmern, als Umschlag bei Abszessen u.a.m. In den Klöstern wurde sie schon sehr früh kultiviert. Im »Capitulare« Karls des Großen werden 3 Minzenarten erwähnt. Der Mönch des Klosters Reichenau, Walafrid Strabo, beschreibt im 9. Jh. die Minze mit blumigen Worten. Von der hl. Hildegard wird sie ebenfalls aufgeführt. Die mittelalterlichen Kräuterbuchautoren, z.B. Bock und Matthiolus, rühmen ihre Heilwirkung und empfehlen sie bei Verstopfung der Leber, Milz und Harnwege, bei Würmern, Kopfschmerzen, Ohrenschmerzen, zur Geburtserleichterung u.a.m. Die erste sichere Beschreibung der Pfef-

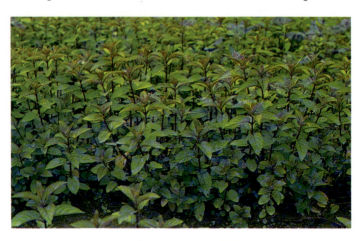

Gewässer, Gräben, Sümpfe u. ä.

ferminze *(Mentha piperita)* stammt von dem Engländer Ray aus dem Jahre 1696.

In der Volksmedizin gehört die Minze neben der Kamille zu den bekanntesten und gebräuchlichsten Heilpflanzen. Sie war und wird auch noch heute besonders bei Beschwerden der Verdauungsorgane, z. B. Magenschmerzen, Übelkeit, Erbrechen, Blähungen, Darmträgheit, Leberleiden und Gallenbeschwerden verwendet. Aber auch bei Schlafstörungen, Nervosität, Gebärmutterkrämpfen und äußerlich zu Umschlägen bei Brustdrüsenverhärtung, Quetschungen und Hautjukken benutzte man sie.

Ein Großteil der volksmedizinischen Anwendungsbereiche konnte durch pharmakologische Untersuchungen bestätigt werden. Im Vordergrund steht der krampflösende Effekt, der durch das Menthol zustande kommt. Dazu kommt noch eine leicht betäubende Wirkung auf die Magenschleimhaut und ein doch deutlich stimulierender Effekt auf die Gallensekretion. Ein Pfefferminztee eignet sich somit bei Magenbeschwerden mit Krämpfen, Übelkeit und Erbrechen und bei Verdauungsstörungen mit Blähungen, Völlegefühl und träger Verdauung. Pfefferminzöl, das wieder häufiger im Handel ist, eignet sich zum Inhalieren bei Schnupfen und Husten und zum Einreiben bei neuralgischen Schmerzen.

In der Küche ist die Minze ein altes »Fleischgewürz« für Soßen und Lammfleisch. Schon Plinius behauptet, daß die Minze »das Gemüt erregt und einen gierigen Appetit auf Fleisch« erweckt. Die Minze paßt aber auch zu Quarkspeisen, Tomatensalat und zu Erfrischungsgetränken. In der Antike und in den romanischen Ländern spielte die Minze auch im Aberglauben eine bedeutende Rolle, bei uns dagegen wird sie kaum erwähnt.

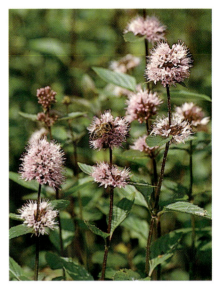

Beide Bilder zeigen die Wasser-Minze *(Mentha aquatica)*. Typisch sind ihre endständigen, fast kugeligen Blütenköpfchen (Foto oben). Die Wasser-Minze enthält kein Menthol, besitzt aber einen erfrischenden Geruch und Geschmack. Gesammelt werden die jungen, zarten Blätter.

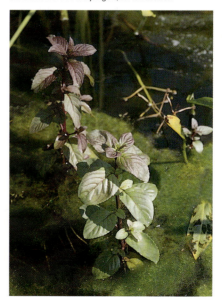

Gewässer, Gräben, Sümpfe u. ä.

Gewöhnliche Pestwurz
Petasites hybridus
Korbblütler – *Asteraceae*

[K] Ausdauernde, zur Blütezeit bis 40 cm hohe, zur Fruchtzeit bis 1 m hohe Pflanze. Wurzelstock walzig dick. Blätter nach der Blütezeit erscheinend, langgestielt, rundlich, herzförmig, bis 60 cm breit, am Rand gezähnt, oberseits dunkelgrün, unterseits graufilzig, später kahl. Zweihäusig. Blüten in dichter Traube, röhrig, rötlich-weiß. Blütezeit: März bis Mai.

[S] Wächst oft zahlreich an Bächen, Gräben und Flußufern, gelegentlich auch auf überschwemmten, nährstoffreichen Wiesen.

[V] Fast ganz Europa, Nord- und Westasien.

[I] Schleim, ätherisches Öl und Petasin.

[E] Die Wurzelstöcke werden im Februar bis März ausgegraben, gesäubert, kleingeschnitten und bei milder Wärme im Backofen getrocknet. Die Blätter werden gesammelt, wenn sie ca. handtellergroß sind. Sie werden kleingeschnitten und, auf einem Leinentuch ausgebreitet, getrocknet.

Die Pestwurz wurde bereits von Dioskurides als *Petasites* bezeichnet und zur äußeren Behandlung von Geschwüren verwendet. Er schreibt: »Das Blatt wirkt fein gestoßen als Umschlag gegen bösartige und krebsige Geschwüre.« Im Mittelalter galt sie als eines der besten Mittel gegen die Pest, woher wahrscheinlich auch der Name Pestwurz stammt. Matthiolus sagt von ihr, daß sie »wider die Pestilenz behülfflich« sei, »denn sie jagt das Gift mit Gewalt durch den Schweiß«. Sie galt aber auch als ein gutes harntreibendes, hautreinigendes und wundheilendes Mittel. Auch bei Asthma und Würmern sollte sie helfen.

In der Volksmedizin wurde sie gern bei Husten, Heiserkeit, Asthma, Harnleiden, Gicht und bei Fallsucht gebraucht. Die Blätter dienten zur Wundbehandlung und wurden auf Geschwüre, Verstauchungen und Gichtknoten aufgelegt.

Für die volksmedizinischen Anwendungsbereiche findet die Pestwurz heutzutage keine Verwendung mehr. Pharmakologische Untersuchungen bestätigten aber eine spasmolytische (krampflösende) und schmerzstillende Wirkung. Besonders bei Magenbeschwerden, Gallenabflußstörungen und Menstruationsschmerzen machte sich diese Wirkung deutlich bemerkbar.

Da die Pestwurz auch Pyrrolizidinalkaloide enthält, wird von einer hochdosierten Anwendung abgeraten. Die Einnahme sollte auch nicht länger als 3–4 Wochen betragen.

Ein alter Name für die Pestwurz war »Neunkraftblätter«. Nach einem Volksglauben der Slowaken hat das Blatt 9 Adern, besitzt 9 Kräfte und nützt gegen 9 Krankheiten.

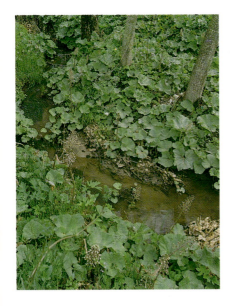

Gewässer, Gräben, Sümpfe u. ä.

Kohl-Kratzdistel

Cirsium oleraceum
Korbblütler – *Asteraceae*

K Ausdauernde, bis zu 1,50 m hohe Pflanze. Wurzeln knotig, walzenförmig. Stengel aufrecht, hohl, gefurcht. Blätter weichdornig, bewimpert, untere fiederteilig, obere eiförmig, stengelumfassend. Blütenköpfchen aufrecht, zu mehreren auf einem filzigen Stiel gehäuft, von blaßgrün-gelblichen Hochblättern eingehüllt. Hüllschuppen bräunlich, lang zugespitzt. Blüten hellgelb. Blütezeit: Juni bis August.
S Wächst auf feuchten Wiesen, an Bachufern, in Auwäldern und Staudenfluren.
V Fast in ganz Europa und Sibirien.
I Gerbstoffe, ätherische Öle, Harze, Flavone.
E Die zarten, jungen Blätter kann man im April/Mai frisch ernten und zu Wildsalat verwenden. Zu Heilzwecken gräbt man die Wurzel im Herbst, säubert sie gründlich und trocknet sie bei milder Wärme im Backofen.

In den antiken und mittelalterlichen Kräuterbüchern finden sich nur vereinzelte und unklare Angaben über die Heilverwendung der Kohl-Kratzdistel.
Wo sie häufiger vorkam, wurde sie in der Volksmedizin als Heilpflanze verwendet. Eine Abkochung der Wurzel sollte die Schmerzen bei Rheuma und Gicht lindern. In einigen Gegenden wird sie gegen Zahnschmerzen, Kopfschmerzen, Neuralgien und bei Krämpfen verwendet. In der Niederlausitz nimmt man den Absud zu Waschungen bei plötzlichem Schreck. Sie heißt deshalb »Wendisches Verwaschkraut«. Die jungen Sprossen und Blätter galten früher als gute Gemüsepflanze. In Rußland und Sibirien, wo sie sehr häufig vorkommt, war sie früher eine wichtige Pflanze für die Volksernährung.
In der offiziellen Pflanzenheilkunde hat die Kohl-Kratzdistel nie Verwendung gefunden.

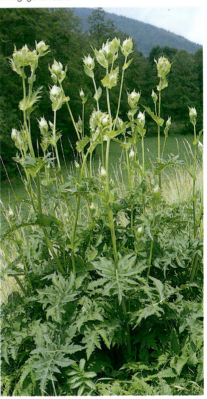

Die Pflanze kommt oft massenhaft auf feuchten Wiesen (Kohldistelwiesen) vor. Sie ist ein Überdüngungsanzeiger. Die Bauern sehen sie nicht gern, da sie nur einen geringen Futterwert besitzt.
In dem Hohlraum zwischen den Hochblättern und den Blütenköpfchen suchen häufig Ohrwürmer und Hummeln Zuflucht vor Schlechtwetter, oder sie dienen den Insekten als Nachtquartier.

Gewässer, Gräben, Sümpfe u. ä.

Weißer Germer
Veratrum album ☠

Liliengewächse – *Liliaceae*

[K] Ausdauernde, bis 1,50 m hohe Pflanze. Wurzel kurz, walzenförmig, mit zahlreichen Ausläufern. Stengel aufrecht, unverzweigt, aber dicht behaart. Blätter wechselständig, sitzend, den Stengel mit einer Scheide umhüllend, bis 30 cm lang, länglich bis elliptisch, deutlich längsfaltig, oberseits kahl, unterseits filzig behaart. Blütenstand in einer endständigen Rispe; Blüten bis 15 mm breit, weiß bis gelbgrünlich. Blütezeit: Juni bis August.

[S] Wächst auf feuchten, nährstoffreichen Wiesen, in Flach- und Hochmooren, Staudenfluren.

[V] Fast in den gesamten südeuropäischen Gebirgslagen, in Nordeuropa und Nordasien.

[I] Verschiedene Alkaloide.

[E] Germer ist giftig und darf deshalb nicht gesammelt werden.

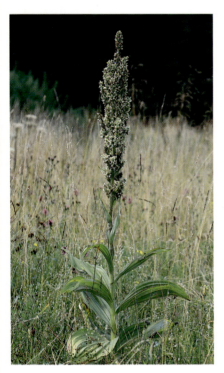

Da der Germer auch vereinzelt in Griechenland vorkommt, ist es möglich, daß mit dem in den hippokratischen Schriften erwähntem »elleborus leukos« der Weiße Germer gemeint war. Er wurde als Brechmittel angewendet. Bei Dioskurides wird er als brechen- und niesenerregendes Mittel genannt. Nach Plinius wurde der Germer als Ungeziefermittel gegen Fliegen und Läuse gebraucht. Im Mittelalter galt er als »sehr rauhe Medizin« und wurde gegen Schwindsucht, Wassersucht, Wahnsinn, Ischias und Gicht verwendet. Äußerlich gebraucht man ihn bei Flechten, Krätze und Geschwüren.

In der Volksmedizin, vor allem in den Gebirgsgegenden, wo er häufiger vorkommt, wurde das Pulver aus der Wurzel bei Wassersucht, Asthma, Rheuma, Fieber und Lähmungen verwendet. Äußerlich gebrauchte man eine Salbe bei Hautausschlägen und alten Wunden. Auch gegen alle Arten von Ungeziefer bei Mensch und Vieh sollte er helfen, weshalb er auch Lauskraut oder Schab'nwurz hieß. Nieswurz nannte man ihn, weil man das Pulver dem Schnupftabak beimengte.

In der heutigen Pflanzenheilkunde findet der Germer keine Verwendung. Vor einem Gebrauch ist auch unbedingt abzuraten, da bereits 2 g zu tödlichen Vergiftungen führen. Als homöopathisches Heilmittel findet er Anwendung bei Kreislaufschwäche, Kollaps, Neuralgien und anderen Beschwerden.

Nach einer bäuerlichen Wetterregel steht ein strenger, schneereicher Winter bevor, wenn der Germer besonders reichlich blüht.

Sumpf-Schwertlilie
Iris pseudacorus ⓖ

Schwertliliengewächse – *Iridaceae*

ⓚ Ausdauernde, bis 1 m hohe Pflanze. Wurzelstock kräftig. Stengel aufrecht. Blätter grundständig, sehr lang, lineal-schwertförmig, im unteren Teil um den Stengel gewachsen. Blüten langgestielt, leuchtend hellgelb; äußere 3 Kronblätter 4–6 cm lang, eiförmig; innere 3 Kronblätter kürzer als die Narbe, linealisch. Blütezeit: Mai/Juni.

ⓢ Wächst noch relativ häufig an Gräben, Ufern, auf feuchten, überschwemmten Wiesen.

ⓥ Fast ganz Europa sowie Vorderasien.

ⓘ Stärke, Schleimstoffe, Gerbstoffe, etwas ätherisches Öl.

ⓔ Alle Schwertlilienarten sind geschützt und dürfen nicht gesammelt werden. Medizinische Verwendung finden verschiedene *Iris*-Arten.

Schon in der Antike war die Schwertlilie eine bekannte Heil- und Kultpflanze. Dioskurides hat sie besonders bei sexuellen Leiden empfohlen. So soll sie, mit Essig genommen, den frühzeitigen Samenerguß aufhalten und, mit Wein zusammen genommen, die Menstruation fördern.

Von den mittelalterlichen Ärzten wurde die *Iris* (auch die *Iris germanica*) bei Husten, Leberbeschwerden, Verstopfung und Wassersucht gebraucht.

In der Volksmedizin fand sie bei den gleichen Beschwerden Verwendung. Verbreitet war aber auch der Brauch, kleinen Kindern beim Zahnen eine Wurzel zum Kauen zu geben. Als »Veilchenwurzel« ist sie auch noch heutzutage bekannt. Der Name kommt daher, daß die *Iris*-Wurzeln einen veilchenähnlichen Duft haben.

In der modernen Pflanzenheilkunde findet die *Iris* keine Anwendung. In der Homöopathie ist sie u. a. ein bewährtes Migränemittel.

Als auffällige, leuchtend gelb blühende Pflanze ranken sich zahlreiche Mythen und Aberglauben um die *Iris*. In der griechischen Mythologie waren die *Iris*-Arten der Iris, der goldbeflügelten Götterbotin geweiht. Sie hat die Seelen der Frauen und Mädchen in die Unterwelt geleitet. Sie ist auch die Göttin des Regenbogens. In der germanischen Mythologie ist die Frühjahrsgöttin Ostara, mit deren Rückkehr auch

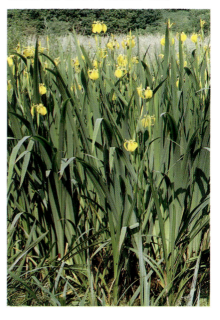

der Regenbogen wieder erscheint, der Iris gleichzusetzen. *Iris*-Wurzeln, im Frühjahr, um Ostern herum gegraben, sollten, als Amulett um den Hals gehängt, vor Behexen oder Verletzungen schützen. Man zierte früher auch die Pfingstbraut mit *Iris*-Blüten und -Blättern. Als personifizierter Frühling hielt sie an Pfingsten ihren Einzug.

Gewässer, Gräben, Sümpfe u. ä.

Breitblättriges Knabenkraut

Orchis majalis G R3
(Dactylorhiza majalis)

Knabenkrautgewächse – *Orchidaceae*

Zwischen den einzelnen Knabenkrautarten hat man früher in der Heilverwendung nicht unterschieden. Hier sei stellvertretend für die anderen Arten *Orchis majalis* beschrieben.

K Ausdauernde, bis 60 cm hohe Pflanze. Stengel aufrecht, kahl, hohl, weitlumig. Blätter breit-lanzettlich, bis 10 cm lang, dunkel gefleckt. Blütenstand dicht; Tragblätter grün bis rötlich, länger als die Blüte. Blüte lila-purpurrot, mit dunklen Flecken. Blütezeit: Mai/Juni.

S Wächst auf feuchten Wiesen, an Gräben und Quellsümpfen sowie auf Flachmooren.

V Hauptsächlich Mitteleuropa.

I Schleimstoffe, Stärke, Eiweiß und Mineralstoffe.

E Knabenkräuter stehen unter Naturschutz und dürfen keinesfalls gesammelt werden.

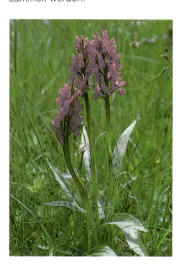

Der wissenschaftliche Namen der Pflanze *Orchis* stammt aus dem Griechischen und bedeutet »Hoden«. Die runden, paarigen Wurzelknollen galten schon in der Antike als Symbol für die Fruchtbarkeit. Nach Theophrast soll die größere Knolle die Liebeskraft stärken, die kleinere aber schwächen. Bei Dioskurides soll die größere Knolle, von Männern gegessen, die Geburt eines Knaben sichern, die kleinere Knolle, von Frauen gegessen, die eines Mädchens. Dieser Glaube an die Stärkung der Fruchtbarkeit und Liebeskraft der Knabenkrautknollen zieht sich durch fast alle mittelalterlichen Kräuterbücher.

In der Volksmedizin wurde die Wurzel wegen ihrer schleimigen Eigenschaften bei Durchfall und Magen-Darm-Beschwerden verwendet. Aus dem Orient stammt das Rezept des »Salep-Pulvers«. Dazu mußte man pulverisierte Knabenkrautknollen mit Honig und Wasser kochen. Man nahm es zur Stärkung des durch Krankheiten geschwächten Körpers.

In der offiziellen Medizin hat das Knabenkraut nie eine Verwendung gefunden.

Sehr zahlreich sind die Überlieferungen aus dem Volksglauben und der Mythologie, die das Knabenkraut betreffen. Im Mittelpunkt stehen die Liebes- und Fruchtbarkeitsriten. Die Knollen sollten die Liebe zurückbringen, den Zwist zwischen Eheleuten beheben, die Fruchtbarkeit fördern und die Liebeskraft stärken. Namen wie Heiratswurz, Frauen- oder Venusschuh, Stendelwurz, Hosenwurz deuten darauf hin. Sind die Wurzeln handförmig gespalten, was bei einigen Arten vorkommt, nannte man sie Johannishändchen, Muttergotteshändchen. Diese Johannishändchen sollten Glück verschaffen, und, in den Geldbeutel gelegt, sollte das Geld nicht ausgehen.

Gewässer, Gräben, Sümpfe u. ä.

Kalmus
Acorus calamus
Aronstabgewächse – *Araceae*

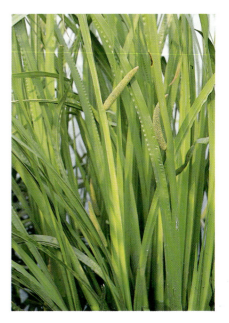

[K] Ausdauernde, bis 1,50 m hohe Pflanze. Wurzelstock kriechend, ca. fingerdick, beim Zerreiben aromatisch riechend. Stengel aufrecht, dreikantig, am Grund rötlich angelaufen. Blätter schwertförmig, bis 2 cm breit, am Rand leicht wellig. Blütenkolben etwa 8 cm lang, scheinbar seitenständig, wird aber durch das lange Hüllblatt zur Seite gedrängt. Blüten unscheinbar, grün. Blütezeit: Juni/Juli.
[S] Wächst zerstreut auf nährstoffreichen Böden an Teich- und Seeufern, Bächen und Gräben.
[V] Ursprünglich in Ostasien beheimatet, in Europa eingebürgert.
[I] Bitterstoffe, ätherische Öle, etwas Gerbstoffe.
[E] Geerntet wird der Wurzelstock im Juni bis Juli. Die Wurzel wird gesäubert, geschält, zerschnitten und bei milder Wärme getrocknet.

In seiner ursprünglichen Heimat Indien und Südchina ist der Kalmus seit altersher eine geschätzte Gewürz- und Heilpflanze. Bei der von Dioskurides als Akoron bezeichneten Pflanze dürfte es sich mit ziemlicher Sicherheit um den Kalmus handeln. Er empfiehlt die Wurzel bei Krankheiten der Lunge, Brust, Leber, Milz, bei Bauchgrimmen, Brüchen und Krämpfen. In Mitteleuropa ist er erst Ende des 16. Jh. eingebürgert. Er wird deshalb in den Kräuterbüchern aus der ersten Hälfte des 16. Jh. nur als ausländische Droge erwähnt. Er wird als Mittel für Magenbeschwerden, Herzzittern, Verstopfung der Leber und Milz, Seitenweh, Sehschwäche, Zahnschmerzen und anderes empfohlen.
In der Volksmedizin ist er hauptsächlich ein Heilmittel für die Verdauungsorgane. Bei Appetitlosigkeit, krampfartigen Magenschmerzen, Verdauungsschwäche und Blähungen wurde er als Tee getrunken. Einreibungen mit Kalmustinktur oder -öl sollten bei Gicht, Rheuma und Rachitis helfen.
Wegen seiner Bitterstoffe und seines ätherischen Ölgehalts ist der Kalmus ein gutes Heilmittel für Magen- und Darmbeschwerden, deren Ursache eher von einer Überlastung des vegetativen Nervensystems herrührt. Er wirkt krampflösend und anregend auf die Verdauungsorgane. Eine angenehme, allgemein anregende Wirkung haben auch Kalmus-Bäder. Bei Erschöpfungszuständen und nach Infektionskrankheiten sind sie zu empfehlen.
Kalmusöl wird wegen seines »sinnlichen, schwermütigen« Duftes für Parfüms und zum Aromatisieren von Likör genommen. Im Orient ist die Kalmuswurzel schon seit langem ein beliebtes Aphrodisiakum.

Wälder, Hecken, Gebüsche u. ä.

Isländisch Moos
Cetraria islandica G R3
Flechten – *Parmeliaceae*

K Ausdauernde, bis 10 cm hohe, meist bodenbewohnende Flechte. Die Wuchsform ist gabelig oder geweihartig verzweigt. Einzelne Lappen sind 5–20 mm breit; der Rand ist verkrümmt und borstig bewimpert. Die Oberseite ist braungrün bis olivgrün, die Unterseite ist weißgrün bis hellbraun.
S Wächst in trockenen Nadelwäldern und auf Heiden.
V Fast weltweit in gebirgigen Gegenden.
I Schleimstoffe, Flechtensäure, Vitamine, Jod.
E Ernte im Spätsommer und Herbst. Die Pflanze wird zerschnitten und getrocknet. Die Art ist bei uns geschützt und darf nicht gesammelt werden.

Bei den in den antiken Schriften genannten »Moosen« handelt es sich meist um Baumflechten. Erste sichere schriftliche Überlieferungen über die Verwendung des Isländischen Mooses finden sich um 1670.

Anfang des 19. Jh. wird es von dem berühmten Arzt Hufeland u. a. zur Behandlung der Lungentuberkulose empfohlen.
Sehr alt ist die Verwendung in der Volksmedizin. Vor allem in den nordischen Ländern wurde sie schon seit frühesten Zeiten als Heil- und Nahrungspflanze benutzt. In Island kochte man aus der getrockneten Flechte eine Art Grütze. Als Heilmittel wurde sie neben der Verwendung für Husten, Heiserkeit, Bronchialkatarrh auch noch bei Magenleiden, Durchfall, Blasenentzündung, Blutungen aller Art und als Anregungsmittel gebraucht.
Heutzutage findet sie wegen ihrer Schleimstoffe Verwendung bei Reizungen und Entzündungen im Mund- und Rachenbereich sowie bei trockener Bronchitis. In Kombination mit den Bitterstoffen eignet sie sich auch zur Kräftigung und Anregung des Magen-Darm-Trakts, bei Appetitlosigkeit und zur allgemeinen Stärkung nach Infektionskrankheiten.
Im alpenländischen Bereich gibt es zahlreiche Sagen und Legenden über den eigenartigen »verdorrten« Wuchs des Isländischen Mooses. Es galt als verwunschene Pflanze.

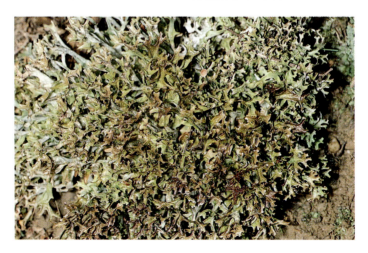

Wälder, Hecken, Gebüsche u. ä.

Keulen-Bärlapp ☠
Lycopodium clavatum [G] [R3]

Bärlappgewächse – *Lycopodiaceae*

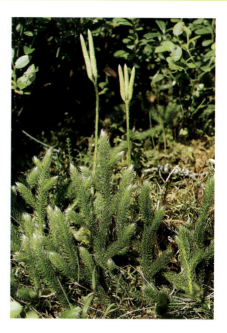

[K] Ausdauernde, bis 20 cm hohe Pflanze. Hauptstengel kriechend, in Abständen wurzelnd, mit aufsteigenden, verzweigten Trieben. Pflanze bildet regelrechte Teppiche. Blätter dichtstehend, linealisch, in einer haarfeinen Spitze auslaufend. Sporangienähre gestielt, oben gegabelt, bis 6 cm lang, mit dichtstehenden, dachziegelartig angeordneten, gelbgrünen Hochblättern. Sporangium kugelig-nierenförmig. Ausgestreut wie schwefelgelbes Pulver aussehend, Sporenreife: Juli/August.
[S] Wächst in trockenen, lichten Nadelwäldern und auf Heideflächen.
[V] Fast ganz Europa, außer ganz im Süden; Westasien.
[I] Sporen enthalten reichlich fettes Öl. Im Kraut sind giftige Alkaloide enthalten.
[E] Alle Bärlappe sind geschützt und dürfen nicht gesammelt werden.

In der Antike war der Bärlapp nicht bekannt. Ob es sich bei der von Plinius beschriebenen Pflanze »selago« um eine Bärlappart handelt, ist unsicher. Er erwähnt allerdings, daß diese Pflanze bei den gallischen Druiden in hohem Ansehen stand. Es ist bekannt, daß der Tannenbärlapp (*Lycopodium selago*) von den keltischen Druiden unter magischen Ritualen gepflückt wurde und als Heilpflanze diente. Eine erste sichere Beschreibung findet sich bei Bock. Matthiolus empfiehlt ihn bei Steinleiden und Hautkrankheiten. Im 17. Jh. wird er dann häufiger als Heilmittel erwähnt und verwendet.
In der Volksmedizin des 17. und 18. Jh. ist er recht bekannt. Er wird bei Nieren- und Blasenerkrankungen, Leberverstopfung, Rheumatismus und Hautleiden gebraucht. Das Sporenpulver wurde auf Wunden und Hautentzündungen gestreut.
Eine weitere, wenn auch nicht medizinische Verwendung fand das Pulver als »Blitzpulver«. Da sich das Pulver, wenn man es ins Feuer wirft, entzündet und eine funkensprühende Flamme entsteht, wurde es zu »Theaterblitzen«, bengalischen Feuern und auch zu Schießpulver verwendet. Das machte diese Pflanze nur noch geheimnisvoller, und so gibt es viele abergläubische Überlieferungen von Bärlapp. In Osteuropa, war er ein Mittel zur Abwehr von bösen Geistern, Hexen und Teufeln. Kränze wurden in die Türen gehängt, oder man trug ihn am Hut oder als Amulett um den Hals. Volksnamen wie Drudenkraut, Düwelsranken oder Hexenkraut deuten darauf hin.
In der modernen Pflanzenheilkunde wird der Bärlapp nicht angewendet. In der Homöopathie gilt er als ein »großes Heilmittel«.

Wälder, Hecken, Gebüsche u. ä.

Gewöhnlicher Wurmfarn
Dryopteris filix-mas ☠

Schildfarngewächse – *Polypodiaceae*

K Ausdauernde, bis 1,20 m hohe Pflanze. Am Grund dicht mit braunen Blattresten und häutigen Schuppen bedeckt. Blätter trichterförmig zusammenstehend, bis 1 m lang; Blattspreite länglich, nach oben hin sich verschmälernd; Fiederblätter wechselständig, nochmals gefiedert. Unterseits mit kleinen, rundlichen Sporangienhäufchen besetzt. Sporangienreife: Juli bis September.

S Wächst in Laubwäldern, Hochstaudenfluren, an feuchten, schattigen Felsen und in Schluchten.

V Fast ganz Europa.

I Gerbstoffe, ätherisches Öl, Bitterstoffe.

E Der Wurmfarn ist giftig und sollte nicht gesammelt werden.

Das Farnkraut zählt mit zu den ältesten Heilpflanzen. Schon in der Antike benutzte man es als Wurmmittel. Die hl. Hildegard beschäftigte sich eingehend mit dem Farn und meinte, daß er gewisse Kräfte habe, die sogar den Teufel vertreiben. In den mittelalterlichen Kräuterbüchern finden sich dann eingehende botanische Beschreibungen und lange Abhandlungen über magische Bräuche. Als Heilpflanze wird er nur gegen Würmer empfohlen.

In der Volksmedizin fließen Aberglaube und Heilverwendung ineinander. Er gilt ebenfalls als ein Mittel gegen Bandwürmer. Die Tinktur aus der Wurzel wird als Einreibung bei Rückenschmerzen, Ischias, Gicht, Nervenschmerzen und Krampfadern benutzt. Die Farnkrautwedel wurden als »Farnstroh« in Kissen und Matratzen gestopft, und man erhoffte sich dann Linderung bei Rheuma und Gicht. Als besonders heilkräftig galten sie, wenn man sie am Sonnwendtag sammelte.

Um den Farnkrautsamen ranken sich zahlreiche mystische Bräuche. Er galt als Glücks- und Fruchtbarkeitssymbol und sollte Liebe und Kinderreichtum bringen. Ebenso sollte er unsichtbar machen. Viele Märchen und Sagen erzählen von der magischen Kraft des Farnkrauts. Die Wedel wurden als Abwehrmittel gegen Hexen in die Stuben und Ställe gehängt. Aus der Wurzel schnitzte man kleine Hände, oder das Herzstück der Wurzel, das einer kleinen Kinderfaust ähnelt (das sogenannte Johannishändchen), wurde als Amulett um den Hals getragen.

Heutzutage wird das Farnkraut in der Medizin nicht mehr verwendet. Ein praktischer Brauch zum Farnkraut sollte aber mehr Beachtung finden. Legt man in die Kellerregale Farnkrautwedel, so hält sich gelagertes Obst und Gemüse länger frisch. Ebenso bleibt in Farn eingewickelter Quark oder Käse länger frisch.

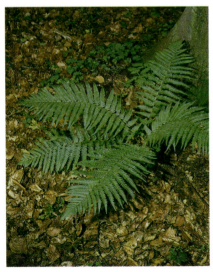

Wälder, Hecken, Gebüsche u. ä.

Blauer Eisenhut
Aconitum napellus G ☠

Hahnenfußgewächse –
Ranunculaceae

K Ausdauernde, bis 1,50 m hohe Pflanze. Wurzel rübenartig. Stengel unverzweigt, kräftig. Blätter gestielt, handförmig. 5- bis 7-teilig, Blattabschnitte tief eingeschnitten. Blütenstand traubig oder rispig. Blüten tiefblau, gestielt, fünfzählig, oberstes Blütenblatt »helmartig« ausgebildet. Blütezeit: Juli bis September.
S Wächst in Gebirgswäldern, in Hochstaudenfluren und an Bachufern.
V Mitteleuropäische Gebirge, vereinzelt auch in Skandinavien.
I Alkaloide, z. B. Aconitin, Napelin.
E Die ganze Pflanze ist stark giftig und darf keinesfalls gesammelt werden. Schon das Pflücken, welches allerdings verboten ist (Art steht unter Naturschutz!), wäre gefährlich, da es über die Hände zu einem Giftkontakt kommt.

Theophrast, ein antiker Schriftsteller, berichtet von einer starken Giftpflanze, die er »akoniton« nennt. Auch bei Dioskurides und Plinius finden sich Berichte über diese Pflanze. Der griechischen Mythologie nach, soll der Eisenhut aus dem Geifer des dreiköpfigen Höllenhundes Cerberus erwachsen sein. Medea benutzt ihn für ihre Giftgetränke. Bei diesem, im klassischen Altertum verwendeten »akoniton« handelt es sich aber nicht um den Blauen Eisenhut, da dieser nicht in Griechenland vorkommt. Im Mittelalter zählt der Eisenhut zu den bekanntesten Giften und erlangte auch traurige Berühmtheit als Mordmittel. So wurde z. B. Papst Hadrian VI. 1523 damit ermordet. Die Kräuterbuchautoren warnen vor einer Verwendung und gebrauchen ihn nur äußerlich bei faulem Zahnfleisch und als Läusesalbe. Matthiolus schreibt: »Kein Kraut ward nie so gifftig / als eben blau Eisenhüttle.«
In der Volksmedizin wird er wegen seiner außerordentlichen Giftigkeit nicht gebraucht.
Im 19. Jh. wurde er von einigen Ärzten in genau dosierter Menge bei Rheumatismus, Neuralgien und verschiedenen Schmerzzuständen angewendet. Heutzutage findet er in der Pflanzenheilkunde keine Verwendung mehr. In der homöopathischen Medizin ist er ein wichtiges Heilmittel für fiebrige Erkältungskrankheiten, Neuralgien und andere Schmerzzustände.
Im Volksmund gibt es zahlreiche Namen für den Eisenhut. Wegen seiner Giftigkeit heißt er auch »Teufelswurz«, »Ziegenwürglich«. Der Name »Teufelskappe« läßt auf eine Verwendung zur Bereitung von Hexensalben schließen. »Wolfswurz« oder »Fuchswurz« heißt er, weil er zum Vergiften von wilden Tieren, z. B. Wölfen verwendet wurde.

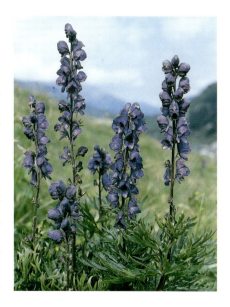

Wälder, Hecken, Gebüsche u. ä.

Gewöhnliche Akelei

Aquilegia vulgaris   G ☠

Hahnenfußgewächse –
Ranunculaceae

K Ausdauernde, bis 60 cm hohe Pflanze. Stengel aufrecht, verzweigt, kahl oder weichhaarig. Grundblätter langgestielt, doppelt 3-teilig, oberseits meist blaugrün, unterseits heller; Stengelblätter etwas kleiner, oberste sitzend, 3-lappig. Blüten nickend; langgestielt, die 5 Kronblätter tragen alle einen einwärts gekrümmten Sporn. Blütenfarbe von blau, blauviolett bis rosa. Blütezeit: Mai bis Juli.

S Wächst auf schattigen Wiesen, an Wald- und Gebüschrändern. Liebt kalkhaltigen Boden.

V Zerstreut in West-, Mittel- und Südeuropa; Nordafrika und gemäßigtes Asien.

I Wenig bekannte Inhaltsstoffe, etwas Blausäure. Die ganze Pflanze ist aber giftverdächtig.

E Die Pflanze ist giftig und steht unter Naturschutz und darf deshalb nicht gesammelt werden.

Den griechischen und römischen Ärzten des Altertums war wahrscheinlich die Akelei als Heilpflanze nicht bekannt. Im Mittelalter dagegen war sie ein bekanntes Heilmittel. Bei der hl. Hildegard gilt die »Agleya« als kalt und wird roh gegessen gegen »freichlich« und Skrofeln, damit sind Drüsenschwellungen gemeint, verwendet. Bei schleimigem Auswurf soll die Akelei in Honig »beysze« und dann oft gegessen werden. Wer aber Fieber hat, der soll die Akelei stoßen, den Saft durch ein Tuch seihen, Wein dazugeben und dies öfters trinken. Paracelsus erwähnt sie als steinlösendes und harntreibendes Mittel.

Bock schätzt sie besonders und schreibt: »Das Edelgewächß Agleyen ist bey den gelehrten nit vil im brauch / wiewol es in der Artznei – inn und auß dem Leib zu brauchen / vil herrlicher tugend hat / von natur einer mittelmäßigen warmen complexion.« Die Wurzel nimmt er gegen Keuchhusten, Wassersucht, Lungengeschwür, Blutspeien und Leibgrimmen. Der Saft von Wurzel und Kraut soll wundheilende Wirkung haben. Ferner schreibt er: »Ein Pessarium in dem safft genetzt / vnnd inn den leib gethon / erfordert Menses und die todte geburt.«

In der Volksmedizin wird sie nur gelegentlich verwendet. Sie wurde bei Weißfluß, Menstruationsbeschwerden, Augenschwäche, Hals- und Rachenentzündungen sowie Gallebeschwerden gebraucht. Der Saft des gestoßenen Krautes, in Fisteln geträufelt, sollte diese heilen. Auch

Die dunkelbraun-violett blühende Dunkle Akelei *(Aquilegia atrata)* ist eine nahe verwandte Art.

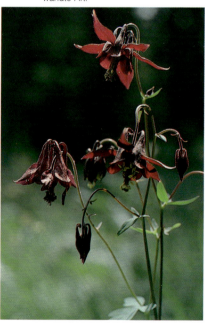

Wälder, Hecken, Gebüsche u. ä.

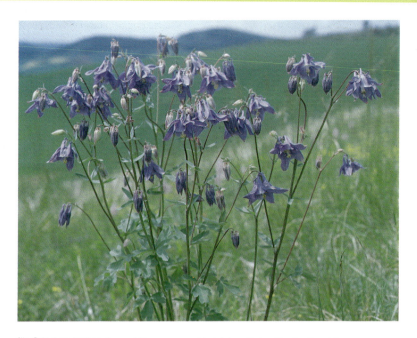

für Grind und böse Ausschläge wurde er genommen. In einigen Gegenden des Siegerlandes wurde die Akelei im Frühjahr gesammelt und als Wildgemüse gegen Krebs gegessen. Die getrockneten, gepulverten Blätter waren wichtiger Bestandteil einer im Dillkreis anerkannten Krebsarznei. Die Verwendung gegen Krebs ist in den alten Kräuterbüchern nur selten belegt. Nur bei Tabernaemontanus findet sich folgende Angabe: »Aus dem Safft der Ackeleyen kan man ein sehr nützliches Pflaster bereiten / zu den Fisteln / dem Krebs und alten / bösen / giftigen um sich fressenden Schäden dienlich.« In der Renaissance wurde die Akelei auch häufig als Aphrodisiakum gebraucht.

In der modernen Pflanzenheilkunde findet die Akelei keine Verwendung. In der Homöopathie jedoch findet sie Verwendung bei klimakterischen Beschwerden, nervösem Zittern u. a. Im Volksglauben gilt ein aus der Akelei bereiteter Trank als wirksam gegen die durch Zauberei bewirkte Impotenz (»Nestelknüpfen«). »So einem Mann seine Krafft genommen/ und durch Zaubery oder andere Hexenkunst zu den ehelichen Wercken unvermöglich worden were / der trinck stätig von dieser wurtzel und dem Samen / er genieset / und kompt wieder zurecht.« Auch in Fruchtbarkeitsritualen spielte es eine Rolle, denn gegen die Unfruchtbarkeit sollte man sie ins Bettstroh legen. Als Akelei-Wein sollte die Akelei die »verlorene Mannheit« wiederbeschaffen.

Eine übertragende Rolle hat die Akelei in der religiösen Malerei und Bildhauerei des Spätmittelalters. Sie gilt als eine ganz besondere Pflanze Christi. Auf vielen Bildern und Steinmetzarbeiten begleitet sie symbolisch das Erlösungswerk Christi von der Weltschöpfung bis zum Weltgericht. Sie gilt als das Symbol für das Leben, das über den Tod siegt.

Wälder, Hecken, Gebüsche u. ä.

Leberblümchen
Hepatica nobilis G

Hahnenfußgewächse – *Ranunculaceae*

K Ausdauernde, bis 15 cm hohe Pflanze. Stengel zu mehreren, behaart, mit je einer endständigen Blüte. Blätter grundständig, langgestielt; unterseits behaart, braunrot; oberseits kahl, grün, ledrig, auffällig dreilappig; Blätter überwinternd. Blüten mit 5-10 blauen, selten rosa Blütenblättern. Blütezeit: März/April.
S Wächst in Nadel- und Laubmischwäldern, meist auf kalkigen Böden.
V Fast ganz Europa.
I Gerbstoffe, Flavonoide, Anemonin, Anthocyane.
E Die Pflanze ist geschützt und darf nicht gesammelt werden.

Ob das Leberblümchen schon in der Antike bekannt war, läßt sich nicht sagen. Im Mittelalter wurde es vor allem als Leberheilmittel geschätzt, wie schon der Name vermuten läßt. Die Heilverwendung geht auf die Signaturenlehre zurück, wonach die Dinge durch ihr Aussehen oder ihre Farbe auf ihre Heilwirkung hindeuten. Die Blätter des Leberblümchens wurden durch ihre braunrote Farbe und ihre dreilappige Form von daher der Leber zugeordnet. Es galt aber auch noch als wundheilend, blutreinigend und als harntreibend.

In der Volksmedizin wurde es bei Leber-, Milz-, Blasen- und Lungenkrankheiten verwendet. Äußerlich diente es als Umschlag bei Wunden, Geschwülsten und Ausschlägen. Sehr geschätzt war es auch bei der Lungentuberkulose.

Heute findet das Leberblümchen nur noch gelegentlich in der homöopathischen Medizin Anwendung.

Das Leberblümchen gehört im Brauchtum zu den Frühlingsblumen, die gegen das Fieber helfen sollten. Man mußte dazu die drei ersten im Jahr gefundenen Blüten verschlukken, dann war man das ganze Jahr vor Fieber geschützt. Im bäuerlichen Brauchtum mußte man mit dem Kraut die Milchgefäße ausreiben, dann sollten die Kühe besonders viel Milch geben.

Der griechischen Mythologie nach, soll sie aus dem Blut des Adonis entsprossen sein, nachdem dieser von einem wilden Eber getötet worden war.

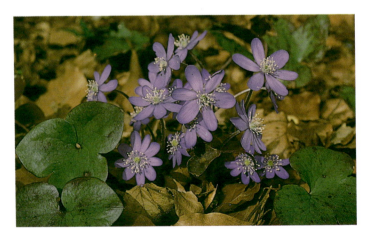

Wälder, Hecken, Gebüsche u. ä.

Scharbockskraut
Ranunculus ficaria

Hahnenfußgewächse – *Ranunculaceae*

[K] Ausdauernde, bis 20 cm hohe Pflanze. Stengel niederliegend, an den Knoten wurzelnd. Blätter langgestielt, herz-nierenförmig, entfernt gezähnt, oberseits glänzend. Stengelblätter kleiner, in den Blattachseln oft Brutknospen. Blüten leuchtend gelb, glänzend, mit 8–12 länglichen Kronblättern. Früchte kugelig. Blütezeit: März bis Mai.
[S] Wächst in Gebüschen, Hecken, Laubwäldern, auf schattigen feuchten Wiesen und in Obstgärten.
[V] Fast ganz Europa.
[I] Protoanemonin, Anemonin, Saponine, Vitamin C.
[E] Geerntet werden die jungen zarten Blätter vor der Blüte.

In den mittelalterlichen Kräuterbüchern wird das Scharbockskraut nur vereinzelt aufgeführt. Der alte Name »Feigwurz« geht auf die Signaturenlehre zurück, denn die Wurzelknöllchen ähneln Feigwarzen. So fand es auch Verwendung bei Feigwarzen und Hämorrhoidalknoten.

In der Volksmedizin war es das Heilmittel gegen Skorbut. Der alte deutsche Name für diese Krankheit lautet »Scharbock«, und von daher leitet sich auch der Name Scharbockskraut ab. Als Pflänzchen, das schon zeitig im Frühjahr seine Blätter treibt, war es ein wichtiges Heilmittel, um nach der langen vitaminarmen Winterszeit den Vitaminmangel zu beheben.
Es lohnt sich auch noch heute, die jungen, zarten Blätter zu pflücken. Sie haben einen leicht herben, scharfen Geschmack und können zum Würzen für Salate oder, kleingehackt, aufs Brot gestreut oder unter Quark gemischt werden. Die Blätter nur frisch verwenden! Während und nach der Blüte darf man sie nicht mehr pflücken, da sie dann leicht giftig werden. Die Blütenknospen, in Essig eingelegt, kann man als Kapernersatz verwenden.
Das Scharbockskraut wird auch Erdgerste genannt, weil die weißlichen Brutknospen Getreidekörnern ähneln. Durch Regen und Hochwasser werden sie fortgetragen und tauchen dann angeschwemmt oft wieder massenhaft auf. Dadurch entstand die Sage vom »Getreideregen.«

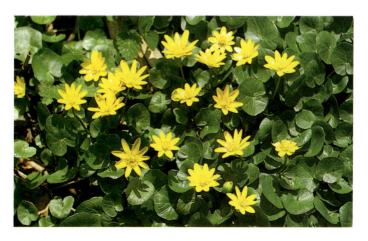

Hohler Lerchensporn
Corydalis cava ☠

Erdrauchgewächse – *Fumariaceae*

[K] Ausdauernde, bis zu 30 cm hohe Pflanze. Wurzelknolle etwa walnußgroß, hohl. Stengel aufrecht, fleischig, kahl. Blätter gestielt, doppeltdreizählig, blaugrün. Blüten in einseitswendiger Traube, Oberlippe vorne verbreitert, nach hinten gespornt, Unterlippe vorne verbreitert. Blütezeit: März bis Mai.
[S] Wächst in Auwäldern, Laubwäldern, Obstgärten und lichten Gebüschen. Häufig kommt der Lerchensporn, meist in großen Beständen, in alten, verwilderten Burg- und Klosteranlagen vor.
[V] Mittel- und Südeuropa.
[I] Verschiedene Alkaloide.
[E] Die Pflanze ist giftig und darf nicht geerntet werden.

Ob der Lerchensporn bereits in der Antike bekannt war, läßt sich nicht nachweisen. In den mittelalterlichen Kräuterbüchern wird er vereinzelt aufgeführt. Am umfangreichsten wird er von Bock beschrieben. Dieser schreibt: »würt zu vielen presten/ innerlich und eusserlich des leibs genützt.« Er empfiehlt ihn als Mittel gegen Gifte, Pestilenz, Gelbsucht, lobt ihn als stark schweißtreibend und harntreibend. Äußerlich soll er gegen allerlei »fließende Schäden« hilfreich sein. Von einigen anderen Kräuterbuchautoren wird er bei Geschwülsten und Schwellungen der Mandeln als heilkräftig beschrieben.

In der Volksmedizin konnte er nie richtig Verbreitung finden, was wohl auch mit den giftigen Nebenwirkungen zusammenhängt.

Pharmakologische Untersuchungen ergaben, daß die Inhaltsstoffe eine Wirkung auf das Zentrale Nervensystem haben und sowohl erregende wie auch lähmende Reaktionen auslösen. In der modernen Phytotherapie konnte der Lerchensporn nur wenig Anhänger finden. Gelegentlich wird er bei Schüttellähmungen und gewissen Schwindelanfällen verwendet.

Im Volksglauben glaubte man – wie auch bei zahlreichen anderen Frühlingsblumen –, daß man ihn nicht anfassen darf, denn sonst bekäme man Sommersprossen. Die am <u>Walpurgisabend</u> gepflückten Pflanzen wurden zum Räuchern für das behexte Vieh verwendet.

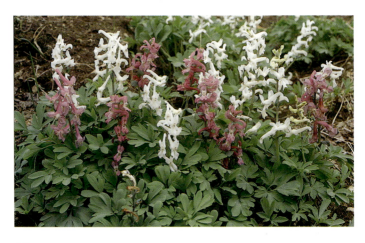

Wälder, Hecken, Gebüsche u. ä.

Haselwurz
Asarum europaeum ☠

Osterluzeigewächse –
Aristolochiaceae

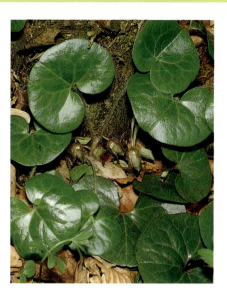

[K] Ausdauernde, bis 10 cm hohe Pflanze. Stengel kriechend, verzweigt, mit schuppenförmigen, weißlichen oder bräunlichen Niederblättern besetzt, an den Knoten wurzelnd. Aufsteigender Stengel zottig behaart. Blätter meist zu 2, selten mehr, rundlich-nierenförmig, ledrig, dunkelgrün glänzend. Blätter überwintern oft. Blüten einzeln, kurzgestielt, glockig, rötlichbraun. Blütezeit: April/Mai.
[S] Wächst versteckt in schattigen Laubmischwäldern, Gebüschen und Schluchten.
[V] Fast ganz Europa, Nordasien.
[I] Ätherisches Öl, Gerbstoffe, Flavonoide.
[E] Die Haselwurz ist giftig und sollte nicht gesammelt werden.

Diese heute fast völlig in Vergessenheit geratene Heilpflanze war bereits in der Antike ein hoch geschätztes Heilmittel. Dioskurides lobt es als harntreibendes, erwärmendes und brecherregendes Mittel. Im »Capitulare« Karls des Großen ist sie ebenso erwähnt wie in der »Physika« der hl. Hildegard. Paracelsus benützte sie u. a. äußerlich als Pflaster beim Sausen der Schläfenadern. Die mittelalterlichen Kräuterbuchautoren führen zahlreiche Beschwerden auf. Sie soll die Nieren und Blase stärken, Leber und Milz eröffnen, Schleim und Galle austreiben und bei Asthma und Husten helfen. Bei Lonicerus findet sich aber auch schon ein Hinweis auf Nebenwirkungen. Er schreibt, daß sie »unwillen und speien« auslöst sowie Schwangeren schädlich sei.
In der Volksmedizin war sie recht gebräuchlich. Sie galt als gutes Brech- und Abführmittel. Aber auch bei Wassersucht, Fieber, Gicht, Kopfschmerzen und anderer Leiden benutzte man sie. Als Abortivum (Abtreibungsmittel) war sie auch bekannt. In Kleinrußland wuschen sich die Frauen den Kopf damit, um den Haarwuchs anzuregen und legten die Blätter auf Wunden und Geschwüre.
In der heutigen Pflanzenheilkunde spielt sie nur eine untergeordnete Rolle. Pharmakologische Untersuchungen bestätigten aber einen günstigen Effekt auf die Atmungsorgane. Als genau dosiertes Fertigpräparat wird sie bei chronischer Bronchitis, Raucherhusten und beim Lungenemphysem angewendet.
Die Haselwurz ist eine alte germanische Heil- und Zauberpflanze. Sie wurde als »Hexenrauch« zur Räucherung bei Viehkrankheiten und Verhexungen verwendet. Ins Futter getan, sollte sie die Pferde glatt und fett machen und die Milch der Kühe vermehren. Als Bestandteil einer Hexensalbe wird sie 1590 in einem Hexenprozeß erwähnt.

Wälder, Hecken, Gebüsche u. ä.

Osterluzei
Aristolochia clematitis ☠

Osterluzeigewächse – *Aristolochiaceae*

[K] Ausdauernde, bis 1 m hohe Pflanze. Stengel aufrecht, unverzweigt. Blätter wechselständig, gestielt, groß, rundlich bis eiförmig, am Grund herzförmig, unterseits hellgrün, oberseits dunkelgrün. Blüten zu 2–8 in den Blattachseln. Blüte gelbgrün, bis 6 cm lang, am Grund bauchig, oben lippenförmig ausgezogen.

[S] Wächst in lichten Wäldern, in alten Weinbergen, an Mauern und sonnigen Gebüschen.

[V] Mittel- und Südeuropa, gern in Weinbaugebieten; Kleinasien.

[I] Ätherisches Öl, Bitterstoffe, Aristolochiasäure, Allantoin.

[E] Die Pflanze ist giftig und darf nicht gesammelt werden.

Die Osterluzei ist eine uralte Heilpflanze. Bereits im alten Ägypten wurde sie als Mittel gegen Schlangenbisse verwendet. Der altägyptische Name bedeutet auch auf deutsch »schlangenwidrig«. Die Ärzte des klassischen Altertums nahmen sie bei Brustentzündung, Blasensteinen, Fieber, Wunden, Geschwüren und Frauenbeschwerden. Darauf deutet auch der Name hin: »aristos« = sehr gut und »lochos« = Geburt. Auffällig ist auch, daß die Osterluzei von allen Klassikern als Mittel gegen den Biß kriechender Tiere empfohlen wird. Diese Verwendung findet man auch anderswo auf der Welt, wo *Aristolochia*-Arten wachsen, sei es in Mexiko, Westindien und Südamerika. Die Botaniker und Ärzte des Mittelalters übernehmen die antiken Indikationen und ergänzen sie noch durch eigene Beobachtungen. Aber überall wird sie vor allem als Wundheilmittel geschätzt, so auch in der Volksmedizin.

Durch neue pharmakologische Untersuchungen konnte dieses Wirkprinzip aufgeklärt werden. Durch die Aristolochiasäure kommt es zu einer Aktivierung der weißen Blutkörperchen. Dies führt zu einer Verbesserung der körpereigenen Abwehrkräfte und somit zur Steigerung der Widerstandskraft gegen Infektionen. Bei der Wundbehandlung kommt es zu einer schnelleren Wundheilung durch Auflösung der Wundsekrete und rascheren Granulation, d.h. Neubildung des Gewebes.

Bei Tierversuchen wurde in der Osterluzei ein canzerogener (krebsauslösender) Wirkstoff festgestellt, weshalb sie als Heilmittel verboten wurde.

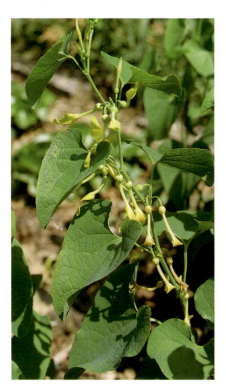

Hopfen
Humulus lupulus
Hanfgewächse – *Cannabaceae*

[K] Ausdauernde, bis zu 6 m hoch kletternde Pflanze. Stengel mit harten, rauhen Kletterhaaren besetzt, rechtswindend. Blätter gegenständig, gestielt, tief 3- bis 5-lappig, mit borstigen Haaren, am Rand gezähnt. Blüten zweihäusig; männliche Blüten rispenartig in den Blattachseln; weibliche Blüten in kleinen Scheinähren, entwickeln sich zur Reifezeit zu dem bekannten zapfenartigen Fruchtstand. Auf der Innenseite der Hüllblätter befinden sich die Lupulindrüsen. Blütezeit: Juni/Juli.

[S] Wächst auf nährstoffreichen, feuchten Böden in Auwäldern, an Flußufern und Bächen. Häufig kultiviert.

[V] Fast ganz Europa, Westasien, Nordamerika.

[I] Bitterstoffe, Gerbstoffe, ätherisches Öl. Hauptwirkstoffe sind Humulon, Lupulon.

[E] Im Spätsommer werden die noch nicht ganz ausgereiften Blütenstände gesammelt. Auf einem Leinentuch ausbreiten und schonend nachtrocknen.

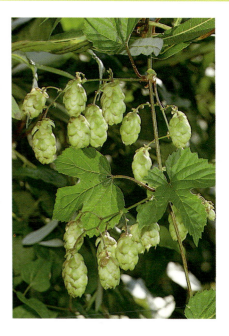

Der Hopfen ist eine alte Kultur- und Heilpflanze. Wahrscheinlich wurde er schon sehr früh von den Mönchen zum Aromatisieren des Biers verwendet. Das Freisinger Hochstift besaß bereits im 9. Jh. Hopfengärten. Als Heilpflanze taucht er in einem englischen Kräuterbuch aus dem Jahre 1050 erstmals auf. Die Kräuterbuchautoren des Mittelalters loben seine blutreinigende, harntreibende und verdauungsfördernde Wirkung.
In der Volksmedizin war er zu allen Zeiten sehr geschätzt. Er wurde bei Magen- und Leberleiden, Gicht, Wassersucht und Würmern ebenso verwendet wie bei Schlaflosigkeit und Überreiztheit.
Heute findet der Hopfen hauptsächlich als Beruhigungsmittel Anwendung. Die Bitterstoffe Humulon und Lupulon haben einen nachweislich beruhigenden, schlaffördernden Effekt. Ein Tee oder auch ein Fertigpräparat eignen sich zur Behandlung von nervösen Magen-Darm- und Gallebeschwerden genauso wie bei Schlafstörungen, nervösen Herzbeschwerden und depressiven Verstimmungen. Der Wirkstoff wird leicht an die Luft abgegeben, so erklärt sich auch, daß ein Schlafkissen mit Hopfen hilfreich sein kann.
In der Küche finden die jungen Hopfensprossen als ein wohlschmeckendes, spargelähnliches Wildgemüse Verwendung.
Im bäuerlichen Handwerk wurden früher aus den langen, festen Ranken Seile geflochten.
Im Volksglaube ist der Hopfen ein Sinnbild für die Fruchtbarkeit.

Wälder, Hecken, Gebüsche u. ä.

Wald-Erdbeere

Fragaria vesca

Rosengewächse – *Rosaceae*

[K] Ausdauernde, bis 20 cm hohe Pflanze mit langen, kriechenden Ausläufern. Blätter langgestielt, handförmig, dreiteilig, grob gezähnt, oberseits hellgrün, unterseits weißlich behaart. Blüten mit 5 weißen Kronblättern. Blütenboden wird zur fleischigen, roten Scheinfrucht. Die eigentlichen Früchte – Nüßchen – sind klein, hart und in die Frucht eingebettet. Blütezeit: Mai/Juni.
[S] Wächst in lichten Wäldern, an Waldrändern, Böschungen und auf Kahlschlägen.
[V] Fast ganz Europa, Nordasien.
[I] Gerbstoffe, etwas ätherisches Öl, Flavone. Früchte enthalten Vitamin C und verschiedene Mineralstoffe.
[I] Geerntet werden die Blätter im April bis Mai. Sie werden auf einem Leinentuch ausgebreitet und an einem luftigen, schattigen Ort getrocknet. Die Früchte kann man im Juni und Juli pflücken.

In der Antike war die Erdbeere als Heilpflanze unbekannt. Auch in den mittelalterlichen Kräuterbüchern wird sie nur vereinzelt aufgeführt.
Große Beachtung fand sie dagegen in der Volksmedizin und im Volksglauben. Ein Erdbeerblättertee wurde bei Magen-Darm-Beschwerden, insbesondere bei Durchfall, getrunken. Aber auch bei Würmern, Leberleiden, Hämorrhoiden, Asthma und Menstruationsbeschwerden galten sie als hilfreich. Die frischen Früchte wurden bei Schwächezuständen, Blutarmut, Blasenleiden, Rheuma und Gicht gegessen.
Ins Mythologische und in die Signaturenlehre gehen die Ratschläge, die ersten im Jahr gefundenen Erdbeeren zu essen, dann bekommt man kein Fieber, oder reife Erdbeerfrüchte in einen Stiefel zu tun und darin dann einige Stunden herumzulaufen. Dies sollte gegen erfrorene Füße helfen.
Heute benutzt man die Erdbeerblätter hauptsächlich als Bestandteil einer »Hausteemischung«.
Bei den Germanen galten die Erdbeeren als eine Pflanze der Fruchtbarkeitsgöttin Freya. Im Zuge der Christianisierung wurde sie zur Pflanze der Jungfrau Maria und galt als Zeichen der Rechtschaffenheit, Milde und Reinheit.

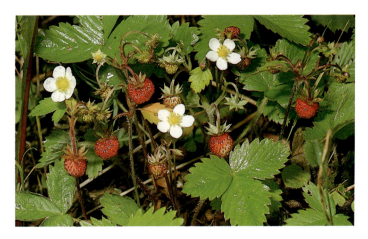

Wälder, Hecken, Gebüsche u. ä.

Diptam
Dictamnus albus G R3 ☠

Rautengewächse – *Rutaceae*

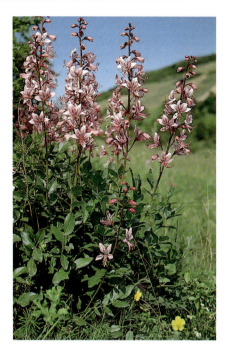

K Ausdauernde, bis 1 m hohe Pflanze. Stengel aufrecht, behaart, im oberen Teil mit schwarzen Drüsenpunkten besetzt. Blätter wechselständig, gestielt, gefiedert. Blättchen eiförmig, fein gezähnt, durchscheinend punktiert. Blüten in endständiger Traube. Kronblätter 5-teilig, 4 nach oben gerichtet, das 5. herabgebogen, rosa, dunkel geadert. Pflanze duftet sehr aromatisch nach Zitrone und Zimt. Blütezeit: Mai/Juni.

S Wächst an warmen, sonnigen, lichten Waldrändern, Gebüschen und felsigen Hängen. Liebt kalkhaltige Böden.

V Mittel- und Südeuropa, Asien.

I Alkaloide, Saponine, Bitterstoffe, ätherische Öle, Flavonglykoside.

E Der Diptam ist geschützt und darf nicht gesammelt werden.

Der Diptam ist eine Pflanze des Südens, und so war er wohl auch schon den griechischen Ärzten bekannt. Den mittelalterlichen Ärzten war sie bekannt und wurde wegen ihres aromatischen Dufts geschätzt. Zu ihrer Heilverwendung findet sich folgende Überlieferung: »Mit diesem Safft die lahmen Glieder damit geschmiert / stärcket und macht sie gerad.« Wegen seiner schönen, auffälligen, duftenden Blüten wurde er schon recht früh in die Bauern- und Burggärten geholt. Von daher war sein Weg in die Volksmedizin nicht mehr sehr weit. Die aus den Blüten und Blättern gewonnene Tinktur galt als gutes Einreibemittel gegen Rheumatismus. Eine Abkochung aus der Wurzel wurde als wassertreibendes, schleimlösendes Mittel bei Blasen- und Nierensteinen, bei Unterleibsbeschwerden, Krämpfen, Würmern und zur Menstruationsförderung benutzt.

In der modernen Pflanzenheilkunde wird der Diptam nicht verwendet, er ist aber ein homöopathisches Mittel bei Periodenstörungen.

Im deutschen Volksglauben gibt es keine Überlieferungen zum Diptam, obwohl es doch gelegentlich bei ihm eine seltsame Eigenschaft zu beobachten gibt: Der Diptam besitzt reichlich ätherische Öldrüsen. An sehr heißen Tagen kann das Öl besonders reichlich verdunsten und sich sogar entzünden. In der beginnenden Dunkelheit kann man dann bei Windstille an der Pflanze kleine blaue Flammen sehen.

Aus der Antike gibt es mystische Berichte, nach denen sich verwundete Hirsche mit ihm heilen, und daß wilde Ziegen von dem Kraut fressen, wenn sie von einem Pfeil getroffen worden sind.

Wälder, Hecken, Gebüsche u. ä.

Stinkender Storchschnabel

Geranium robertianum

Storchschnabelgewächse – *Geraniaceae*

[K] Ausdauernde, bis 50 cm hohe Pflanze. Stengel meist aufsteigend, verzweigt, rötlich, mit borstigen, abstehenden Drüsenhaaren besetzt. Blätter gestielt, gegenständig, handförmig, 3- bis 5-teilig, mit doppelt fiederspaltigen Blättchen. Blüten meist zu zweien, rosa, Kronblätter nicht ausgerandet. Auffällige schnabelförmige Springfrucht. Ganze Pflanze duftet herb unangenehm. Blütezeit: Mai bis September.

[S] Wächst an schattigen Mauern, Schuttplätzen, feuchten Felsen, in feuchten Laubmischwäldern und in Auwäldern.

[V] Fast ganz Europa

[I] Gerbstoffe, Bitterstoffe, ätherisches Öl, organische Säuren.

[E] Man sammelt die frische, blühende Pflanze und hängt sie gebündelt an einem trockenen, schattigen Ort auf.

In den antiken Schriften werden zwar *Geranium*-Arten erwähnt, dabei handelt es sich aber nicht um den Storchschnabel. Bei der hl. Hildegard und bei Paracelsus wird er zusammen mit Polei-Minze und Raute als Mischung verwendet, die das Herz stärkt und fröhlich machen soll. Bei den mittelalterlichen Kräuterbuchautoren stand er in hohem Ansehen, worauf auch alte volkstümliche Namen hinweisen, z.B. Gottesgnadächrut, Gottesgab. Von Bock wird er als wundenheilendes und geschwulstzerteilendes Mittel gerühmt. Tabernaemontanus schreibt: »Gottesgenadwasser .../ treibet gewaltig den Harn, führet auss Griess / Sand und den Lendenstein / reinigt die Harngäng / und vertreibet den Schmertzen der Nieren und Lenden.« Ferner wird er noch bei Halsentzündungen, Fieber, Gicht und Zahnweh verwendet.

In der Volksmedizin war er recht bekannt und wurde neben den bereits erwähnten Beschwerden auch noch bei Gelbsucht, Blutungen, bösartigen Geschwüren und äußerlich bei Flechten, Hautausschlägen und Rotlauf benutzt.

Heutzutage findet er nur noch selten Verwendung. In einigen Fertigpräparaten ist er enthalten.

Im Volksglauben galt er wegen der Storchschnabelform der Frucht als Mittel für Frauen, die einen <u>vergeblichen Kinderwunsch</u> haben. Sie mußten den Tee trinken oder eine Wurzel als Amulett um den Hals tragen.

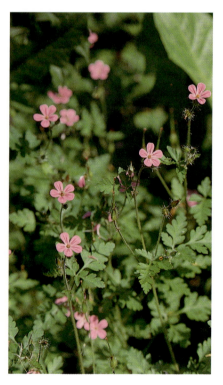

Wälder, Hecken, Gebüsche u. ä.

Efeu

Hedera helix ☠

Efeugewächse – *Araliaceae*

[K] Ausdauernde, bis 20 m hoch kletternde Pflanze. Im unteren Teil ist die Pflanze verholzt und bildet richtige Stämme, insgesamt sehr verzweigt. Blätter immergrün, ledrig, oberseits dunkelgrün, glänzend, gestielt; von recht unterschiedlicher Gestalt, länglich (Lichtblätter an Blütentrieben) oder 3- bis 5-fach gelappt (Schattenblätter), ganzrandig. Blüten unscheinbar klein, in halbkugeligen Dolden, grüngelblich. Früchte erbsgroß, blauschwarz. Blütezeit: September bis November.

[S] Wächst in lichten Wäldern, bildet dort entweder Polster oder klettert an Bäumen empor. Häufig auch angepflanzt an Mauern und Gebäuden emporrankend.

[V] Fast ganz Europa, Vorderasien.

[I] Saponine, Alkaloide, Mineralstoffe, Jod.

[E] Efeu ist leicht giftig und sollte nicht gesammelt werden.

Der Efeu ist eine uralte Kult- und Heilpflanze. Im alten Ägypten galt der Efeu der Osiris als heilig. In Griechenland war er dem Gott Bacchus geweiht. Nach der Legende soll eine schnell emporwachsende Efeuranke Bacchus vor den rachsüchtigen Blicken Heras, der Gattin des Zeus, gerettet haben. Denn Bacchus war eines der vielen unehelichen Kinder des Göttervaters Zeus. Auf den orgastischen Festen Bacchus', des Gottes des Weines, des Rausches und der Fruchtbarkeit, wurden die Trinkbecher mit Efeu bekränzt. Auch heute noch gilt er als Symbol der Heiterkeit, und die Winzer hängen sich einen symbolischen Efeukranz an die Türen. In der Heilkunde wurde er bereits von Hippokrates verwendet. Dioskurides empfahl ihn bei Durchfall, bei Milzleiden und den Saft bei Ohren- und Kopfschmerzen. Im Mittelalter galt er als stopfendes, steintreibendes Mittel und wurde den »Milzsüchtigen« gegeben.

In der Volksmedizin fand er Verwendung bei Nieren- und Gallenbeschwerden, Husten und äußerlich als Salbe bei Hautleiden.

Der Efeu ist neuerdings wissenschaftlich untersucht worden, und es bestätigte sich ein krampf- und schleimlösender Effekt. In Form von Fertigpräparaten eignet er sich sehr gut zur Behandlung von Husten, Bronchitis und auch zur Keuchhustentherapie. In Teeform sollte er nicht angewendet werden.

Der Efeu war im Volksglauben und Brauchtum eine bekannte Pflanze. Er diente als Unglücks- wie auch als Glücksbringer und wurde als Orakel für die Jungfräulichkeit und den Ausfall der Weinernte benutzt.

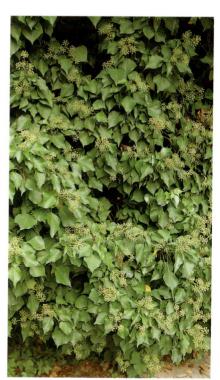

Wälder, Hecken, Gebüsche u. ä.

Sanikel
Sanicula europaea

Doldengewächse – *Apiaceae*

[K] Ausdauernde, bis 50 cm hohe Pflanze. Stengel aufrecht, ungeteilt. Grundständige Blätter langgestielt, handförmig geteilt, am Rand grob gezähnt. Stengelblätter sitzend, kleiner, weniger geteilt. In der Blütenregion Stengel verzweigt. Blütenstand eine endständige Dolde; 2–5 Döldchen, kopfartig, weiß oder gelblich. Blütezeit: Mai bis Juli.

[S] Wächst in Laubmischwäldern, gern in Buchenwäldern, in Gebüschen und Hecken.

[V] Fast ganz Europa.

[I] Gerbstoffe, Bitterstoffe, Saponine, ätherisches Öl, Allantoin.

[E] Zur Blütezeit sammelt man das ganze Kraut mit den Grundblättern und hängt es an einem luftigen, schattigen Ort zum Trocknen auf.

Ob der Sanikel in der Antike bekannt war, läßt sich nicht sicher nachweisen. Im »Gart der Gesundheit« (1485) wird er bereits als gute Wundheilpflanze erwähnt. Dies findet sich auch in allen mittelalterlichen Kräuterbüchern wieder. Er zählt mit zu den drei besten Wundheilmitteln. Er soll innere und äußere Wunden heilen. Man glaubte, daß die wundheilende Kraft so groß sei, daß er selbst Fleischstücke im Topf wieder zusammenwachsen lasse. Lonicerus schreibt dazu: »so heylsam / daß es auch fleysch im Hafen zusammen fügt / so mann die wurtzel darbei thut.« Er wird aber auch bei Bronchialleiden, Verstopfung sowie Magenbeschwerden verwendet.

Auch in der Volksmedizin gilt er als Wundkraut und wird sowohl innerlich wie auch äußerlich bei Blutungen aller Art benutzt. Volkstümliche Bezeichnungen wie z. B. Bruchkraut oder »Heil aller Schäden« deuten auf diese Heilverwendung hin. So lautet dann auch ein Volksspruch: »Wer Gansel und Sanikel hat, piet Trutz dem Wundarzt mit deim Plat.« Aber auch zum Gurgeln bei Mund- und Rachenentzündungen, bei Magenentzündungen und Bronchitis fand er Verwendung.

In der heutigen Pflanzenheilkunde findet er nur noch gelegentlich Verwendung. Aufgrund seiner Inhaltsstoffe kann er aber als Bestandteil einer Teemischung für Magen- und Darmbeschwerden empfohlen werden. Als Wundheilmittel wird er heutzutage nicht mehr gebraucht, obwohl der Inhaltsstoff Allantoin (siehe Beinwell S. 158) eine wundheilende Wirkung hat.

Im bäuerlichen Brauchtum glaubte man an die wundheilende Kraft, und so trugen in Oberbayern die Raufbolde immer eine Sanikelwurzel in der Hosentasche bei sich. Eine schwarze und eine weiße Sanikelwurzel bei abnehmendem Mond gegraben, sollte gegen den Bruch bei kleinen Kinder helfen.

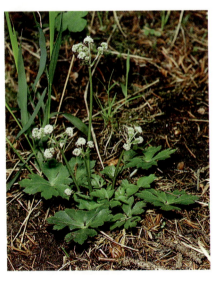

Giersch

Aegopodium podagraria

Doldengewächse – *Apiaceae*

[K] Ausdauernde, bis 80 cm hohe Pflanze. Stengel hohl, kantig, oben verzweigt. Blätter gestielt, doppelt dreizählig, Blättchen länglich-eiförmig, gezähnt. Blüten in einer 15- bis 25-strahligen Doppeldolde. Hüllblätter fehlend, Kronblätter weiß, sehr klein. Blütezeit: Juni bis August.
[S] Wächst in feuchten Wäldern, an schattigen Waldrändern, in Gebüschen und an Flußufern. Oft massenhaft in Gärten und Parkanlagen vorkommend.
[V] Fast ganz Europa.
[I] Ätherisches Öl.
[E] Zum Trocknen sammelt man das Kraut kurz vor der Blüte. Gebündelt an einem luftigen, schattigen Ort aufhängen. Für die Verwendung als Wildgemüse eignen sich nur die jungen Triebe und Blätter.

Aus der Antike gibt es keine schriftlichen Überlieferungen. In den alten Kräuterbüchern wird der Giersch oder auch Geißfuß nur vereinzelt erwähnt. Er wird als Umschlag bei der Podagra (Gicht an den Füßen) angewendet. Der Kräuterpfarrer Künzle empfiehlt ihn als Tee auch bei Ischias, Rheuma und äußerlich bei Mükkenstichen.
In der Volksmedizin galt er als Heilmittel gegen Gichtknoten, Hämorrhoiden, Durchfall und als Wundheilmittel.
In der modernen Pflanzenheilkunde findet er keine Verwendung.
Seit altersher ist der Giersch aber eine beliebte Wildgemüsepflanze. Bereits im 14. Jh. war er am polnischen Königshof sehr geschätzt. Er zählt auch zu den »Neunerleikräutern«, die am Gründonnerstag zur »Grünen Suppe« verwendet werden. Die jungen Blätter, im April bis Mai gepflückt, ergeben einen feinherben Kräuterspinat oder sind Bestandteil von Aufläufen und Eintöpfen. Die älteren Blätter eignen sich wegen des kräftigen petersilienähnlichen Aromas zum Würzen von Suppen und Gemüsegerichten.

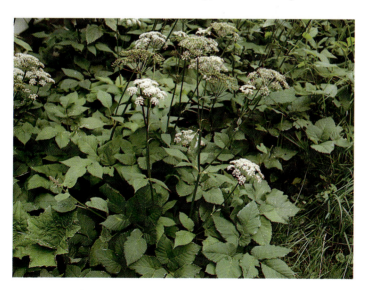

Wälder, Hecken, Gebüsche u. ä.

Echte Engelwurz
Angelica archangelica

Doldengewächse – *Apiaceae*

[K] Ausdauernde, bis 2 m hohe Pflanze. Wurzel rübenartig. Stengel unten bis armdick, hohl, gerillt; oben verzweigt, zuweilen rötlich angelaufen. Grundblätter sehr lang, gestielt, dreifach fiederteilig; obere Blätter kürzer und kleiner, Blättchen eiförmig, gezähnt. Blüten in 20- bis 40-strahliger, halbkugeliger Doppeldolde. Kronblätter grünlich, nur bis 2 mm lang. Frucht breit-elliptisch mit 3 Längsrippen. Ganze Pflanze riecht aromatisch. Blütezeit: Juli/August.
[S] Wächst in feuchten Wäldern, an Gräben und in Schluchten.
[V] Nord- und Mitteleuropa, Nordasien.

[I] Ätherisches Öl, Bitterstoffe und Gerbstoffe, organische Säuren, Furocumarine.
[E] Geerntet wird der Wurzelstock im Frühjahr oder im Herbst. Die Wurzel wird gründlich gereinigt, zerkleinert und bei schonender Wärme, z.B. bei 50 °C im Backofen, getrocknet. Gut verschlossen aufbewahren, da sie gern von Insekten befallen wird. Beim Selbstsammeln muß man darauf achten, daß man die Pflanze auch sicher erkennt und sie nicht mit sehr ähnlichen, aber giftigen Doldengewächsen verwechselt.

Als Pflanze der nördlichen Zonen war sie in der Antike nicht bekannt. In den mittelalterlichen Kräuterbüchern wird sie als ein Mittel gerühmt, mit dem man Gift austreiben kann. Sie fand daher Anwendung als Pestmittel, bei Geschwülsten, Lungenleiden, Herzschwäche u.a.m.
In der Volksmedizin, vor allem der nordischen Länder wie z.B. Island, Lappland und Sibirien, war sie seit altersher eine wichtige Heil- und Kulturpflanze. Sie wurde bei Magen- und Darmerkrankungen, Lungen- und Bronchialleiden, Fieber, Rheuma und Gicht verwendet. Die Lappen verwenden auch noch heute die Stengel, Blattstiele und Wurzeln als Gemüse.
Wegen ihrer Inhaltsstoffe zählt heute die Engelwurz zu den aromatischen Bitterstoffdrogen und findet als Bestandteil einer Teemischung bei Verdauungsschwäche, Blähungen, Völlegefühl und krampfartigen Magen-Darm-Beschwerden Verwendung.
Wegen ihres starken, aromatischen Geruchs gilt die Engelwurz als Mittel gegen Zauberei. In Frankreich hängte man sie den Kindern als Amulett um den Hals, um sie vor böser Zauberei zu schützen. Auch im Liebeszauber wird sie verwendet und gilt als Mittel gegen angezauberte Impotenz.

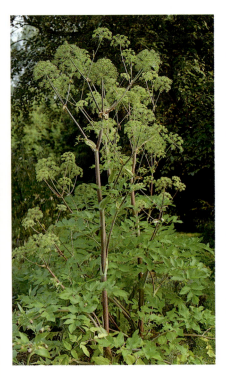

Wälder, Hecken, Gebüsche u. ä.

Wohlriechendes Veilchen
Viola odorata

Veilchengewächse – *Violaceae*

[K] Ausdauernde, bis 10 cm hohe Pflanze. Wurzelstock bleistiftdick, mit oberirdischen Ausläufern, die sich bewurzeln. Blätter gestielt, herzförmig; Nebenblätter länglich, mit einzelnen Fransen. Blüte grundständig gestielt; Stengel am Grund mit blättrigem Anhängsel. Kronblätter dunkelviolett, Sporn gerade. Blüte duftet angenehm. Blütezeit: März/April.

[S] In lichten Laubwäldern, an Waldrändern, Gebüschen und Zäunen.

[V] Ursprüngliche Heimat ist Südeuropa; heute in fast ganz Europa verbreitet.

[I] Saponine, Bitterstoffe und ätherisches Öl.

[E] Man sammelt das ganze Kraut zur Blütezeit und trocknet es an einem luftigen, schattigen Ort. Wertvoller ist aber die Wurzel. Sie wird im Frühjahr oder Herbst ausgegraben, gründlich gereinigt, zerkleinert und bei milder Wärme getrocknet. Veilchenblüten dienen zur Herstellung eines Sirups.

In der Antike war das Veilchen wohl bekannt. Hippokrates empfahl es zur Austreibung für die tote Geburt, und Dioskurides nahm es als Magenmittel. Sitte war es auch, sich bei Festen die Stirn mit Veilchenkränzen zu bekränzen. Es galt als das beste Mittel gegen »Katzenjammer«. Als Kopfschmerzmittel war es dann auch im Mittelalter sehr geschätzt. Matthiolus empfahl es aber auch gegen Brustleiden, Husten, Augenentzündungen und Harnbrennen.
In der Volksmedizin wurden Veilchenwurzeln gern bei Husten, Bronchitis und als Umschlag bei Hauterkrankungen verwendet.
Heutzutage verwendet man Veilchen ebenfalls noch gelegentlich in Hustenteemischungen. Beliebt ist auch Veilchensirup als Hustenmittel bei Kindern.

Im Brauchtum wurde das Veilchen früher von den Bauern als Ernteorakel benutzt. So hieß es: Wenn man an Josephi (19. März) blühende Veilchen findet und der Buchenwald vor Walpurgis (30. April) ausschlägt, dann gibt es eine frühe Kornernte. Wenn die Veilchen lange Stiele haben, so sollte auch der Flachs lang werden. Da es eine der ersten Frühlingsblumen ist, ranken sich auch zahlreiche Frühlingsmythen und Heilserwartungen um das Veilchen.

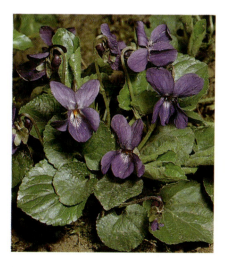

Wie so viele andere Pflanzen, die vormals einer heidnischen Göttin geweiht waren, wurde auch das Veilchen durch die Christianisierung zu einem Mariensymbol. So findet man es dann auch des öfteren auf einigen religiösen Gemälden des 15. und des 16. Jh. Wegen seiner tiefblauen Blütenfarbe, seines Duftes und seiner »Bescheidenheit« war es immer dreifaches Symbol der Jungfrau Maria.

Wälder, Hecken, Gebüsche u. ä.

Zweihäusige Zaunrübe
Bryonia dioica ☠
Kürbisgewächse – *Cucurbitaceae*

[K] Ausdauernde, bis 4 m hoch kletternde Pflanze. Wurzel dick, rübenförmig. Stengel verzweigt, mit Hilfe von Ranken kletternd. Blätter kurzgestielt, herzförmig, 5-lappig, beid-

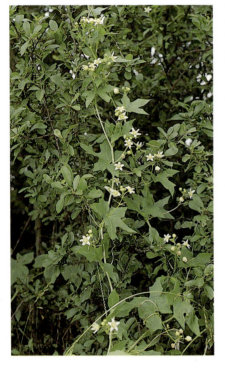

seits borstig behaart. Männliche Blüten in blattachselständigen, gestielten Trauben. Krone trichterförmig, grünlich-weiß. Weibliche Blüten in doldenartigen Büscheln, Krone trichterförmig, gelblich-weiß. Frucht eine kugelige, rote Beere. Blütezeit: Juni bis September.
[S] Wächst an Zäunen, Hecken, in Auwäldern und an Waldrändern.
[V] Mittel- und Südeuropa.

[I] Bitterstoffe, Saponine und Alkaloide.
[E] Die Zaunrübe darf nicht gesammelt werden, da sie tödlich giftig ist.

Den antiken Ärzten war die Zaunrübe wohlbekannt. Sie galt als ein Mittel gegen Epilepsie, Schwindel, Schlaganfall und wurde auch als ein wichtiges gynäkologisches Heilmittel verwendet. Bei der hl. Hildegard war sie das Mittel gegen Leibschmerzen, die durch Blähungen entstanden. Als drastisches Abführmittel stand sie bei den mittelalterlichen Ärzten in hohem Ansehen. Bock empfiehlt sie aber auch gegen Husten, Asthma, Gehirnerkrankungen und äußerlich bei Geschwüren, alten Wunden Flechten und lahmen Gliedern.
In der Volksmedizin macht man sich hauptsächlich die hautreizende Wirkung der Wurzel bei Gicht und Rheuma zunutze. Aber auch als Abführmittel wurde sie benutzt. Als Abortivum (Abtreibungsmittel) war sie ebenso bekannt.
Heutzutage wird die Zaunrübe nur noch in der homöopathischen Medizin verwendet. Sie zählt zu den wichtigen Mitteln gegen rheumatische Beschwerden, Lungenentzündung und grippale Infekte.
Im Volksglauben und Brauchtum wurde die menschenähnlich gestaltete Wurzel als »Alraun« benutzt. Der Alraunglaube ist uralt und wahrscheinlich orientalischen Ursprungs. Besaß man ein »Alraun«, so sollte man Glück und Reichtum haben. Auch im Liebeszauber benutzte man die Zaunrübe. So steckten sich die jungen Mädchen, bevor sie zum Tanz gingen, Scheibchen der Wurzel in die Schuhe und erhofften sich dadurch einen Verehrer. Als Amulett um den Hals gehängt, sollte sie die bösen Geister fernhalten und dem Vieh wurde sie gegen Verhexungen unters Futter gemischt.

Wälder, Hecken, Gebüsche u. ä.

Immergrüne Bärentraube
Arctostaphylos uva-ursi G R2

Heidekrautgewächse – *Ericaceae*

K Ausdauernde, immergrüne, bis 40 cm hohe Pflanze. Stengel niederliegend, reich verzweigt. Blätter oval, ledrig, unterseits netzadrig. Blüten glockig, weiß bis zartrosa. Blütezeit: Juni bis August.
S Wächst in Kiefernwäldern, auf Heideflächen und Mooren.
V Fast ganz Europa, Nordasien, Nordamerika.
I Gerbstoffe, Flavonglykoside, Arbutin.
E Die Pflanze ist geschützt und darf nicht gesammelt werden.

Da die Pflanze im Süden nicht vorkommt, war sie den griechischen und römischen Ärzten der Antike nicht bekannt. Die erste schriftliche Überlieferung findet sich in einem englischen Kräuterbuch aus dem 13. Jh. Die volksmedizinische Verwendung dürfte aber noch älter sein. Im 16. und 17. Jh. wird sie in den sonst so umfangreichen Kräuterbüchern nur wenig beachtet. Im 18. Jh. wird sie dann von dem berühmten Wiener Arzt de Haen ausführlich untersucht. Er empfiehlt sie als steinauflösendes Mittel und lobt die Wirkung bei Schleim- und Eiterbildung.

In der Volksmedizin wurde Bärentraubenblättertee bei chronischer Blasenentzündung, schmerzhaftem Wasserlassen und Durchfallerkrankungen getrunken.

Eingehende pharmakologische Untersuchungen bestätigen die volksmedizinischen Erfahrungen, daß Bärentraubenblätter eine günstige Wirkung bei Blasenentzündungen haben. Der Wirkstoff Arbutin wird bei alkalischem Harn in Hydrochin gespalten und entfaltet dann einen desinfizierenden Effekt. Will man sich also die Heilwirkung der Bärentraubenblätter zunutze machen, darf man keine ansäuernden Speisen und Getränke zu sich nehmen oder muß den Urin durch entsprechende Medikamente alkalisch machen.

Bei der Zubereitung eines Tees muß man auch darauf achten, daß er kalt ausgezogen wird, denn beim Erhitzen würden zuviel Gerbstoffe herausgelöst werden. Die Gerbstoffe besitzen eine magenschleimhautreizende Nebenwirkung. Ein Bärentraubenblättertee empfiehlt sich bei einer akuten Blasenentzündung. In zahlreichen Fertigpräparaten sind Bärentraubenblätter-Extrakte enthalten.

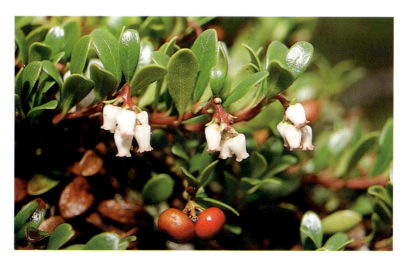

Frühlings-Schlüsselblume

Primula veris

Primelgewächse – *Primulaceae*

[K] Ausdauernde, bis 20 cm hohe Pflanze. Stengel aufrecht, weichbehaart. Blätter in grundständiger Rosette; Blattstiel geflügelt; Blätter eiförmig bis länglich, runzelig gewellt, am Rand unregelmäßig gezähnt. Blüten in vielblütiger, einseitswendiger Dolde. Kelch glockenförmig; Krone leuchtend-gelb; mit orangefarbenen Schlundflecken. Blüte duftet zart. Blütezeit: März bis Mai.

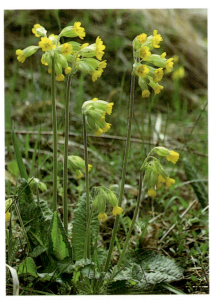

Frühlings-Schlüsselblume *(P. veris)*.

[S] Wächst auf Wiesen, an Gebüschen und sonnigen Böschungen. Der Boden ist eher trocken und kalkhaltig.
[V] Fast ganz Europa.
Als Heilpflanze findet auch die Hohe Schlüsselblume *(Primula elatior)* Verwendung:

[K] Blätter der *Primula veris* gleich. Blüten blaßgelb; Kronsaum flacher ausgebreitet; ohne Schlundflecken.
[S] Wächst auf feuchten, ungedüngten Wiesen, in Auwäldern und krautreichen Laubwäldern.
[V] Fast ganz Europa.
[I] Beide Arten enthalten Saponine, Flavonoide, Gerbstoffe.
[E] Die Schlüsselblümchen sind bereits vielerorts selten geworden und sollten deshalb nicht gesammelt werden.

Da die Schlüsselblume nicht in Südeuropa vorkommt, finden wir sie auch nicht in den antiken Schriften aufgeführt. Sie ist eine typische Pflanze Mitteleuropas, und so findet man sie bereits als »Hymelslozel« bei der hl. Hildegard. In den mittelalterlichen Kräuterbüchern wird sie unter verschiedenen Namen gegen allerlei Beschwerden aufgeführt. »Herba paralysis« heißt sie bei Brunfels, weil sie gegen Schlaganfall verwendet wurde und »arthritica«, weil sie das Hauptmittel gegen Gicht war. Aber auch als herzstärkendes Mittel, bei Erkältungen des Magens und Kopfes, gegen Harnsteine, Geschwülste und Wunden wurde sie gebraucht. Sehr beliebt war auch der Schlüsselblumen-Wein. Tabernaemontanus empfiehlt ihn gegen »Gegicht, blöd Haudt und verstopffte Nerven.«

In der Volksmedizin war sie ein geschätztes Hustenmittel, wurde aber auch wegen ihrer harntreibenden, beruhigenden und schlaffördernden Wirkung bei Gicht, Rheuma, Migräne und bei Schlafstörungen verwendet.

Durch pharmakologische Untersuchungen konnten einige volksmedizinische Anwendungsbereiche bestätigt werden. Durch die Saponine kommt es zu einer Verflüssigung von zähem Schleim, und so eignet sich die Schlüsselblume zur Be-

Wälder, Hecken, Gebüsche u. ä.

handlung von festsitzendem Husten. Besonders günstig ist sie für ältere Menschen, die an einer chronischen Bronchitis leiden, da sie durch ihre leicht harntreibende Wirkung auch eine herz- und kreislaufentlastende Wirkung hat.

Auch in der Küche kann man die Schlüsselblume gebrauchen. Die jungen, zarten Blätter können in den Salat gegeben oder zu einer Kräutersuppe verwendet werden. Früher war es auch gebräuchlich, die abgezupften Blüten in schwachen Wein zu geben; so bekam er die »Blume«, die ihm fehlte.

Überragend war die Bedeutung der Schlüsselblume im Volksglauben und im Brauchtum. Sie galt, wie auch andere Frühjahrsblumen, als Schutz- und Fruchtbarkeitsmittel. Gegen Fieber, Halsweh, Zahnschmerzen u. a. sollten die an Palmsonntag geweihten Schlüsselblumen helfen. Bei einem »Fruchtbarkeitsbrauch« aus Siebenbürgen sollte ein Mädchen noch im selben Jahr den heiraten, den sie liebhat, wenn sie in der Karwoche eine blühende Schlüsselblume findet. In der nordischen Mythologie war sie eine Pflanze, die von den Nixen und Elfen geliebt und beschützt wurde. In der Sage gibt es auch eine Frauengestalt, die Schlüsseljungfrau, die einen goldenen Schlüssel auf ihrer Krone trägt. Sie sollte der Blume eine magische Kraft verleihen, geheime Schätze zu finden. Es gibt auch einige Pflanzenmärchen von Schlüsselblümchen, und im Kinderspiel wurden die aufgeschlitzten Blütenröhrchen als Ohrring an die Ohrläppchen gesteckt.

Hohe Schlüsselblume *(Primula elatior)*.

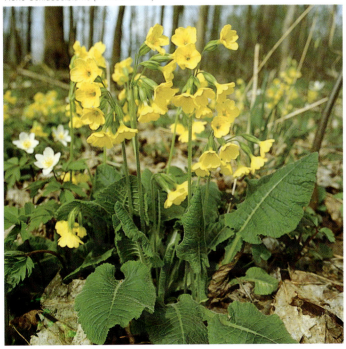

Wälder, Hecken, Gebüsche u. ä.

Pfennigkraut
Lysimachia nummularia
Primelgewächse – *Primulaceae*

[K] Ausdauernde, niederliegende, kriechende Pflanze; an den Knoten wurzelnd. Stengel vierkantig, selten verzweigt. Blätter gegenständig, kurz gestielt, rundlich bis elliptisch, hell grün. Blüten in den Blattachseln, gestielt, leuchtend gelb. Blütezeit: Mai bis August.

[S] Wächst in Auwäldern, feuchten Gebüschen, an Gräben und Uferböschungen.

[V] Fast ganz Europa.

[I] Gerbstoffe, Saponine und Kieselsäure.

[E] Man erntet die ganze Pflanze zur Blütezeit und trocknet sie gebündelt an einem luftigen, schattigen Ort.

In der Antike ist das Pfennigkraut als Heilpflanze unbekannt. Die ersten schriftlichen Aufzeichnungen finden sich bei der hl. Hildegard. Im Mittelalter erfreut sich diese heute völlig in Vergessenheit geratene Heilpflanze großer Beliebtheit. Vor allem als Wundheilmittel wird sie geschätzt. So schreibt Lonicerus: »... ist ein sehr nützlich Kraut zu frischen wunden ... Dies Kraut in wein gesotten / darmit wunden gesäubert / vnd die bletlein darauff gelegt / ist ein wunderbarlich gute artznei.« Aber auch für Lungenleiden, Asthma, Blutflüsse aller Art, Geschwüre und die Ruhr wurde es verwendet. Bei Lonicerus findet sich noch folgende Empfehlung: »In wein gesotten / mit honig getruncken / heylt alle fehl der Lungen vnd brust / fürn husten vn keichen / sonderlich den Kindern / so sunst nicht einnemen / für den dürren husten. Magsts auch in wasser vn zucker sieden.«

In der Volksmedizin war es bei uns nicht sehr gebräuchlich. In Osteuropa dagegen wurden mit dem Pfennigkraut Durchfall, Rheuma, Blutungen, Schwindsucht, Mundfäule und Wunden behandelt. Aus Siebenbürgen gibt es Berichte über wahre »Wunderkuren« bei Gicht und Rheumatismus.

In der heutigen Pflanzenheilkunde wird das Pfennigkraut nicht mehr verwendet.

Namen wir Kranzlan, Kränzelkraut deuten darauf hin, daß es im Kinderspiel zum Kränzebinden genommen wurde. Die Bezeichnung Widerton findet sich in älteren botanischen Werken. Dieser Name deutet darauf hin, daß es als Mittel im Gegenzauber verwendet wurde.

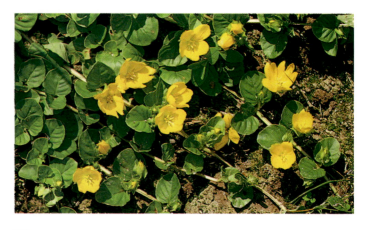

Wälder, Hecken, Gebüsche u. ä.

Kleines Immergrün
Vinca minor

Immergrüngewächse –
Apocynaceae

[K] Ausdauernde, kriechende, bis 20 cm hohe halbstrauchartige Pflanze. Stengel an Knoten wurzelnd. Blätter gegenständig, kurzgestielt, elliptisch, ledrig, immergrün. Blüten gestielt, einzeln in den Blattachseln, Krone hellblau. Blütezeit: April/Mai.
[S] Wächst hauptsächlich in Buchenmischwäldern, gelegentlich an Gebüschen und Hecken.
[V] Fast ganz Europa.
[I] Alkaloide, Gerbstoffe, Flavone.
[E] Man sammelt das Kraut vor der Blüte im Frühjahr. Zum Trocknen hängt man es an einem luftigen, schattigen Ort auf.

Bereits in der Antike kannte man das Immergrün. Dioskurides empfiehlt die Blätter, in Wein getrunken, gegen Durchfall oder, mit Milch und Rosensalbe vermischt, als Einlage in die Gebärmutter. Die Blätter, gekaut, sollten gegen Zahnweh helfen. Im Mittelalter galt es als Mittel gegen Blutflüsse aller Art, wurde aber auch bei Erkältungen, Wassersucht, Geschwülsten u. a. m. verwendet.

In der Volksmedizin war es als stärkendes, wassertreibendes und blutreinigendes Mittel in Gebrauch. Aber auch bei Husten, Halsschmerzen und chronischen Katarrhen wurde es gern genommen.
Diese Anwendungen sind heute völlig in den Hintergrund getreten. Das Immergrün wird heute vor allem bei Durchblutungsstörungen verwendet. Durch eingehende pharmakologische Untersuchungen konnte bewiesen werden, daß der Inhaltsstoff Vincamin die Hirndurchblutung verbessert. Es eignet sich somit gut bei zerebralen Durchblutungsstörungen älterer Menschen und zur Nachbehandlung bei Schlaganfall. Beschwerden wie Gedächtnisschwäche, Verhaltensstörungen, Schwindel, Unruhe und Kopfschmerzen werden dadurch gebessert. Auch bei Altersschwerhörigkeit und Ohrensausen hat es sich bewährt.
Im Volksglauben waren zahlreiche Bräuche mit dem Immergrün verknüpft. Die an Palmsonntag gepflückte Pflanze mußte man unters Kopfkissen legen, dann waren die Kinder vor Krämpfen geschützt. In die Fenster gehängt, sollte es die Hexen abhalten. Als Orakelpflanze wollte man die künftige Heirat, Gesundheit oder Tod vorhersehen.

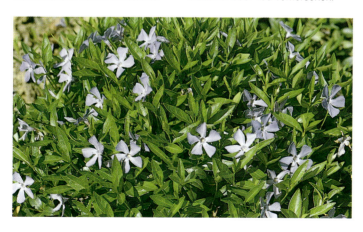

Wälder, Hecken, Gebüsche u. ä.

Waldmeister
Galium odoratum

Rötegewächse – *Rubiaceae*

[K] Ausdauernde, bis 30 cm hohe Pflanze. Stengel aufrecht, vierkantig. Blätter lanzettlich, zu 6 bis 8 quirlig, spitz, mit auffälligem Mittelnerv. Blütenstand doldig; Krone trichterförmig, weiß. Blütezeit: April/Mai.
[S] Wächst gern in Buchenwäldern.
[V] Fast ganz Europa sowie Vorderasien.

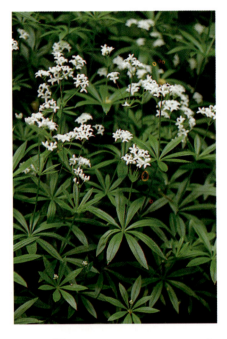

[I] Cumaringlykosid, Bitterstoffe und Gerbstoffe. Beim Trocknen wird aus dem Glykosid Cumarin abgespalten, das dann den typischen »Waldmeisterduft« ergibt.
[E] Kurz vor der Blüte pflückt man das Kraut und hängt es gebündelt zum Trocknen an einen schattigen Ort.

Aus den antiken Schriften ist nichts über eine Verwendung des Waldmeisters bekannt. Auch die mittelalterlichen Kräuterbuchautoren berichten nur wenig. Er wird vereinzelt als herzstärkendes und schweißtreibendes Mittel aufgeführt. Lonicerus schätzt ihn allerdings als gutes Leberheilmittel.
Von Kneipp wurde ein warmer Waldmeistertee bei krampfartigen Unterleibsleiden empfohlen.
Sehr beliebt war der Waldmeister in der Volksmedizin. Der Tee wurde zur Herzstärkung genauso getrunken wie bei Leberleiden, Nierensteinen, Schlaflosigkeit, Kopfschmerzen und Schwermut. Namen wie Herzfreude und Sternlebenkraut deuten darauf hin. Waldmutterkraut nannte man ihn, weil er zur Geburtserleichterung den Frauen um die Waden gebunden wurde. Als Kissen oder Bettstroh sollte er einen guten Schlaf bewirken und die Nerven beruhigen.
In der heutigen Pflanzenheilkunde findet er nur wenig Verwendung. Bei seinem Gebrauch sollte man auch beachten, daß er in größeren Mengen Kopfschmerzen und Übelkeit erzeugt. Dies gilt auch für seine Verwendung als Waldmeisterbowle. Es reicht für eine Menge von ca. 2 l Wein ein kleines Sträußchen. Um das typische Aroma zu erhalten, muß man ihn allerdings etwas anwelken lassen. Seine Verwendung zur Bowle ist übrigens uralt. Bereits 854 schreibt der Benediktinermönch Wandalbertus: »Schüttle den perlenden Wein auf das Waldmeisterlein.«
In bäuerlichen Gegenden hängte man Sträuße in die Stuben oder legte Waldmeistersäckchen in die Truhen und Schränke, um die Motten und Fliegen fernzuhalten. Zusammen mit Johanniskraut und Polei-Minze sollte der Waldmeister die Hexen vertreiben.

Wälder, Hecken, Gebüsche u. ä.

Echtes Lungenkraut
Pulmonaria officinalis
Rauhblattgewächse – *Boraginaceae*

[K] Mehrjährige, bis 30 cm hohe Pflanze. Stengel aufrecht, rauhbehaart. Grundblätter länglich-eiförmig, oberseits mit hellen Flecken. Stengelblätter wechselständig, oval, stengelumfassend. Blüten kurzgestielt, glockenförmig. Blüten anfangs rot, dann nach blau verfärbend. Blütezeit: März bis Mai.
[S] Wächst in krautreichen Laubmischwäldern, Gebüschen und an Waldrändern.
[V] Fast ganz Europa.
[I] Schleimstoffe, Saponine, Gerbstoffe, Allantoine, Mineralstoffe.
[E] Geerntet wird die ganze Pflanze zur Blütezeit. Sie wird gebündelt an einem schattigen und trocknen Ort aufgehängt. Zum Frischverwenden pflückt man die jungen, zarten Blätter im zeitigen Frühjahr.

Da das Lungenkraut nicht in Griechenland vorkommt, war es den antiken Ärzten nicht bekannt. Die hl. Hildegard erwähnt eine Pflanze mit dem Namen »Lungwurtz«; es könnte sich dabei um das Lungenkraut handeln. Bei den frühen Kräuterbuchautoren Brunfels, Fuchs und Bock wird das Lungenkraut gar nicht oder nur kurz erwähnt. Erst bei Matthiolus findet sich eine gute Abbildung und eingehende Beschreibung des Lungenkrauts. Er schreibt: »dieß Kraut ist bey vielen in Beruff kommen / es heyle die Geschwär an der Brust; ich habs zwar versucht im blutspeyen / und treffentliche Hülff befunden.«

Als »Lungenpflanze« war es auch in der Volksmedizin sehr beliebt. Wahrscheinlich geht das auf die Signaturenlehre zurück, wonach die hellgefleckten Blätter mit der Lunge eine Ähnlichkeit haben sollen. Es wurde als Tee bei Heiserkeit, Bronchitis, Kehlkopfentzündungen und Blutspeien getrunken. Im Bayerischen Wald trank man ein »Lungenbier«, dazu wurde das Lungenkraut in Bier gesotten. Gelegentlich fand es auch als Wundheilpflanze Anwendung. Die jungen, zarten Blätter wurden früher in Eierkuchen gebacken oder in die Suppe getan.

Heutzutage findet das Lungenkraut noch gelegentlich als Bestandteil einer Hustenteemischung Verwendung.

Im Volksmund nannte man das Lungenkraut auch »Unser Lieben Frau Milchkraut« oder im Englischen »Lady's Milk Sile«. Man meinte, die weißen Flecken auf den Blättern kommen daher, daß die Milch der hl. Maria darauf getropft sei.

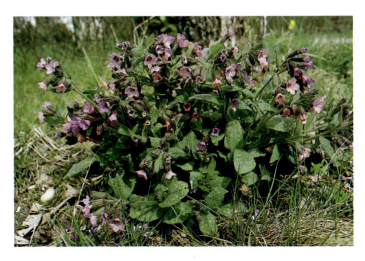

Wälder, Hecken, Gebüsche u. ä.

Tollkirsche
Atropa belladonna ☠

Nachtschattengewächse – *Solanaceae*

[K] Ausdauernde, bis 1,50 m hohe Pflanze. Stengel verzweigt, behaart. Blätter kurzgestielt, eiförmig, bis 15 cm lang, ganzrandig. Blätter in den oberen Sproßteilen scheinbar gegenständig, jeweils ein größeres und ein kleineres Blatt beieinander. Blüten gestielt, in den oberen Blattachseln. Krone glockig, Rand zurückgebogen, außen braunviolett, innen gelbgrün. Frucht eine kugelige, glänzend schwarze Beere. Blütezeit: Juni bis August.

[S] Wächst bevorzugt auf Kahlschlägen, an Waldrändern und lichten Waldwegen.

[V] Fast ganz Europa, Asien.

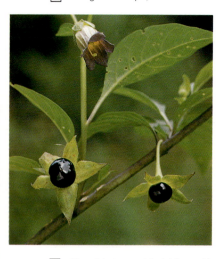

[I] Verschiedene Alkaloide, z.B. Atropin, Hyoscyamin, Scopolamin, ferner Phytosterin und Cholin.

[E] Die Pflanze darf nicht geerntet werden, da sie tödlich giftig ist. Schon wenige der verlockenden Beeren können für Kinder sehr gefährlich werden.

Im klassischen Altertum war die Tollkirsche wahrscheinlich nicht bekannt. Der hl. Hildegard war sie als »Teufelspflanze« durchaus bekannt. In den mittelalterlichen Kräuterbüchern wird dann durchweg von der »doll und unsinnig« machenden Wirkung berichtet. Bei Bock und Matthiolus finden sich eingehende Beschreibungen von Vergiftungsfällen. Als Heilpflanze war sie wenig gebräuchlich und wurde nur äußerlich bei Geschwüren aufgelegt.
In der Volksmedizin war sie bei uns kaum bekannt. In Osteuropa diente sie als Gichtmittel, wurde zur Behandlung von Lähmungen und als Abortivum benutzt.
In der heutigen Medizin wird nur noch der rein isolierte Wirkstoff Atropin verwendet. In genau dosierter Menge wird er in der Augenheilkunde und bei krampfartigen Krankheitszuständen, z.B. Magen-Darm-Krämpfe, Bronchialkrämpfe, angewendet.
Im Volksglauben war die Tollkirsche eine alte Zauberpflanze. Da sie als magische Pflanze galt, mußte man die Wurzeln unter gewissen Zeremonien ausgraben. Man konnte sich dann daraus einen Liebestrank zubereiten oder, als Amulett um den Hals getragen, die Zuneigung der Menschen erlangen. Traurige Berühmtheit erlangte sie als Bestandteil der Hexensalben. Die Inhaltsstoffe der Tollkirsche lösen Halluzinationen und erotische Träume aus. So ist es erklärlich, warum die Hexen unter der Folter über »Flüge auf dem Besenstiel« berichteten.
Der lateinische Name *belladonna* »schöne Frau« kommt daher, daß die Beeren früher zu kosmetischen Zwecken benutzt wurden. Sie dienten als »Rouge« für die Wangen, oder der Saft wurde in die Augen geträufelt, um mit großen, dunklen Augen (durch Pupillenerweiterung!) die Männer zu verführen.

Bittersüßer Nachtschatten
Solanum dulcamara ☠

Nachtschattengewächse – *Solanaceae*

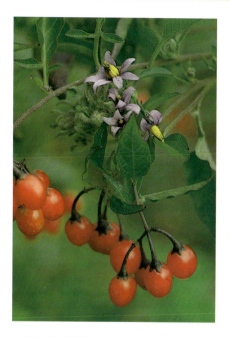

K Ausdauernder, rankender, bis 2 m hoher Halbstrauch. Stengel unten verholzt, kletternd, verzweigt. Blätter wechselständig, gestielt, breit-lanzettlich, am Grund häufig mit 2 Seitenlappen. Blütenstand langgestielt, doldig-traubig. Kronblätter violett, fünfteilig, später auffallend zurückgebogen. Frucht eine leuchtend rote, eiförmige Beere. Blütezeit: Juni bis September.
S Wächst in feuchten, schattigen Ufergebüschen, Hecken und Auwäldern.
V Fast ganz Europa.
I Alkaloide, Saponine, Gerbstoffe, Bitterstoffe.
E Die Pflanze ist giftig und darf nicht gesammelt werden.

Ob der Bittersüß in der Antike als Heilpflanze Verwendung fand, läßt sich nicht mit Sicherheit feststellen. Die älteste Abbildung stammt aus dem Jahre 1485 und ist im »Gart der Gesundheit« enthalten. Der dazugehörige Text bezeichnet allerdings eine andere Pflanze. In den mittelalterlichen Kräuterbüchern wird er dann häufig beschrieben. Bock empfiehlt ihn bei »erstorbener gälsucht«, damit ist eine hartnäckige Gelbsucht gemeint, und bei Verstopfung und Harnleiden. Zu dem Namen Bittersüß weiß er folgendes zu sagen: »Die rinde an disem gewächs ist der natur / je mer sie im mund zerkewet würt / je süßer und lieblicher der geschmack würt / inn der ersten aber ist sie ganz bitter und ongeschmackt.«

In der Volksmedizin wurde Bittersüß bei Lungenleiden, Asthma, Wassersucht, Gicht und Rheumatismus, Ekzemen, Hautleiden und bei Bauchkrämpfen gebraucht.

In der modernen Pflanzenheilkunde gibt es ein gutes Salbenfertigpräparat zur Behandlung von Ekzemen. In der homöopathischen Medizin ist er ein bekanntes Heilmittel.

Der Bittersüß spielte schon seit Urzeiten eine Rolle als »Zauberpflanze«. Der Name Alfenkraut oder Alpranke deutet darauf hin, daß es vor dem Alp – einem Nachtgespenst – schützen sollte. Den Kindern wurde es in die Wiege gelegt, um sie vor Behexung zu schützen. Dem Vieh wurde es um den Hals gehängt, um es von Engbrüstigkeit und schwerem Atem zu heilen. Wollte die Milch nicht zu Butter werden, so galt sie als verhext. Man mußte sie dann bloß durch die Zweige des Bittersüß gießen, und schon war der Schaden behoben. Man glaubte auch, daß der Bittersüß von den Zigeunern unter allerlei Zaubersprüchen zu einem Liebesmittel gebraut wurde.

Wälder, Hecken, Gebüsche u. ä.

Roter Fingerhut
Digitalis purpurea ☠

Braunwurzgewächse –
Scrophulariaceae

[K] Zweijährige, bis 2 m hohe Pflanze. Stengel aufrecht, unverzweigt, filzig behaart. Im ersten Jahr bildet sich eine Blattrosette mit großen eiförmigen, gestielten Blättern. Diese oberseits flaumig behaart. Im zweiten Jahr erfolgt eine Streckung der Sproßachse. Stengelblätter ei-lanzettlich, am Rand gekerbt. Blütenstand eine einseitswendige Blütentraube. Blüten purpurrot; Krone mit zweilippigem Rand, innen gefleckt. Blütezeit: Juni–August.
[S] Wächst auf lichten Waldwiesen, Kahlschlägen, an Waldrändern und Wegrändern. Kalkmeidend.
[V] Fast ganz Europa.

[I] Glykoside, Saponine.
[E] Die ganze Pflanze ist stark giftig und darf nicht gesammelt werden.

In der Antike war der Fingerhut nicht bekannt, da auch das Mittelmeergebiet nicht zu seiner natürlichen Verbreitung gehört. Sichere Hinweise über seine Verwendung gehen bis ins 5. Jh. zurück. In der irländischen Volksmedizin wird er als »sion« bereits seit dieser Zeit gebraucht. Auch in Wales und Südnorwegen gilt er als altbekannte Heilpflanze. Er wird äußerlich bei Geschwüren, Abszessen und Kopfschmerzen aufgelegt. In den mittelalterlichen Kräuterbüchern wird er zwar beschrieben, aber über seine Heilverwendung gibt es nicht viel zu berichten. Erst im 18. Jh. finden sich wieder einige Berichte. Der englische Arzt Withering erfährt 1775 von einem Kräuterweib von der guten Wirkung des Fingerhuts bei Wassersucht. Er macht eingehende Versuche und kommt dabei zu der Überzeugung, daß die wassertreibende Kraft des Fingerhuts sich durch eine Herzstärkung ergibt.
Genaueste und umfangreiche Forschungen konnten dies bestätigen. Der Inhaltsstoff, ein herzwirksames Glykosid, fördert und verbessert die Kontraktionskraft des Herzmuskels vor allem dann recht eindrucksvoll, wenn bereits eine Herzschwäche besteht. Wassereinlagerungen werden ausgeschwemmt, der Herzschlag wird gleichmäßig, und sogar das vergrößerte, kranke Herz wird wieder etwas kleiner.
Heutzutage werden nur genau dosierte Fertigpräparate zur Therapie benutzt, da es bereits bei einer geringen Überdosierung zu ernsten Nebenwirkungen kommen kann.
Im englischen Volksglauben gilt der Fingerhut auch als eine Pflanze der Elfen, worauf uralte keltische Namen hindeuten.

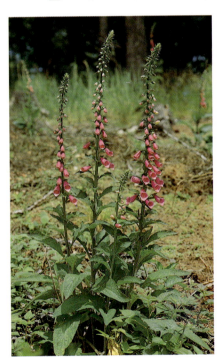

Knotige Braunwurz
Scrophularia nodosa

Braunwurzgewächse – *Scrophulariaceae*

[K] Ausdauernde, bis 1 m hoh Pflanze. Stengel aufrecht, vierkantig. Blätter gegenständig, gestielt, eiförmig, vorne zugespitzt, am Rand gesägt. Blüten in endständiger, rispiger Trugdolde. Krone bauchig, bräunlich. Blütezeit: Juni bis August.

[S] Wächst an feuchten Gebüschen, Bächen, Ufern und in Auwäldern.

[V] Fast ganz Europa, West- und Mittelasien.

[I] Saponine, Flavonglykoside, Alkaloide.

[E] Da die Pflanze als leicht giftig gilt, sollte sie nicht gesammelt werden.

Schon Dioskurides erwähnt in seiner »Materia Medica« eine Braunwurzart als Heilpflanze. »Die Blätter, sowie die Stengel, der Saft und die Frucht haben die Kraft, Krebse, Drüsen am Ohr und in der Schamgegend zu zerteilen.« Die mittelalterlichen Kräuterbuchautoren übernehmen in der Regel die Empfehlungen aus den antiken Schriften und verwenden die Braunwurz bei Halsgeschwüren, Ohrenschmerzen, aber auch bei Hämorrhoiden und Würmern. So schreibt Fuchs: »Braunwurtzbletter /.../ verzerren die harte Kröpff / und ormützel / heylen die faulen und umb sich fressende geschwär / und den Krebs.« Der lateinische Name *Scrophularia* leitet sich von »scrophula« = Halsgeschwür ab und deutet somit auch auf die Heilverwendung bei der Skrofulose, einer chronischen Entzündung und Schwellung der Halslymphknoten, hin.

Auch in der Volksmedizin war sie das Heilmittel der Geschwüre, Fisteln, Hautleiden und Hämorrhoiden. Der frische Saft, mit Honig vermischt oder zur Salbenherstellung benutzt, sollte Grind und Räude heilen und Wunden verschließen. Bereits Bock schrieb 1565: »Aus Braunwurtz mach ein köstliches un beschertе salb zu allerhand Grind und Räudigkeit /...«

In der modernen Pflanzenheilkunde findet sie nur selten Verwendung. In einigen Fertigpräparaten ist sie enthalten. In der Homöopathie wird sie auch gebraucht.

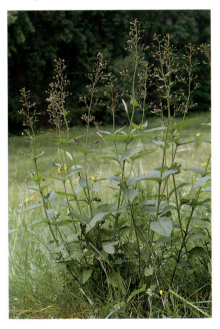

Daß sie auch im Volksglauben bekannt war, zeigen Namen wie Hexenkraut, Nachtschatten, Rauchwurzel. Sie sollte, als Amulett getragen, vor Verzauberung bewahren. Als besonders wirksam gegen Knoten und Kröpfe galten die knollig verdickten Wurzeln, wenn sie zwischen den beiden Frauentagen (15. August bis 8. September) gesammelt wurden. Dies stammt wahrscheinlich aus der Signaturlehre.

Wälder, Hecken, Gebüsche u. ä.

Salbei-Gamander
Teucrium scorodonia

Lippenblütler – *Lamiaceae*

[K] Ausdauernde, bis 60 cm hohe Pflanze. Stengel aufrecht, oben verzweigt, vierkantig. Blätter gestielt, eiförmig, am Grund herzförmig, runzelig, am Rand unregelmäßig gezähnt. Blütenstand eine einseitswendige Scheinähre; Blüten gelb-grünlich, Kelch röhrig-glockig; Unterlippe herabgekrümmt, Oberlippe scheinbar fehlend. Blütezeit Juni bis September.
[S] Wächst in lichten Laub- und Nadelwäldern, auf Heiden, Kahlschlägen und an Hecken.
[V] Fast ganz Europa.
[I] Ätherisches Öl, Gerbstoffe, Bitterstoffe, Flavonoide.

In den antiken Schriften werden mehrere *Teucrium*-Arten aufgeführt. Man heilte damit Magenstechen, Harnverhalten, Gicht und benutzte sie als Wundheilmittel. Bei den mittelalterlichen Kräuterbuchautoren ist der Gamander wohl bekannt und sehr geschätzt. Im »Gart der Gesundheit« (1485) wird er ausführlich beschrieben »Nem das safft von selbe (Salbei-Gamander) mit Honig vermengt vnd da mit full wunden geweschen ist sie wole reynigen.« Bei Bock wird er gar zum Universalheilmittel. Er empfiehlt ihm bei Leber- und Milzleiden, Nierenkrankheiten, Brustbeschwerden, Menstruationsstörungen, zur Magenstärkung, zum Heilen von Brüchen, Wunden u. a. m. Seine Verwendung in der deutschen Volksmedizin ist, bis auf das Siegerland, nicht sehr gebräuchlich. In den atlantischen Ländern dagegen ist er recht bekannt. Er wird bei Magen-Darm-Beschwerden, Durchfall, Fieber, Harnverhalten, Frauenleiden sowie als Wundmittel verwendet.

Im Siegerland zählt der Salbei-Gamander, neben der Fetthenne und der Akelei, zu den drei Krebskräutern. Diese Pflanzen wurden nach speziellen Sammelvorschriften gepflückt und entweder frisch oder getrocknet als Pulver oder Tee gegen Krebs verwendet. Hier fließen schon Volksmedizin und Volksglaube ineinander. So mußte er bei Vollmond oder »jungem Licht« am Johannistag oder an Christi Himmelfahrt gepflückt werden. In einigen Gegenden war er auch Bestandteil der »Kräuterbüschel«, welche an Maria Himmelfahrt geweiht wurden.

In der heutigen Pflanzenheilkunde findet der Salbei-Gamander keine Verwendung mehr.

Als Zauberpflanze sollte der »zwischen 2 lieben frauentagen« eingeholte Gamander Haus und Hof, Menschen und Tiere vor Dämonen und Teufeln beschützen.

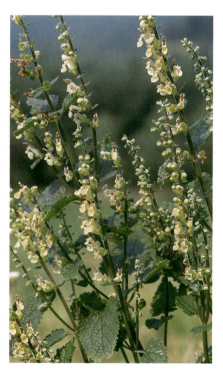

Wälder, Hecken, Gebüsche u. ä.

Echte Goldrute
Solidago virgaurea

Korbblütler – *Asteraceae*

[K] Ausdauernde, bis 1 m hohe Pflanze. Stengel aufrecht, oben behaart. Blätter wechselständig, unten kurzgestielt, oben sitzend, länglich-elliptisch, gezähnt. Blütenstand traubig oder rispig; Zungenblüten lediglich 6–12, gelb. Blütezeit: Juli bis September.
[S] Wächst an Waldrändern, in lichten Wäldern, auf Kahlschlägen, Magerrasen und Heiden.
[V] Fast ganz Europa, Nordamerika, Nordasien.
[I] Ätherisches Öl, Saponine, Gerbstoffe.
[E] Im Juli/August schneidet man die oberen Pflanzenteile ab, bündelt sie und hängt sie an einem luftigen, schattigen Ort zum Trocknen auf.

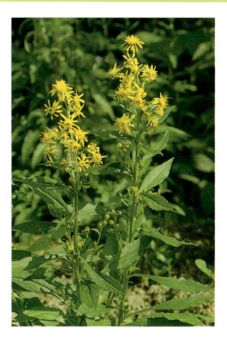

In der Antike war die Goldrute nicht bekannt. Erst im Mittelalter finden sich schriftliche Überlieferungen. Der katalanische Arzt A. v. Villanova empfahl bereits Ende des 13. Jh. die Goldrute gegen Blasensteine. Von Matthiolus wird sie als »gewaltig den Harn treibend und den Stein brechend« bezeichnet. Sie galt aber auch als ein gutes Wundkraut. Bock nennt sie »Heydnisch Wundkraut«. »Heydnisch« deshalb, weil sie bereits von den Germanen als hochgeschätzte Wundheilpflanze angesehen wurde.

In der Volksmedizin wurde sie als harntreibend, stopfend und entzündungswidrig angesehen. Goldrutentee wurde bei chronischen Nierenleiden, Nieren- und Blasensteinen, Harnverhalten, bei Gicht, Rheumatismus und Hautkrankheiten getrunken. Äußerliche Anwendung fanden Umschläge bei alten Geschwüren, schlecht heilenden Wunden und Insektenstichen.

Heutzutage gilt die Goldrute als ein gutes Nierenmittel. Der berühmte Arzt Rademacher hat dies bereits 1840 mit folgenden Worten ausgedrückt: »Dieses Kraut ist ein gar altes und gutes Nierenmittel... Es ist ein Eigenmittel auf die Nieren, es bringt die erkrankten zum Normalstande zurück...« Die Goldrute besitzt eine diuretische (harntreibende) Wirkung und eignet sich somit zur Behandlung von Blasen- und Nierenentzündungen. Ihr wird aber auch eine spezifische heilende und stärkende Wirkung auf das Nierengewebe nachgesagt, weswegen sie gern bei chronischen Nierenbecken- und Nierengewebsentzündungen verwendet wird. Die Goldrute ist wegen ihrer ausschwemmenden Eigenschaft auch häufig Bestandteil von Teemischungen zur »Blutreinigung«, z. B. bei Hautkrankheiten, rheumatischen Beschwerden und Leberleiden.

Wälder, Hecken, Gebüsche u. ä.

Echter Alant
Inula helenium

Korbblütler – *Asteraceae*

[K] Ausdauernde, bis 2 m hohe Pflanze. Wurzelstock fleischig dick, zum Teil knollig verdickt. Stengel aufrecht, rauhhaarig, oben verzweigt. Grundblätter langgestielt, groß, eiförmig bis elliptisch. Stengelblätter sitzend bis stengelumfassend, herzförmig, unterseits filzig behaart, am Rand ungleich gekerbt oder gezahnt. Blütenköpfe in lockerer Doldentraube, maximal 6–7 cm groß, leuchtend gelb, mit schmalen, langen Zungenblüten. Blütezeit: Juni bis September.
[S] Wächst verwildert an Ufergebüschen, Hecken und Zäunen.
[V] Ursprüngliche Verbreitung Südwestasien, Südosteuropa. In Europa, Nordamerika und Japan eingebürgert.
[I] Die Wurzel enthält ätherisches Öl (1–3%) mit dem wichtigsten Wirkstoff, dem Alantkampfer, ferner Bitterstoffe und ca. 40% Inulin.
[E] Im Frühjahr oder Herbst werden die Wurzelstöcke geerntet. Sie werden ausgegraben, gründlich gereinigt, zerschnitten und bei milder Wärme getrocknet.

Wahrscheinlich war schon im alten Griechenland der Alant als Heilpflanze bekannt. Bei der von Theophrast erwähnten Pflanze »Helenion« könnte es sich um den Alant handeln. Sie galt als ein gutes Mittel gegen Schlangenbiß. Dioskurides empfiehlt »Helenion« bei Husten, Engbrüstigkeit, Krämpfen, Blähungen sowie Ischias. Bei Plinius ist er ein geschätztes Magenmittel. Er schreibt, daß Julia Augusta, die Tochter des Kaisers Augustus, sie täglich eingenommen haben soll. Die Wurzel wurde dazu als Konfitüre mit Rosinen und Datteln zubereitet. Auch soll die Wurzel, nüchtern gekaut, die Zähne befestigen. Daß er auch als Abführmittel und zur Anregung der Menstruation benutzt wurde, kann man aus dem Namen »Inula« ableiten, denn es bedeutet soviel wie ausleeren, reinigen.

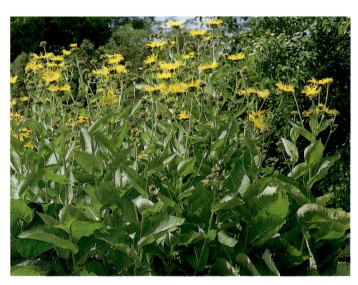

Wälder, Hecken, Gebüsche u. ä.

Im gesamten Mittelalter war er eine hochgeschätzte Heilpflanze. Die hl. Hildegard verwendet ihn bei Lungenleiden und äußerlich bei der Krätze. Bock nennt den Alant eine »köstlich artznei« für die Engbrüstigen, für Magenerkältung und Verdauungsstörungen. Matthiolus bezeichnet ihn als hervorragendes herzstärkendes, nieren- und blasenreinigendes, schleim- und galleabführendes Mittel. Der Alant ist im Mittelalter ein Allheilmittel gewesen, besonders dann, wenn er in Form des Alantweins, der auch »potio Paulina« genannt wurde, getrunken wurde. So gab es im Jahre 1421 in Wörth an der Donau eine herzogliche bayerische Alantweinsiederei.

In der Volksmedizin war Alant ebenfalls sehr beliebt und wurde für viele Leiden gebraucht. Besonders bei Bronchialkatarrhen, Husten, Blähungen, Harnverhalten, Magen-Darm-Beschwerden, Gelbsucht und Würmern. Äußerlich wurde die Wurzel mit Schweineschmalz zusammen als Salbe gegen Krätze, Geschwüre und Ekzeme benutzt. In Siebenbürgen und im Spreewald wurde der Alant gegen Brustkrankheiten als Tabak geraucht.

Der Alant gilt heute vor allem als Hustenmittel. Der genaue Wirkeffekt konnte noch nicht geklärt werden. Es ist aber anzunehmen, daß die ätherischen Öle einen auswurfförderenden und leicht krampflösenden Effekt haben. Die Bitterstoffe wirken dazu noch anregend. Die Alantwurzel eignet sich somit gut bei chronischem Husten mit allgemeiner Schwäche und Appetitlosigkeit. Für chronischen Husten älterer Menschen ist er als Bestandteil einer entsprechenden Teemischung sehr zu empfehlen. Man sollte ihn allerdings nicht überdosieren, da es sonst zu Leibschmerzen, Durchfall, Schwindel und Erbrechen kommen kann.

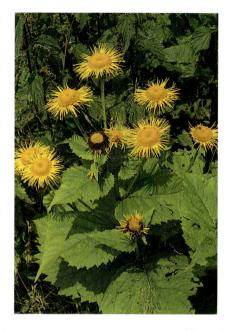

In der germanischen Mythologie war der Alant dem Gott Odin oder Wotan geweiht. Daher stammen die alten Namen wie Odinskopf, Wotanshaupt. Im Volksglauben galt der Alant auch als dämonabwehrende Pflanze. In der Steiermark räucherte man am Christabend mit Alant die Stuben und Ställe aus. Als Amulett um den Hals getragen, sollte er vor Behexen schützen. Als Pflanze des Abwehrzaubers ist er ein altes Mittel gegen die Pest.

Als auffällige Pflanze gehörte er auch in die Kräuterbüschel, die an Maria Himmelfahrt (15. August) in der Kirche geweiht werden. Nach der Kirchweihe trug man diesen »Würzwisch« nach Hause und hängte ihn in den Stall oder in die Stube. Er sollte das Vieh vor Behexen schützen und das Haus vor Blitzschlag bewahren. Im Sauerland war es Brauch, daß man für jede Kuh im Stall eine »Olantskopp« in den Würzwisch steckte.

Wälder, Hecken, Gebüsche u. ä.

Fuchs' Greiskraut
Senecio fuchsii
Korbblütler – *Asteraceae*

[K] Ausdauernde, bis 1,50 m hohe Pflanze. Stengel aufrecht, oben ästig. Blätter kurzgestielt, lanzettlich, am Rand fein gesägt. Blüten in doldenartiger Rispe; lediglich 5 Zungenblüten, leuchtend gelb. Blütezeit: Juli bis September.

[S] Wächst bevorzugt auf Kahlschlägen und in lichten, krautreichen Mischwäldern.

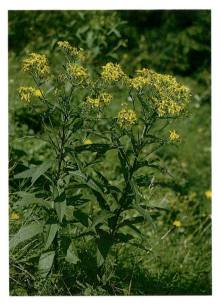

[V] Fast ganz Europa, häufig in Mittelgebirgen.
[I] Alkaloid Senecionin sowie Flavonoide.
[E] Geerntet werden die oberen Triebe kurz vor der Blüte. Gebündelt an einem luftigen, schattigen Ort zum Trocknen aufhängen.

Die Verwendung des Greis- oder Kreuzkrautes ist sehr alt. Zwischen den verschiedenen Arten wird dabei allerdings nicht unterschieden. In der Antike wird es als kühlendes und erweichendes Mittel angesehen und bei Leber-, Blasen- und Magenbeschwerden verwendet. Im Mittelalter gilt es als entzündungswidrig und geschwulstzerteilend. Es findet Verwendung bei Geschwülsten der Brust, der Genitalien und bei »hitzigen magenschmertzen«. Tabernaemontanus empfiehlt es auch noch bei Gelbsucht, Blutspeien, Gebärmutterblutungen und äußerlich für allerlei Hautkrankheiten.

In der Volksmedizin galt es als Frauenpflanze und wurde bei Menstruationsstörungen und bei starken Periodenblutungen verwendet. Äußerlich gebrauchte man es als Umschlag ebenfalls bei Geschwüren und Wunden.

Durch klinische Untersuchungen konnten die volksmedizinischen Erfahrungen bezüglich der blutstillenden Eigenschaften bestätigt werden. Es war erfolgreich bei allen Arten von funktionellen Blutungen, z. B. bei Wochenbettblutungen, Myomblutungen und Blutungen nach Aborten. Es besitzt zwar nicht so starke blutstillende Eigenschaften wie das Mutterkorn, ist aber ohne Nebenwirkungen und eignet sich somit gut für leichtere bis mittlere Beschwerden.

In Verruf ist das Kreuzkraut durch neuere Untersuchungen gekommen. Es fanden sich Inhaltsstoffe, die leberschädigend und krebserzeugend sind. Diese Inhaltsstoffe fand man aber hauptsächlich beim Jakobs-Kreuzkraut und einigen anderen Kreuzkraut-Arten. Beim *Senecio fuchsii* wurde aber durch eingehende Untersuchungen bewiesen, daß es nicht gefährlich ist.

Als »Wiederkomm« bezeichnet man das Jakobs-Kreuzkraut. Man gab es den Kühen als Absud, wenn sie keine Milch mehr gaben, worauf die Milch wieder kommen sollte.

Wälder, Hecken, Gebüsche u. ä.

Bärlauch
Allium ursinum

Liliengewächse – *Liliaceae*

[K] Ausdauernde, bis 40 cm hohe Pflanze. Stengel aufrecht, unverzweigt. Blätter grundständig, meist zu 2, länglich, zugespitzt, gestielt, oberseits glatt, dunkelgrün glänzend. Blütenstand eine vielblütige Trugdolde. Blüten weiß, gestielt. Ganze Pflanze verströmt einen knoblauchartigen Geruch. Blütezeit: April/Mai.
[S] Feuchte, nährstoffreiche Laubwälder und Auwälder. Kommt meist in größeren Beständen vor.
[V] Fast ganz Europa.
[I] Schwefelhaltige ätherische Öle, Vitamin C, Mineralstoffe.
[E] Geerntet werden die Blätter am besten noch vor der Blüte. Das Kraut wird nur frisch verwendet.

Der Bärlauch gehört mit zu den ältesten Heilpflanzen. Er war schon den Germanen und Kelten bekannt. Die Germanen kultivierten verschiedene Lauchgewächse in »Lauchgärten«. In der Edda, einer germanischen Volksmythologiesammlung, wurde der Lauch gelobt und galt als eine der ersten Pflanzen seit der Welterschaffung. »Sonne von Süden fiel auf den Felsen, und dem Grund entsproß der grüne Lauch«, heißt es da. Die Römer kannten ihn als »Herba salutaris«, was soviel bedeutet wie Heilkraut, und schätzen ihn als magen- und blutreinigendes Mittel. Bock, Matthiolus u. a. erwähnen ihn lobend. Der Kräuterpfarrer Künzle schreibt einige hundert Jahre später: »Wohl kein Kraut der Erde ist so wirksam zur Reinigung von Magen, Gedärmen und Blut wie der Bärlauch.« Mit diesen Worten hat er nicht ganz übertrieben.

In der Volksmedizin wird er dann auch zu einer blutreinigenden Frühjahrskur, bei Hautleiden, Würmern und Darmbeschwerden verwendet. All diese uralten Erfahrungen kann man nur bestätigen und den Bärlauch als reinigendes, anregendes Wildgemüse empfehlen. Damit er seine Wirkung voll entfalten kann, muß er frisch verwendet werden. Er eignet sich zum Würzen von Quark, Salat, und kleingehackt als Brotauflage. Für eine heilmäßige Kur sollte man täglich für ca. 2-3 Wochen eine Handvoll frischer Blätter essen.

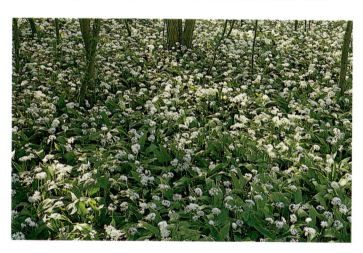

Wälder, Hecken, Gebüsche u. ä.

Maiglöckchen
Convallaria majalis ☠

Liliengewächse – *Liliaceae*

K Ausdauernde, bis 30 cm hohe Pflanze. Blätter meist zu 2, breit-lanzettlich, bis 20 cm lang, mit parallelen Blattnerven, dunkelgrün, leicht glänzend. Am Grund den Blütenstengel umfassend. Stengel aufrecht, trägt den einseitswendigen, traubigen Blütenstand. Blüten weiß, nickend, glockenförmig, mit sechszipfligem, nach außen gebogenem Rand. Blüten duften wohlriechend. Früchte leuchtend rote, kugelige Beeren. Blütezeit: Mai/Juni.
S Wächst gern in Buchenwäldern und an warmen Gebüsch- und Waldrändern. Häufig auch in Gärten kultiviert.
V Fast ganz Europa; in Süd- und Osteuropa nur in Gebirgslagen.
I Enthält verschiedene Glykoside, Saponine, Flavonoide.

E Das Maiglöckchen darf nicht gesammelt werden, da es tödlich giftig ist.

Das Maiglöckchen kommt in Griechenland nicht vor und wird daher auch in den antiken Schriften nicht erwähnt. Ab dem 15. Jh. wird es dann in den meisten Kräuterbüchern häufiger beschrieben. Paracelsus empfiehlt es als Stärkungsmittel bei Schlaganfall, Gliederzittern und für Schwangere. Nach Lonicerus soll es, auf Hinterkopf und Stirn gestrichen, »gar gute vernunft machen«, und Matthiolus lobt es als ein gutes Mittel »für Hirn und Herz«. In einem »Destillierbuch« aus dem frühen 16. Jh. finden sich bereits ebenfalls diese Anwendungsratschläge. Das »Meyenblümleinwasser ... Stercket das hyrn / die synne / und das hertz. Für onmacht / unnd wenn die sprach gelegen – vertreibet das zytteren / die händ und arme damit gerieben.«

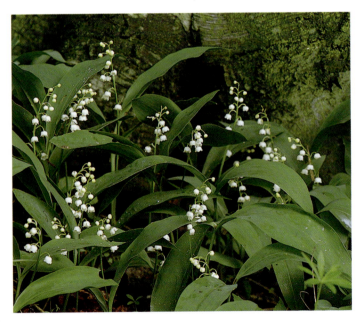

Wälder, Hecken, Gebüsche u. ä.

In der deutschen Volksmedizin wurde das Maiglöckchen kaum gebraucht. In Rußland fand es eine umfangreiche Anwendung. Ein Auszug der Blüten in Branntwein sollte gegen die Fallsucht (Epilepsie) helfen. Eine Abkochung der Blätter wurde bei Herzschmerzen getrunken oder zu Augenumschlägen und Kopfwaschungen bei Flechten verwendet. In Rumänien wurde es auch bei Augenentzündungen gebraucht. Es hieß dort auch »lacramioare« = Tränenblümchen, denn die hängenden Blüten wurden mit Tränen verglichen.

Heutzutage wird das Maiglöckchen fast ausschließlich in der Herztherapie verwendet. Durch eingehende pharmakologische Untersuchungen konnten etwa 30 verschiedene Glykoside festgestellt werden. Als Hauptwirkstoff gilt das Convallatoxin. Sehr interessant sind dabei Forschungsergebnisse, nach denen Darreichungen des natürlichen Wirkstoffkomplexes besser wirken als das reinisolierte Convallatoxin. Das hängt mit der Löslichkeit, d. h. biologischen Verfügbarkeit, zusammen. Der Gesamtkomplex enthält ca. 60 % herzwirksame Glykoside und 40 % ohne Herzwirkung. Der Gesamtkomplex ist aber ca. 500 mal stärker als das isolierte Convallatoxin. Diese Feststellung beweist wieder einmal die Tatsache, daß eine Pflanze in ihrer Gesamtheit oft besser wirkt und auch oft besser verträglich ist als der isolierte Wirkstoff. In der Therapie setzt man das Maiglöckchen als Tinctur oder in Tablettenform mit genauer Dosierungsvorschrift ein. Es eignet sich zur Behandlung von Altersherzbeschwerden und bei leichten bis mittleren Herzschwächezuständen.

Im Volksglaube galten die Maiglöckchen als »Schönheitsmittel«. Dazu mußte man vor Sonnenaufgang Maiglöckchen pflücken und dann damit

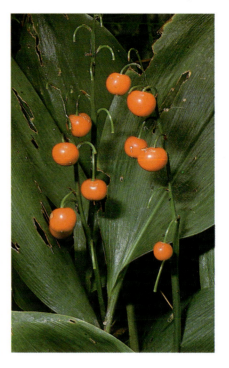

das Gesicht abreiben. Die Sommersprossen sollten dadurch verschwinden. Dazu heißt es auch in Uhlands Gedicht:

»Mit dem Tau der Maiglocken
wäscht die Jungfrau ihr Gesicht,
Badet sie die goldnen Locken.«

Auch als Glücksbringer galten Maiglöckchen. Dazu mußte man sie am Himmelfahrtstag vor Sonnenaufgang suchen. Im bäuerlichen Erntebrauch gab es folgende Deutung: Wenn vor Georgi Maiglöckchen zu sehen sind, die innen in der Blütenkrone rote Streifen haben, so wird die Ernte viel Arbeit machen und wenig Nutzen bringen.

Auch in der christlichen Symbolik findet man das Maiglöckchen. Als Sinnbild für Reinheit und Keuschheit findet man es auf dem wunderschönen Bild »Das Paradiesgärtlein« (um 1410).

Einbeere
Paris quadrifolia ☠

Liliengewächse – *Liliaceae*

[K] Ausdauernde, bis zu 40 cm hohe Pflanze. Stengel aufrecht, kahl. Blätter an der Spitze des Stengels, quirlständig, meist 4 Blätter, gelegentlich auch 5 oder 6, ellipitisch, netznervig, bis 10 cm lang. Blüten langgestielt, endständig, einzeln, grünlich, mit 4 äußeren, bis 3 cm langen Blütenblättern und 4 inneren, schmäleren und kürzeren Blütenblättern; 8 lang zugespitzte, dunkelgelbe Staubbeutel. Frucht bis 1 cm dick, kugelig, schwarz, bereift. Blütezeit: Mai/Juni.
[S] Wächst in Laubwäldern, Auwäldern, Nadelmischwäldern und an Gebüschen und Hecken.
[V] Fast ganz Europa.
[I] Saponine, Glykoside, organische Säuren.
[E] Die ganze Pflanze ist giftig und darf nicht gesammelt werden.

In der Antike war die Einbeere nicht bekannt. Im Mittelalter galt sie als ein Mittel gegen Nervenkrankheiten. Matthiolus schreibt, er habe selbst erfahren, daß etlichen, die »durch Unholden und Zauberei ihrer Vernunft beraubt« worden wären, mit der Pflanze geholfen worden sei. Äußerlich wurde die Pflanze als Umschlag auf Feigwarzen, Karbunkel, Hämorrhoiden und auf »pestilentzische Beulen« gelegt.
In der Volksmedizin und im Volksglauben galt sie als Mittel gegen die Pest. Man mußte sie dazu an die Türen stecken oder drei Einbeeren über das Hauskreuz hängen. Gegen die Gicht sollte sie hilfreich sein, wenn man sie unter Aufsagen einer Beschwörungsformel zwischen den beiden Frauentagen – 15. August und 8. September – sammelte.
In der heutigen Pflanzenheilkunde findet sie keine Verwendung. Als Homöopathikum wird sie u. a. bei Kopf- und Gesichtsneuralgie gebraucht.

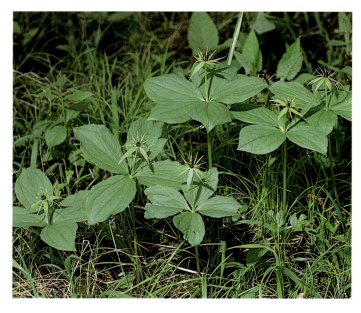

Wälder, Hecken, Gebüsche u. ä.

Gefleckter Aronstab
Arum maculatum ☠
Aronstabgewächse – *Araceae*

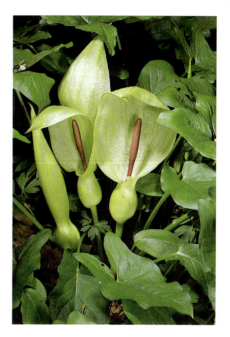

K Ausdauernde, bis 40 cm hohe Pflanze. Stengel aufrecht. Blätter langgestielt, spieß-pfeilförmig, bis zu 20 cm lang, fleischig, grün, gelegentlich bräunlich gefleckt. Auffälliger Blütenstand. Blütenkolben oben keulenartig verdickt, braunviolett, darunter befinden sich die männlichen Blüten, dann folgt ein Kranz borstiger Haare und schließlich unten die weiblichen Blüten. Der ganze Blütenkolben ist von einer gelb-grünen, bauchigen Hochblattscheide umgeben. Blütezeit: April bis Juni.
S Wächst auf feuchten, kalkigen Böden in Auwäldern und Laubmischwäldern.
V Mittel- und Südeuropa.
I Enthält einen stark hautreizenden Stoff, das Aronin.

Der Aronstab war schon im Altertum eine bekannte Heilpflanze. Theophrast schreibt sogar: »Die Wurzeln und Blätter des Aron sind eßbar, wenn sie mit Essig gekocht sind, jene schmecken süß und heilen innere Zerreißungen. Hippokrates nahm ihn bei Verschleimung und als Uteruseinlage zur Anregung der Menstruation. Bock nennt ihn »ein berümpt artznei für den zähen husten«. Er wird auch noch bei Magenverschleimung, Melancholie und äußerlich bei Feigwarzen, Mastdarmvorfall und alten Wunden gebraucht. Nach Matthiolus soll der Wurzelsaft zusammen mit Fenchelwasser die Augen rein und klar machen und als Hautverschönerungsmittel von den Frauen benutzt worden sein.
In der Volksmedizin fand er gelegentlich Verwendung bei Brustverschleimung, Würmern sowie als Wundheilmittel.
In der modernen Pflanzenheilkunde findet er keine Anwendung. Als homöopathisches Mittel ist er in Gebrauch.
Im Brauchtum wird der Aronstab als Ernteorakel verwendet. So bedeutet der obere Teil des Kolbens das Getreide, der darauffolgende Teil das Heu, die männlichen Blüten das Obst, die weiblichen Blüten die Trauben. Wegen seines auffälligen Wuchses – er gleicht einem Penis – diente der am Himmelfahrtstag gepflückte Aronstab als Aphrodisiacum. Als Amulett um den Hals getragen, sollte die Wurzel die Kinder vor Bindehautentzündungen schützen.
Der Aronstab ist eine Kesselfallenblume. Durch einen fauligen Geruch werden Fliegen und andere Insekten angelockt, fallen in den Kessel und werden durch den Haarkranz zurückgehalten. Nach der Bestäubung sterben die Haare ab, und der Besucher ist wieder frei.

Gewöhnlicher Wacholder
Juniperus communis

Zypressengewächse – *Cupressaceae*

[K] Immergrüner, bis 10 m hoher, schlanker Strauch. Blätter nadelförmig, spitz, stehen zu dreien wirbelig. Blüten zweihäusig verteilt, grünlich, unscheinbar. Frucht beerenartig, bläulich; botanisch aber eine Zapfenfrucht. Blütezeit: April bis Mai. Fruchtreife erst in ca. 3 Jahren.

[S] Wächst auf sonnigen, trocknen Hängen, Heiden und in lichten Nadelwäldern. Der Wacholder ist ein typischer Strauch von Trockenrasen- und Heidelandschaften, die durch Schafbeweidung »offengehalten« werden. Durch den Rückgang der Schafwirtschaft wird er von anderen Gehölzen überwachsen und verdrängt.

[V] Fast ganz Europa, Nordasien, Nordamerika.

[I] Ätherische Öle, Gerbstoffe und Harze.

[E] Am besten sammelt man die reifen Beeren dadurch, daß man die Zweige mit einem Ast klopft. Sie fallen dann herunter. Vorher ein Leinentuch ausbreiten. Sie werden dann an einem luftigen, warmen Ort getrocknet.

Der Wacholder zählt mit zu den uralten Heil- und Gewürzpflanzen. Bereits bei den Ausgrabungen von jungsteinzeitlichen Pfahlbauten fand man Samen. Auch den Ärzten der Antike war er bekannt. Hippokrates verwendet eine südländische Art äußerlich zur Behandlung von Wunden und Fisteln und als innerliches Mittel zur Geburtsbeschleunigung. Dioskurides lobt bereits seine wassertreibende Kraft. Als Räuchermittel empfiehlt er ihn gegen wilde Tiere. Von der hl. Hildegard werden die Wocholderbeeren gegen Lungenleiden in einem Rezept genannt. Wie hoch er im Mittelalter geschätzt wurde, drückt Bock mit folgenden Worten aus: »In summa die würckung und tugent des Weckholterbaumes seind zu beschreiben nit wol möglich«. Er galt als Universalheilmittel. So wurde er bei Nieren- und Blasenleiden, Menstruationsstörungen, chronischen Hautausschlägen, Lungenleiden, Verdauungsschwäche, Gicht, Rheumatismus, Lähmungen u. a. m. als Heilmittel eingesetzt.

Recht verbreitet war auch die Verwendung des Wacholders als Räuchermittel gegen pestartige Epidemien. Zahlreiche Sagen und Legenden gibt es dazu. So erzählt eine Geschichte aus dem Salzburgischen, daß während einer Pestzeit ein Vogel erschien und den Menschen zurief: »Eßt's Kranawitt (Wacholder) und Bibernell, dann sterbt ihr net so schnell.«

Der Wacholder ist eine recht volkstümliche Heilpflanze. So sagt man in

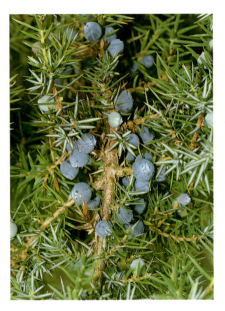

Bäume und Sträucher

der Steiermark: »Vor einem Kranawetstrauch soll man den Hut abnehmen, vor einem Hollerboschen aber niederknien.« Ein Tee aus den Beeren wurde wegen seiner wassertreibenden Kraft bei Steinleiden, Blasen- und Nierenerkrankungen, Galle- und Leberbeschwerden getrunken. Auch als Blutreinigungsmittel bei chronischen Hauterkrankungen, Gicht und Rheuma wurde er geschätzt. Die Beeren, zerkaut, sollten vor Infektionen schützen und die Verdauungsorgane anregen. Aus den grünen Wacholderbeeren stellte man eine Wundsalbe her. Die Beeren, eingelegt in Schnaps, wurden als Wacholdergeist äußerlich zum Einreiben bei Gicht, Rheuma, Muskelschmerzen und Neuralgien und innerlich bei Appetitmangel und Verdauungsschwäche gebraucht. Ein Wacholderöl fand Verwendung als Inhalationsmittel bei Schnupfen und Erkältungskrankheiten.

In pharmakologischen Untersuchungen bestätigte sich ein deutlicher harntreibender Effekt des ätherischen Wacholderbeeröls. Diese Wirkung kommt dadurch zustande, daß das Öl über die Nieren ausgeschieden wird und dabei eine Nierengewebereizung mit vermehrter Harnproduktion erzeugt. Die Verwendung der Beeren ist deshalb nicht ganz unbedenklich und darf bei einer bekannten Nierenschwäche oder -schädigung nicht durchgeführt werden. Auch Nierengesunde sollten eine Wacholderbeerbehandlung nicht länger als 4–6 Wochen durchführen. Eine Behandlung empfiehlt sich im Sinne einer »Blutreinigung bei Hautkrankheiten, Gicht und rheumatischen Erkrankungen«. In der Schwangerschaft sollte ebenfalls keine Wacholderbehandlung gemacht werden, da eine uterusanregende Wirkung bekannt ist. Der äußerliche Gebrauch in Form von Einreibungen und Inhalationen ist

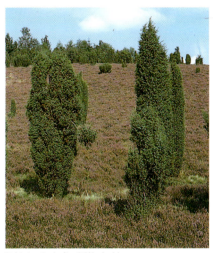

Heidelandschaft mit Wacholder.

durchaus noch im Sinne der Volksmedizin zu empfehlen.

Bekannt ist auch noch die Verwendung der Beeren als Gewürz für Sauerkraut, Fleisch- oder Fischgerichte. Früher wurde das Holz zum Räuchern benutzt. Da der Wacholder aber heute vielerorts selten ist, sollte man sein Holz und seine Zweige nicht mehr sammeln.

Um den Wacholder ranken sich zahllose Mythen, Sagen und Bräuche. Der schlanke, »menschenähnliche« Wuchs machte ihn zu einer geheimnisvollen Pflanze. Man glaubte, die Seelen der Verstorbenen verbergen sich im Baum und lassen sich durch besondere Umstände wieder zu neuem Leben erwecken. Namen wie Queckholder, Wäckholder deuten darauf hin. Als Pflanze mit starkem Aroma wurde er als Gegenzauber gegen Teufel, Hexen und Kobolde benutzt. Im Allgäu räucherte man vor dem Viehaustrieb den Stall, damit keine Hexe über das Vieh und den Stall komme. Wollte man die Milch vorm Verhexen schützen, mußte man sie mit einem Wacholderstock rühren.

213

Bäume und Sträucher

Fichte
Picea abies

Kieferngewächse – *Pinaceae*

[K] Immergrüner, bis 40 m hoher Baum. Stamm gerade, mit grauer bis rotbrauner, dünnschuppiger Borke. Nadeln vierkantig, spitz, auf einem Nadelkissen sitzend. Blüten einhäusig. Weibliche Blüten nur im Wipfelbereich; ca. 6 cm lange, anfangs aufrechte, später hängende Zapfen. Männliche Blüten deutlich kleiner, walzenförmig. Zapfen zur Zeit der Samenreife 10–16 cm lang, hängend. Blütezeit: Mai/Juni. Zapfenreife: September bis Oktober.
[S] Wächst in Mischwäldern oder reinen Nadelwäldern bis in 2000 m Höhe.
[V] Fast ganz Europa; in Südeuropa nur in den Gebirgslagen.
[I] Ätherisches Öl.
[E] Geerntet werden im Mai die jungen, zarten Triebspitzen.

Da die Fichte im Mittelmeerraum nur selten vorkommt, findet sich in den antiken Schriften kein Hinweis auf eine Heilverwendung. In den mittelalterlichen Kräuterbüchern finden sich dann Rezepte über Abkochungen von Fichtenzapfen als Warzenmittel. Das Harz wurde bei Nieren- und Steinleiden, Hüftweh und Wunden benutzt.

In der Volksmedizin galt ein Tee aus jungen Fichtensprossen als gutes blutreinigendes Mittel. Aber auch bei Gicht, Rheumatismus, Magenkrämpfen und Hautleiden wurde er getrunken. Die Sprossen, in Honig oder Zucker eingelegt, wurden als »Fichtenhonig« bei Husten, Bronchitis und Erkältungskrankheiten verwendet. Ein Fichtennadelspiritus diente zu Einreibungen bei Muskelschmerzen, Rheuma, Gicht und Ischias.

Nachgewiesen werden konnte die auswurffördernde Wirkung der ätherischen Öle, die in der Fichte enthalten sind. Sie eignen sich sehr gut zu Inhalationen bei festsitzendem Husten. Als Bestandteil von Bronchialbalsam dient das Öl zur Einreibung von Brust und Rücken bei Bronchitis. Es wird über die Haut aufgenommen, gelangt in die Lungen und kann hier dann seine krampflösende und auswurffördernde Wirkung entfalten. Als Bestandteil von Badezusätzen besitzt es eine durchblutungssteigernde Wirkung und eignet sich bei rheumatischen Erkrankungen, Gicht, Durchblutungsstörungen, Nervenschwäche, Erschöpfungszuständen u.a.

Das Holz der Fichte zählt heute zu den gebräuchlichsten Möbelhölzern. Früher wurden aus alten, langsam gewachsenen Bergfichten Geigen hergestellt.

In der Sympathiemedizin fand die Fichte bei der Vertreibung der Gicht Verwendung. Dazu mußte man folgenden Spruch aufsagen: »Guten Morgen, Frau Fichte, da bring ich dir die Gichte«.

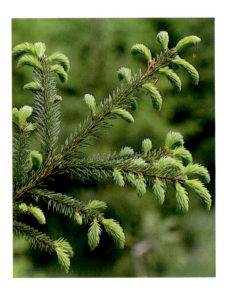

Gewöhnliche Berberitze, Sauerdorn

Berberis vulgaris

Sauerdorngewächse – Berberidaceae

[K] Sommergrüner, bis 3 m hoher Strauch. Die Pflanze hat Langtriebe und Kurztriebe. An den Langtrieben anstelle der Blätter ca. 1–2 cm lange Dornen. Kurztriebe in den Achseln der Dornen, beblättert. Blätter kurzgestielt, länglich-elliptisch, am Rand fein gezähnt. Blüten 6-zählig, in gestielten, hängenden Trauben. Kronblätter halbkugelig, zartgelb. Frucht längliche rote Beere, sauer schmeckend. Blütezeit: April bis Juni. Fruchtreife: August/September.

[S] Wächst an warmen Waldrändern, in Gebüschen und Hecken.

[V] Mitteleuropa, Kleinasien.

[I] Gerbstoffe, Alkaloide.

[E] Die Früchte pflückt man, wenn sie vollreif sind, meist im September/Oktober. Arzneiliche Verwendung finden auch die Blätter und die Wurzelrinde. Da sie aber Alkaloide enthalten, die eine gewisse Giftwirkung haben, sollte man sie nicht sammeln.

Wahrscheinlich war die Berberitze schon in der Antike bekannt. In den mittelalterlichen Kräuterbüchern findet man dann überwiegend Rezepte für die Verwendung der Früchte. Paracelsus schätzt den Beerensaft als »sauren Trank«. Der Signaturenlehre nach sollte die gelbe Wurzelrinde ein Heilmittel für Leber und Galle sein.

In der Volksmedizin war die Berberitze recht gebräuchlich. Auch hier wurde sie bei Leberleiden, Gallensteinen und Gallenblasenbeschwerden gebraucht. Wegen ihrer harntreibenden Wirkung war sie aber auch ein geschätztes Nierenmittel.

Zur Förderung des Stoffwechsels wurde der Tee bei Rheuma, Gicht und Arthrose getrunken.

In der heutigen Pflanzenheilkunde findet die Berberitz keine Verwendung mehr. Als homöopathisches Mittel wird sie aber bei verschiedensten Beschwerden verwendet.

Die Früchte eignen sich zur Herstellung eines säuerlichen Gelees oder

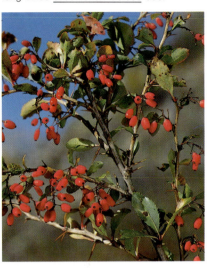

Saftes. Wenn man sie nach dem ersten Frost sammelt, haben sie einen milderen Geschmack. Die Rinde und Wurzel dienten früher zum Gelbfärben von Wolle, Leinen und Leder.

Auch im Volksglauben und Brauchtum finden wir die Berberitze wieder. So sollten am Johannistag gesammelte Früchte die Tobsucht heilen. Die am Karfreitag gepflückten Zweige sollten vor Zauberei schützen, und sie wurden deshalb in die Stuben und Ställe gehängt. Auch als Ernteorakel wurde die Berberitze gebraucht. Waren die Früchte lang und schmal, sollte es einen langen, aber milden Winter geben. Waren sie kurz und dick, gab es einen kurzen und harten Winter.

Stiel-Eiche

Quercus robur

Buchengewächse – *Fagaceae*

K Sommergrüner, bis 40 m hoher Baum. Stamm mit dunkel graubrauner, tiefgefurchter Borke. Blätter mit kurzem Stiel, buchtig gelappt, jederseits mit 5-6 stumpfen, ganzrandigen Lappen; oberseits dunkelgrün, ledrig glänzend, unterseits matt. Blüten einhäusig. Männliche Blüten hängende, büschelige Kätzchen; weibliche Blüten langgestielt-ährig. Frucht länglich-eiförmig, unten auf einem Fruchtbecher umhüllt. Blütezeit: April/Mai. Fruchtreife: September/Oktober.
S In Laubmischwäldern oder reinen Eichenwäldern; meidet Staunässe.
V Fast ganz Europa.
I Reichlich Gerbstoffe.
E Verwendet wird die abgeschälte Rinde junger Zweige. Ein Selbstsammeln ist nicht zu empfehlen.

Stiel-Eiche *(Quercus robur)*.

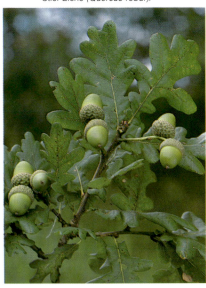

Die Trauben-Eiche *(Quercus petraea)* ist der Stiel-Eiche ähnlich. Die Blätter sind aber langgestielt, hingegen die Früchte (Eicheln) sitzend.

Als Heilmittel wird die Eichenrinde bereits von Dioskurides empfohlen. Er lobt sie als ein zusammenziehendes und austrocknendes Mittel und nimmt die Abkochung bei Magen- und Darmleiden. Auch bei den Kräuterbuchautoren des Mittelalters wird sie bei allen »Bauchflüssen«, Hämorrhoiden, starker Menstruationsblutung und äußerlich zu Waschungen oder Bädern bei Hautkrankheiten und Verletzungen verwendet.
In der Volksmedizin gebrauchte man eine Eichenrindenabkochung innerlich bei Bluterbrechen, Bluthusten, Durchfall und Wechselfieber. Sehr beliebt waren auch die äußerlichen Anwendungen bei Rheuma, Gicht und Hautausschlägen. Ein Sitzbad sollte bei Hämorrhoiden, Mastdarmvorfall und Analfissuren helfen. Fußbäder bei Frostbeulen und Fußschweiß waren sehr gebräuchlich.
Die Anwendungsbereiche der Eichenrinde haben sich auch heutzutage nicht sehr geändert. Gerbstoffe haben eine adstringierende – zusammenziehende – und stopfende Wirkung. So eignet sich ein Eichenrindentee durchaus bei Durchfallerkrankungen. Auch zum Gurgeln bei Zahnfleischentzündung und Infektionen im Rachenraum kann man ihn verwenden. Ein Sitzbad mit Eichenrinde hat einen angenehm lindernden Effekt bei Hämorrhoidalbeschwerden, Analekzemen und bei Frostbeulen.
Im handwerklichen Bereich wurde die Eichenrinde seit Jahrhunderten zum Gerben von Leder benutzt. Dazu wurden in sogenannten »Lohwäldern« die jungen Eichenbäumchen ca. alle 15 Jahre abgeschlagen, geschält und in Lohmühlen zerkleinert.

Bäume und Sträucher

Als getrocknete Gerberlohe kam sie dann in den Handel. Durch den Stockausschlag trieben die Eichenbäumchen wieder neue Zweige. Alte Flurnamen wie Lohmühle, Lohhof, Eichenmühl erinnern an diese alte Nutzung. Eine ebenfalls sehr alte Nutzung der Eichen war die Waldweidenwirtschaft. Vor allem Schweine wurden früher in die Eichenwälder getrieben und fanden in den abgefallenen Eicheln ein nahrhaftes Futter.

Das Holz der Eiche besitzt eine große Festigkeit und Elastizität, in der es von keiner anderen europäischen Holzart übertroffen wird. Als Furnier wird es häufig in der Möbelindustrie gebraucht. Da es auch im Freien eine große Haltbarkeit besitzt, war es das bevorzugte Baumaterial für Brückenbauten, Schiffe, Eisenbahnschwellen und Fässer.

Häufig finden sich auf den Eichenblättern sogenannte Galläpfel, die von der Eichengallwespe herrühren. Aus diesen Galläpfeln stellte man früher die urkundenechte »Eichengallentinte« her.

Die Eiche ist ein bedeutender, uralter Kultbaum. Überall, wo sie wuchs, gab es Eichenkulte. So bei den Persern, Hethitern, Griechen, Römern und besonders bei den Germanen. Die Eiche war dem Kriegs- und Gewittergott Donar heilig. Ein Grund dafür ist wohl die Tatsache, daß die Eiche mit am häufigsten von Blitzen getroffen wird. In Eichenhainen wurden die kultischen Gottesdienste abgehalten. Die heilige Eiche der Chatten, die Donareiche, wurde von Bonifatius ca. 723 im Zuge der Christianisierung als heidnisches Symbol gefällt. Auch den Kelten war die Eiche heilig. Sie nannten sie »dair«. Aus diesem Wort leitet sich auch der Begriff »Druide« ab. Die Druiden waren die geistigen und kultischen Führer der Kelten. In der alten griechischen Stadt Dodona sollen die

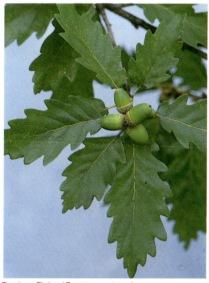

Trauben-Eiche *(Quercus petraea)*.

heiligen Eichen des Jupiter gestanden haben. Aus dem Rauschen der Blätter lasen die Priesterinnen das Orakel.

Die Eiche galt auch als unheimlicher Baum. So hieß es z.B., daß die Hexen Eichenlaub in Töpfen zum Sieden bringen, um Sturm und Hagel herbeizuzaubern. Anderseits besaß sie aber auch eine zauberwidrige Kraft. So hängte man Eichenkränze in die Fenster oder Türen um die Hexen abzuhalten. In Tirol gab es den Brauch am Karfreitag ein Stück Eichenholz in die Stube oder den Stall zu legen, um sich vor der Zauberei des Teufels zu schützen. Auch als Ernteorakel diente die Eichel. Gibt es viele Eicheln, so steht ein strenger Winter bevor. »Grünt die Eiche vor der Esche, gibt's im Sommer große Wäsche, grünt die Esche vor der Eiche, gibt's im Sommer große Bleiche.« Für die Kinder sind die Eicheln das Baumaterial zum Basteln von allerlei lustigen Männchen und Tieren.

Hänge-Birke
Betula pendula

Birkengewächse – *Betulaceae*

[K] Sommergrüner, bis 25 m hoher Baum. Rinde weiß, mit schwärzlicher, tiefgefurchter Borke an der Stammbasis. Blätter wechselständig, gestielt, rautenförmig mit lang-

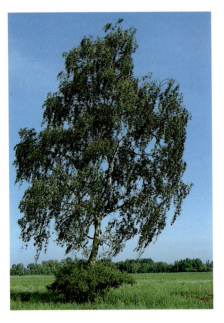

gezogener Spitze, am Rand doppelt gesägt. Blüten eingeschlechtig. Männliche Blüten in langen hängenden Kätzchen. Weibliche Blüten walzenförmig, aufrechtstehend. Blütezeit: April/Mai. Fruchtreife: August/September.

[S] Wächst in lichten Laub- und Nadelwäldern, Mooren, Magerwiesen und Heiden; auf sauren, nährstoffreichen Böden.

[V] Fast ganz Europa, im Süden nur im Gebirge.

[I] Gerbstoffe, ätherisches Öl, Flavonoide, Saponine.

[E] Die jungen Birkenblätter werden im Mai/Juni gesammelt. Man breitet sie auf einem Leinentuch aus und trocknet sie an einem luftigen, schattigen Ort.

Da die Birke der typische Baum der nördlichen Breiten ist, war sie den Griechen und Römern als Heilpflanze unbekannt. Die Birke ist der Baum der indogermanischen Völker. So finden wir den Namen im Sanskrit und in allen germanischen und auch slawischen Sprachen. In den Kräuterbüchern des Mittelalters finden wir sie beschrieben. Die hl. Hildegard benutzte die Birkenrinde als Wundverschluß. Der Birkensaft wird bei Bock und Lonicerus als ein Heilmittel bei Steinleiden, Gelbsucht, Mundfäule und Hautflecken aufgeführt.

Die Birke ist ein sehr beliebtes und vielseitig verwendetes Heilmittel in der Volksmedizin. Besonders bei den slawischen und nordischen Völkern gilt die Birke als ein Universalheilmittel. Birkenblättertee wird bei Rheuma, Gicht, Wassersucht, Nierensteinen, Hautkrankheiten u. a. m. getrunken. Eine Tinktur aus den Birkenknospen wird bei Fieber, Magenbeschwerden und äußerlich als Wundheilmittel verwendet. Der Birkensaft wurde als »Schönheits«- und »Stärke«-Trank gebraucht. Birkenkohle mit Branntwein sollte bei Durchfall und Ruhr helfen.

Die Verwendung der Birkenblätter ist auch durchaus noch heute gebräuchlich. Die Anwendungsbereiche lassen sich auch gut aus den Inhaltsstoffen erklären. Durch die Saponine wirken die Blätter harntreibend und eignen sich somit in einem Nieren- und Blasentee. Durch Untersuchungen konnte besonders dann ein guter Effekt nachgewiesen werden, wenn eine mangelnde Harnausscheidung besteht. Bei Gesunden ließ sich dagegen nur ein

Bäume und Sträucher

geringer harntreibender Effekt erzielen. Durch die harntreibende Wirkung sind die Birkenblätter auch ein fester Bestandteil von stoffwechselanregenden Teemischungen. Diese werden gern bei Gicht, Rheuma und Hautkrankheiten getrunken. Die in den Blättern enthaltenen Bitterstoffe rechtfertigen durchaus auch die Verwendung bei Magen- und Darmbeschwerden. Die Gerbstoffe wirken adstringierend (zusammenziehend), wodurch sie als Bestandteil eines »Durchfalltees« und äußerlich zur Wundbehandlung Verwendung finden.

Vielseitige Verwendung findet die Birke auch im handwerklichen Bereich. Die Birkenrinde ist aufgrund gewisser Inhaltsstoffe wasserundurchlässig und somit auch vor Verwesung und Fäulnis geschützt. In den nördlichen Breiten gebrauchte man sie zum Decken der Häuser. Bei den Indianern Nordamerikas diente sie zur Herstellung besonders leichter Kanus. Aus der Rinde junger Birken machten sich die Lappen ein weiches, geschmeidiges »Baumleder«, aus dem sie Umhänge und Gamaschen fertigten. Als »Baumpapier« war die zarte weiße Rinde lange Zeit in den nördlichen Ländern gebräuchlich. Da sie auch einen hohen Gehalt an Gerbstoffen hat, war sie ein geschätztes Mittel zum Gerben von Leder. Den Trappern und Indianern diente die zarte eßbare innere Rinde – das Cambium – als wichtiger Vitamin-C-Lieferant in Notzeiten. Der aus der Rinde gewonnene Birkenteer gilt als gutes Konservierungsmittel für Leder. Als »Juchtenöl« dient es zum Einfetten des Juchtenleders.

Das Holz der Birke ist weiß bis blaßrötlichgelb und wird gern zum Möbelbau verwendet. Es ist schwer spaltbar, elastisch und zäh, und deshalb nimmt man es gern zur Herstellung von Leitern, Gartenmöbeln, Holzschuhen und Propellern.

Recht bekannt ist auch die Verwendung des Birkensafts. Dazu wird ein Birkenbaum angebohrt und der austretende »Blutungssaft« gesammelt. Pro Baum können im Mai bis zu 7 l gewonnen werden. Der Birkensaft dient insbesondere zur Herstellung von Haarwasser. In den nördlichen Ländern wird er zu »Birkenwein« vergoren.

Die Birke symbolisiert das wiedererwachende Leben, den Frühling. So spielt sie in den vielen Frühjahrsbräuchen eine wichtige Rolle. Im keltischen Baumkalender war sie der Baum des Anfangs. Aus Birkenzweigen wurde die »Lebensrute« gebunden. Mit dieser Rute wurde das Vieh ausgetrieben, dann sollte es das ganze Jahr über geschützt sein. Mit einem Birkenbesen am Weihnachtsabend die Stube gefegt, sollte die Flöhe vertreiben.

Junge, zarte Birkenblätter, wie sie sich gut zum Sammeln eignen.

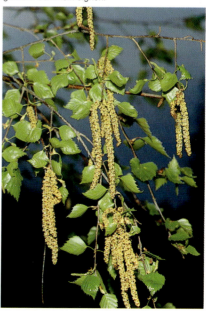

Bäume und Sträucher

Feld-Ulme
Ulmus minor R2

Ulmengewächse – *Ulmaceae*

K Sommergrüner, bis 40 m hoher Baum. Borke graubraun, längsrissig; junge Zweige rotbraun. Blätter kurzgestielt, verkehrt-eiförmig, zugespitzt; am Grund asymmetrisch, am Rand doppelt gesägt; oberseits dunkelgrün, unterseits heller, spärlich bräunlich behaart. Blüten lange vor der Blattentfaltung erscheinend, in dichten Trugdolden. Früchte verkehrt-eiförmig, mit durchscheinenden Flügeln. Blütezeit: März/April. Fruchtreife: Mai/Juni.
S Wächst in Auwäldern und Laubmischwäldern; auch in Parkanlagen angepflanzt.
V Mittel- und Südeuropa, Kleinasien bis Persien.
I Gerbstoffe, Schleimstoffe sowie Bitterstoffe.
E Geerntet wurde die Rinde der jungen Zweige im zeitigen Frühjahr. Da die Feld-Ulme heute stark gefährdet ist, sollte man sie nicht mehr sammeln!

Die Ulme gehört mit zu den unbekannten, vergessenen Heilpflanzen. Dabei war sie in der Antike ein geschätztes Heilmittel. Wegen der zusammenziehenden Eigenschaft der Rinde und Blätter wurde sie bereits von Dioskurides bei Knochenbrüchen, Hautkrankheiten und Wunden verwendet. Auch im Mittelalter wird ihre zusammenziehende, schleimtreibende und wundheilende Kraft gelobt. Nach Lonicerus »reynigt sie die zehen phlegmatischen feuchten.«
In der Volksmedizin fand sie Verwendung bei Durchfall, Gicht und Rheumatismus. Äußerlich diente sie als Wundwaschmittel und als Umschlag bei Geschwüren und Flechten. In der heutigen Pflanzenheilkunde ist sie völlig unbekannt.
Das Holz der Ulme, die auch unter dem Namen Rüster bekannt ist, ist hart, druck- und stoßfest und findet Verwendung für Sitzmöbel, Sportgeräte und Parkett.
Die Ulme kann sehr alt und mächtig werden und diente früher oft als Gerichtsbaum. Sie gilt im slawischen Volksglauben als antidämonisch. So trugen früher die Nachtwächter einen Stock aus Ulmenholz zur Abwehr der bösen Geister.

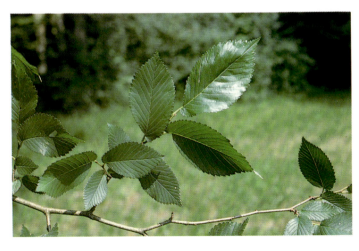

Bäume und Sträucher

Echte Walnuß
Juglans regia

Walnußgewächse – *Juglandaceae*

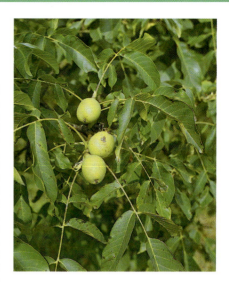

[K] Sommergrüner, bis 25 m hoher Baum. Borke graubraun, längsrissig. Blätter wechselständig, langgestielt, unpaarig gefiedert. Fiederblätter zu 2–4 Paaren, breit-elliptisch, zugespitzt, ganzrandig; oberseits grün, glänzend, unterseits mit bräunlichen Blattachselhaaren. Blätter duften beim Zerreiben aromatisch. Pflanze einhäusig. Männliche Blüten bis 15 cm lange hängende Kätzchen. Weibliche Blüten unscheinbar, bis zu 5 in endständigen Blütenständen. Frucht kugelig, mit lediger grüner Schale und einem harten, runzeligen Steinkern (Walnuß). Samen stark gefurcht. Blütezeit: April/Mai. Fruchtreife: September/Oktober.

[S] Bei uns angebaut, gelegentlich verwildert.

[V] Ursprüngliche Heimat ist Südosteuropa.

[I] In den Blättern finden sich Gerbstoffe, etwas ätherisches Öl, Flavonoide, Juglon; die Samen enthalten bis zu 60% Öl.

[E] Die Blätter sammelt man im Juni. Sie müssen rasch bei milder Wärme getrocknet werden.

Walnußreste fand man bereits in steinzeitlichen Pfahlbauten. Bei den von Dioskurides erwähnten Walnüssen handelt es sich wahrscheinlich um veredelte Walnußsorten aus Persien, denn er nennt sie »Karya basilika« = königliche Nüsse. Seiner Meinung nach sind sie schwer verdaulich und erzeugen Kopfweh. Zusammen mit Feigen und Raute sind sie aber ein Gegenmittel gegen Pfeilgifte. Daß die Walnuß früh in Mitteleuropa kultiviert wurde, zeigen die Berichte aus dem »Capitulare« Karls des Großen. Auch die hl. Hildegard kannte sie. In den mittelalterlichen Kräuterbüchern wird sie nur vereinzelt erwähnt.

In der Volksmedizin sind die Walnußblätter ein beliebtes Mittel gegen die Skrofulose, Rheumatismus und chronische Hautkrankheiten.

Uralt ist die Verwendung der grünen Nußschalen zum Färben der Haare. Das Holz ist ein begehrtes Furnierholz und war früher das Schaftholz für Armbrüste und Gewehre.

Heutzutage finden die Blätter als Heilmittel kaum noch Verwendung. Als Bestandteil eines Blutreinigungstees sind sie aber durchaus zu empfehlen. Auch zu Fußbädern bei Frostbeulen und Fußschweiß kann man sie benutzen.

Überragend ist die Stellung der Walnuß im Volksglauben und in der Symbolik. Verbreitet ist auch der Glaube, daß unter einem Nußbaum nichts wächst oder daß man dort nicht schlafen oder rasten darf. Das hängt wahrscheinlich mit dem Duft zusammen, den er verströmt, denn tatsächlich bekommt man auf Dauer davon Kopfweh. Andererseits vertreibt er aber auch Fliegen und Mücken.

Hunds-Rose
Rosa canina

Rosengewächse – *Rosaceae*

[K] Sommergrüner, bis 3 m hoher Strauch. Sehr unterschiedlich im Wuchs. In Gebüschen und Gehölzen als sogenannter Spreizklimmer am benachbarten Astwerk kletternd. Freistehend ein rundlicher Busch mit überhängenden Zweigen. Zweige mit hakigen Stacheln. Blätter wechselständig, 5 bis 7-zählig, gefiedert; Fiederblättchen breit-elliptisch, am Rand scharf gesägt, kahl. Blüten einzeln oder doldenrispig; Kelchblätter nach dem Blühen zurückgeschlagen; Kronblätter hellrosa, seltener rein weiß. Frucht eiförmig, bis 2,5 cm lang, fleischig, korallenrot. Blütezeit: Mai/Juni. Fruchtreife: September/Oktober.

[S] Wächst an Wald- und Wegrändern, auf Kahlschlägen, an Gebüsch- und Heckensäumen, auf warmen, nicht bewirtschafteten Weiden, Wiesen und Feldern.

[V] Fast ganz Europa, Westasien, Nordafrika.

[I] Gerbstoffe, Flavone, Vitamin C, Fruchtsäuren, Mineralstoffe. In den Samen Vanillin.

[E] Im Herbst sammelt man die vollreifen Hagebutten. Man schneidet die Früchte auf, entfernt die haarigen Samen und trocknet sie rasch bei milder Wärme. Die Schalen müssen in gut schließenden Gläsern aufbewahrt werden. Die Samen kann man ebenfalls trocknen.

Die Heckenrose (früher war die Artzuordnung nicht so exakt wie heute, die Hunds-Rose kann aber als typischer Vertreter gelten) ist eine uralte Nutzpflanze. Bei Ausgrabungen von Schweizer Pfahlbauten aus der Jungsteinzeit wurden Hagebutten gefunden. Erste Abbildungen einer verwandten Rosenart, der *Rosa gallica,* finden sich auf sumerischen Tontafeln, die aus einer Zeit um 2800 v. Chr. stammen. Auch in ägyptischen Gräbern wurden Rosen gefunden. Die *Rosa gallica* ist wohl auch die Urform für die späteren Zierarten. Sie gelangte über Handelswege aus dem Morgenland nach Mitteleuropa. Als Heilpflanze wird die Heckenrose bereits von Dioskurides erwähnt. Er empfiehlt die Hagebutten, in Wein gekocht, bei »Bauchfluß«. Bei der hl. Hildegard findet sich folgendes Rezept: »Sammle die Rosenblätter bei Ta-

Die Blütenfarbe der Hunds-Rose ist sehr variabel.

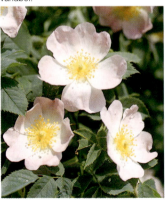

Üppiger, vollreifer Fruchtstand der Hunds-Rose.

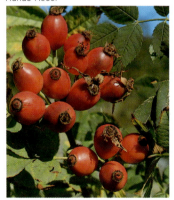

Bäume und Sträucher

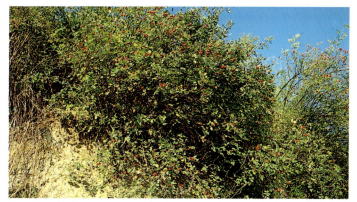

Ein schöner Heckenrosensaum ist durch sein verschlungenes Rankenwerk auch ein hervorragender Brutplatz für viele Vogelarten.

gesanbruch und lege sie über die Augen, sie machen dieselben klar und ziehen das ›trieffen‹ heraus. Ebenso sind sie dienlich zum Umschlag auf Geschwüre und zu jeglichen Arzneien und Salben«. Auch in den mittelalterlichen Kräuterbüchern wird viel Lobenswertes berichtet. Sie wird bei Steinleiden, Ruhr, Kopfschmerzen, zur Herzstärkung und »hitzigen Presten« empfohlen.

In der Volksmedizin wurde die Heckenrose vielseitig verwendet. Ein Rosenblütentee sollte bei Verstopfung, Magenkrämpfen und Lungenentzündung helfen. Aus den frischen Blütenblättern bereitete man einen Umschlag für Brandwunden. Gegen Harnbeschwerden, Nierengrieß und Gallensteine gebrauchte man die Früchte mit den Kernen. Im Volksmund nannte man sie »Hundsrose« weil sie auch gegen den Biß tollwütiger Hunde helfen sollte.

Heute finden vor allem die Fruchtschalen, die Hagebutten, Verwendung. Durch den reichlichen Vitamin-C-Gehalt eignen sie sich als Vorbeugemittel in Erkältungszeiten. Sie geben ein erfrischendes, leicht säuerliches Getränk. Will man möglichst viel Vitamin C erhalten, so empfiehlt es sich, ein Hagebuttenmus herzustellen. Dieses kann man dann wie Marmelade verwenden.

In der Kosmetik findet das Rosenwasser als Gesichtswasser Verwendung. Das Rosenöl wird in der Parfümerie als begehrer Duftstoff gebraucht. Aus ca. 4000–5000 kg Rosenblütenblättern gewinnt man ca. 1 kg Rosenöl.

Die Heckenrose war für die Germanen eine Pflanze der Göttin Freya. Nur am Freitag, dem Tag der Göttin, sollte man sie pflücken, wollte man sie zu Heil- und Zauberzwecken verwenden. Als Dornenstrauch sollten die Zweige der Heckenrose vor Verzauberung schützen. Besonders im Milch-, Butter-, und Stallzauber sollten sie wirksam sein. Man rieb das Butterfaß damit aus oder nagelte einen Zweig über die Stalltüre. Im Ernteorakel glaubte man, daß ein reiches blühen vor Maria Himmelfahrt auf eine gute Weinernte hindeutet. Im Zuge der Christianisierung wurden dann viele Bräuche verboten oder in christliche Symbolik umgewandelt. Ein Brauch hat sich aber lange erhalten. So wurde in Bayern die Nachgeburt unter einem Rosenstrauch vergraben, dadurch sollte dann das Kind rote Wangen bekommen.

Himbeere
Rubus idaeus

Rosengewächse – *Rosaceae*

[K] Sommergrüner, bis 2 m hoher Strauch. Zweige aufrecht, mit leicht gebogenen Stacheln besetzt. Blätter wechselständig, langgestielt, gefiedert; Endfiederblatt deutlich gestielt, eiförmig, am Rand doppelt gesägt; oberseits kahl, unterseits weißfilzig behaart. Blüten in lockeren Trauben, Kronblätter weiß. Frucht kugelig, rot, saftig; löst sich zur Reife leicht von der Blütenachse. Blütezeit: Mai/Juni. Fruchtreife: Juli/August.

[S] Wächst an lichten Waldrändern, auf Kahlschlägen, Lichtungen, Wegrändern und in Gebüschsäumen.

[V] Fast ganz Europa, Asien, Nordamerika.

[I] Gerbstoffe, Flavone, Vitamin C, organische Säuren.

[E] Die Blätter sammelt man im Frühjahr. Sie werden zerkleinert, auf einem Leinentuch ausgebreitet und an einem luftigen Ort getrocknet. Die Früchte werden im Juli/August gesammelt, wenn sie vollreif sind.

Die Himbeeren sind ebenfalls wie die Brombeeren uralte Kulturbegleiter der Menschen. Funde aus steinzeitlichen Pfahlbauten belegen dies. Auch von Dioskurides wird sie erwähnt. Im Mittelalter wird sie als Heilmittel für Leber- und Gallenbeschwerden, Durchfall, Ruhr und äußerlich zur Wundbehandlung aufgeführt.

In der Volksmedizin waren diese Anwendungsbereiche ebenfalls bekannt. Als Gurgelmittel wurde sie aber auch bei Halsweh, Heiserkeit und Entzündungen des Zahnfleisches und der Mundschleimhaut verwendet.

Heutzutage sind Himbeerblätter fester Bestandteil einer Hausteemischung. Zusammen mit Brombeer- und Erdbeerblättern bilden sie dabei die Grundlage. Diese Teemischung kann als Ersatz für schwarzen Tee täglich getrunken werden.

Aus den Früchten wird Sirup gewonnen, der zur Herstellung von Limonade, Likör und Eis Verwendung findet. Und wer kennt nicht Himbeermarmelade, -kuchen und andere Köstlichkeiten!

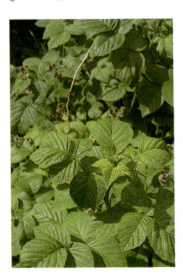
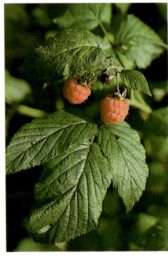

Bäume und Sträucher

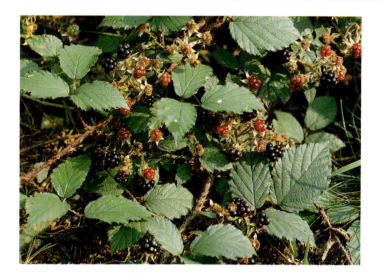

Brombeere
Rubus fruticosus

Rosengewächse – *Rosaceae*

[K] Sommergrüner, bis 2 m hoher Strauch. Stengel bogig überhängend, rund oder kantig, mit zahlreichen gebogenen Stacheln. Blätter gestielt, 3- bis 5-zählig gefiedert; Blättchen elliptisch, am Rand grob gezähnt, unterseits weißfilzig behaart. Blüten in endständigen Rispen; Kronblätter 5, weiß bis zartrosa. Frucht aus zahlreichen Steinfrüchtchen zusammengesetzt, tiefschwarz glänzend. Blütezeit: Mai bis August. Fruchtreife: August bis Oktober.

[S] Wächst in Wäldern, auf Kahlschlägen und Lichtungen, an Gebüschen und Hecken.

[V] Fast ganz Europa, Vorderasien, Nordafrika.

[I] Gerbstoffe, Bitterstoffe, Flavone, organische Säuren, Vitamin C.

[E] Die Blätter müssen jung, d.h. im Frühjahr, gepflückt werden. Sie werden zerkleinert und rasch getrocknet. Die Früchte erntet man vollreif im September/Oktober.

Wer hätte vermutet, daß die Brombeere mit zu den ältesten Heil- und Kulturpflanzen zählt. Ihre Kerne fand man bereits bei Ausgrabungen von Steinzeitsiedlungen. Auch aus der alten ägyptischen Heilkunde gibt es Überlieferungen. Bei den Griechen und Römern war sie ebenfalls bekannt. Die hl. Hildegard empfahl sie bei Fieber, Heiserkeit und Kopfschmerzen. Lonicerus lobt sie als stopfendes Mittel für starke Monatsblutungen, »roten Bauchfluß« und zur Mundspülung.

Die Volksmedizin schätzt sie ebenfalls bei Durchfall, Magenbeschwerden und Mundschleimhautentzündungen.

Heute finden die Blätter lediglich in sogenannten Hausteemischungen noch Verwendung.

Aus den Brombeerfrüchten lassen sich eine köstliche Marmelade, Gelee, Saft und Likör bereiten.

Im Volksglaube verbindet sich mit den herabhängenden Zweigen der Brauch des »Durchkriechens«. Dadurch wollte man sich sowohl vor Krankheiten als auch bösem Zauber schützen.

Bäume und Sträucher

Eingriffeliger Weißdorn
Crataegus monogyna

Rosengewächse – *Rosaceae*

[K] Sommergrüner, 2–10 m hoher Strauch oder kleiner Baum. Zweige dornig bewehrt. Blätter kurzgestielt, rautenförmig, tief fiederspaltig, 3- bis 7-lappig, an der Spitze der Lappen gesägt. Blüten in endständigen Doldenrispen, langgestielt, Kronblätter weiß. Frucht eiförmig, glänzend rot, mit einem Steinkern. Blütezeit: Mai/Juni. Fruchtreife: August/September.

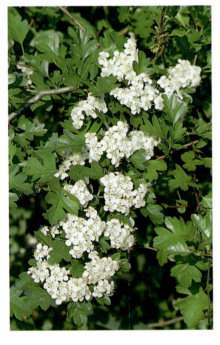

Der Zweigriffelige Weißdorn (*Crataegus laevigata*) der ebenso arzneilich verwendet wird, unterscheidet sich durch 3-, selten 5-lappige, nur gekerbte Blätter und durch 2–3 Griffel. Die Frucht besitzt 2–3 Steinkerne.
[S] Wächst an Waldrändern und in Gebüschsäumen, auf nicht bewirtschafteten Wiesen, Weiden und in Weinbergen.
[V] Fast ganz Europa.
[I] Flavonoide, Purinderivate, Gerbstoffe, Procyanidine.
[E] Gesammelt werden die Blüten und Blätter im Mai/Juni. Sie müssen rasch bei milder Wärme getrocknet werden.

In der Antike war der Weißdorn als Heilpflanze nicht bekannt. Verschiedene Weißdornarten aber waren schon vor gut tausend Jahren in der chinesischen Medizin bekannt. Erst im Mittelalter wird er arzneilich verwendet. Quercetanus, der Leibarzt Heinrichs IV., stellt aus dem Weißdorn einen »Syropus senelorum« her und behandelt damit den König. Lonicerus empfiehlt die Früchte gegen Seitenstechen, Koliken und Durchfall, und Matthiolus behandelt damit Nierensteine und Ruhr.
In der Volksmedizin war der Weißdorn recht beliebt. Die Blüten wurden als Tee bei Husten, Nieren- und Blasenbeschwerden, Herzschwäche und Epilepsie getrunken. Die Früchte wurden wegen ihrer stopfenden Wirkung bei Durchfallerkrankungen verwendet. In manchen Gegenden bereitet man auch ein Mus daraus, das als Stärkungsmittel galt.
Weißdorn zählt heute neben der Kamille mit zu den am häufigsten verwendeten Heilpflanzen. Er ist aus der modernen naturheilkundlichen Herztherapie nicht mehr wegzudenken. In eingehenden pharmakologischen und medizinischen Untersuchungen wurden die Wirkeffekte auf das Herz nachgewiesen. Man weiß heute, daß er 3 Hauptwirkungsrichtungen hat:
1. Verbesserung der Durchblutung der Herzkranzgefäße und somit bessere Durchblutung des Herzmuskels.
2. Steigerung der Kraft und Leistung des Herzmuskels durch Beein-

Bäume und Sträucher

flussung der intrazellulären Kalziumkonzentration.
3. Beeinflußung des Reizleitungssystems im Sinne einer Stärkung und Stabilisierung des Herzrhythmus.

Somit ist der Weißdorn ein hervorragendes Mittel zur Behandlung verschiedenster Herz- und Kreislaufstörungen. Im Vordergrund steht die <u>günstige Wirkung auf Altersherzbeschwerden</u>. Ein Gefühl der Herzenge und nachlassende körperliche Leistungsfähigkeit, welche von einer altersbedingten Schwäche des Herzmuskels und beginnender Durchblutungsstörung der Herzkranzgefäße herrühren, lassen sich durch Weißdorn deutlich bessern. Auch eine Herzmuskelschwäche, wie sie gelegentlich nach Infektionskrankheiten (z.B. Grippe, Lungenentzündung) auftreten kann, und die unterstützende Nachbehandlung nach einem Herzinfarkt sind Anwendungsgebiete für den Weißdorn.

Zur Behandlung von erhöhtem Blutdruck, der infolge einer Herzmuskelschwäche entstanden ist, kann man ebenfalls Weißdorn verwenden. Letztlich macht man sich auch seinen Einfluß auf den Herzrhythmus zunutze. Bei Rhythmusstörungen mit gelegentlichen Extra-Schlägen oder bei einer Beschleunigung des Herzschlags – sogenannte paroxysmale Tachycardie – wirkt er ausgleichend und stabilisierend.

Um all diese positiven Effekte zu erreichen, muß man allerdings den Weißdorn über längere Zeit, ja sogar dauerhaft verwenden. Da er aber völlig ohne Nebenwirkungen ist, was bei einer Vielzahl anderer Herzmittel nicht der Fall ist, kann er bedenkenlos als <u>Langzeitmittel</u> verwendet werden. Bei leichteren Beschwerden genügt eine Teezubereitung, bei stärkeren Beschwerden sollte man ein Fertigpräparat mit genauer Wirkstoffmenge verwenden.

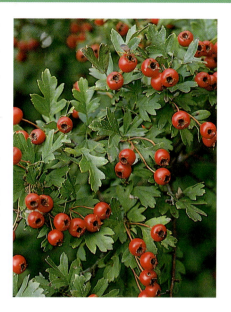

Im handwerklichen Bereich wurde früher das Holz zur Herstellung von Spazierstöcken und Werkzeugstielen gebraucht sowie für Holzschnitte verwendet.

Sein alter Name Hagedorn deutet darauf hin, daß er früher auch zum Einzäunen von Weiden, Feldern und Gehöften genommen wurde. Als lebender Zaun hielt er Tiere und »unerwünschte« Menschen ab. Diese <u>abwehrende Kraft des Weißdorns</u> findet man auch in dem Brauch, Weißdornzweige über der Stalltür festzunageln, um den Hexen den Eingang zu verwehren. Ein Amulett mit Weißdornzweigen sollte als abwehrendes Mittel alle Krankheiten fernhalten. Der Weißdorn diente schon seit langer Zeit zu Reinigungszeremonien. Aus den stacheligen, biegsamen Zweigen formte man einen Kreis oder Bogen, durch den dann der Kranke kriechen mußte. Dabei sollte dann die Krankheit abgestreift werden. Dieser Brauch war bereits bei den Priesterinnen der Hethiter bekannt.

Schlehe

Prunus spinosa

Rosengewächse – *Rosaceae*

K Sommergrüner, dorniger, bis 4 m hoher Strauch. Junge Zweige behaart, später kahl. Blätter wechselständig, kurzgestielt, verkehrt-eiförmig, am Rand gesägt. Blüten lange vor den Blättern erscheinend; sehr dicht stehend; Kronblätter weiß. Frucht kugelig, dunkelblau, bereift, sehr sauer. Blütezeit: März bis April. Fruchtreife: September/Oktober.
S Wächst an sonnigen Hängen, Waldrändern, Feldrainen und Böschungen.
V Fast ganz Europa, Westasien, Nordafrika.
I Die Blüten enthalten Cumarine, Flavone und Blausäureglykoside. Die Früchte Gerbstoffe, organische Säuren und Vitamin C.
E Die Blüten sammelt man im März/April kurz nach dem Aufblühen. Sie müssen rasch und schonend getrocknet werden. Die Früchte pflückt man im Spätherbst, am besten nach den ersten Nachtfrösten.
Hinweis: Wenn man sie früher sammelt, so kann man die Beeren kurz ins Tiefkühlfach legen.

Schlehen sind wohl das ursprünglichste Obstgehölz, worauf auch die zahlreichen Schlehenkernfunde in jungsteinzeitlichen Pfahlbauten hindeuten. Obwohl die Schlehe in Griechenland vorkommt, wird sie in den klassischen Schriften kaum erwähnt. Erst in den mittelalterlichen Kräuterbüchern finden sich zahlreiche Rezepte. Von Bock und Matthiolus wird sie wegen ihrer zusammenziehenden und stopfenden Eigenschaft bei Ruhr und »Bauchflüssen« verwendet. Die Blüten gelten als Heilmittel für Seitenstechen, Herz- und Magendrücken und Steinleiden. Den Saft aus den Beeren verwendet Matthiolus auch bei Zahnfleischgeschwüren, Halsentzündungen und bei Gebärmutter- und Mastdarmvorfall. Daß der Schlehensaft auch als Enthaarungsmittel gebraucht wurde,

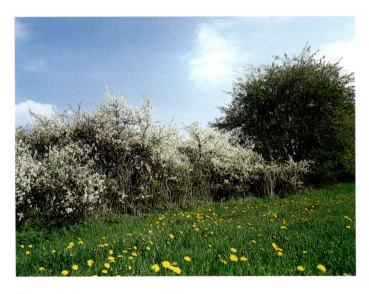

Bäume und Sträucher

darauf deuten folgende Zeilen hin: »so man diesen safft streicht an die Ende / da einer kein Haar begert zu haben / da macht die staat kaal und glatt.«

Auch als Volksheilmittel war die Schlehe sehr gebräuchlich. Die Blüten fanden als Abführmittel und zur Blutreinigung Verwendung. Auch bei Magenkrämpfen, Husten, Steinleiden, Wassersucht und Hautausschlägen wurden sie als Tee getrunken. Das Schlehenmus galt als ein Stärkungsmittel und wurde recht gern nach durchgemachten Krankheiten gegessen.

Heutzutage wird die Schlehe als Heilmittel nicht mehr verwendet. Als mildes Abführmittel sind die Blüten aber durchaus zu empfehlen. Schlehenelixier gilt als gutes Stärkungsmittel nach Infektionskrankheiten.

In der Küche finden die Beeren hauptsächlich Verwendung zur Herstellung von Schlehenwein- oder Likör.

Im handwerklichen Bereich diente früher das harte Holz zur Spazierstockherstellung. Für die Gradierwerke in den Salinen wurden die sparrig verzweigten Äste als Packmaterial verwendet. Die Rinde wurde zum Rotfärben von Wolle und Leinen gebraucht.

Im Brauchtum zählte die Schlehe mit zu den Ernte- und Wetterorakeln. »So viel Tag die Schlehe vor Georgi (24. April) blüht, soviel Tag vor Jakobi geht man zur Ernte.« Gab es viele Schlehen, so steht ein strenger Winter bevor, hieß es. Als Dornenstrauch galt die Schlehe natürlich auch als Beschützer vor Hexen. Deshalb wurde sie zur Umzäunung von Weiden und Gehöften angepflanzt. In Schlesien nagelte man am Walpurgisabend Schlehenzweige über alle Eingänge. Als Sympathiemittel galten die drei ersten Schlehenblüten, die man im Frühjahr fand. Sie sollten das ganze Jahr

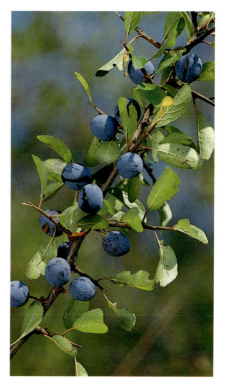

über gegen Fieber schützen, wenn man sie aß.

Wollte man Warzen loswerden, so mußte man folgendes Ritual einhalten. Man mußte eine Nacktschnecke auf einen Schlehdorn stecken und folgenden Spruch aufsagen:

»Schneck, i tu di nit ins Grab,
Büß di Lebe am Dorn do ab.
Wenn di Lebe isch entflohn
sin mini Warzen au davon.«

Über die weiße Blütenpracht des Schlehdorn gibt es verschiedene Legenden. In Posen heißt es, daß die Schlehe vom Kreuzdorn verdächtigt wurde, die Zweige für die Dornenkrone Christi geliefert zu haben. Da erbarmte sich aber Gott und überschüttete den Strauch als Zeichen seiner Unschuld plötzlich über Nacht mit weißen Blüten.

Bäume und Sträucher

Eberesche
Sorbus aucuparia

Rosengewächse – *Rosaceae*

[K] Sommergrüner, bis 15 m hoher Baum. Rinde glatt, bei älteren Bäumen schwarzgraue, rissige Borke. Blätter wechselständig, unpaarig gefiedert. Fiederblättchen ca. 11–15, linealisch, am Rand scharf gesägt; oberseits dunkelgrün, unterseits graugrün, filzig behaart. Im Herbst werden die Blätter gelb bis tiefrot. Blüten in doldenartiger Rispe; Kronblätter 5, weiß. Frucht kugelig, leuchtend rot. Blütezeit: Mai/Juni. Fruchtreife: September/Oktober.

[S] Wächst in lichten Laub- und Nadelwäldern, auf Kahlschlägen, an Waldrändern, in Gebüschen und Hecken. In den Mittelgebirgen oft die Baumgrenze bildend.

[V] Fast ganz Europa.

[I] Die Früchte enthalten Vitamin C, organische Säuren, Gerbstoffe, Bitterstoffe. Die Blätter enthalten ebenfalls Gerbstoffe.

[E] Man pflückt die Beeren im Oktober, wenn sie vollreif sind. Sie schmecken besser, wenn sie etwas Frost abbekommen haben.

Hinweis: Verwandt ist die Mährische Eberesche (*S. aucuparia* var. *edulis*). Ihre Früchte sind süßer und auch schmackhafter und eignen sich besser zur Herstellung von Marmelade und Gelee.

Eine Ebereschenart war bereits Hippokrates als stopfendes Heilmittel bei Durchfall bekannt. Von Lonicerus wurden die Vogelbeeren bei Leberleiden, Nierenbeschwerden und Wassersucht empfohlen.

In der Volksmedizin wurden die Blüten, Blätter und Beeren gern verwendet. Die Blüten wurden als Tee bei Husten, Bronchitis und Magen-Darm-Beschwerden getrunken. Die Blätter fanden vor allem bei Durchfall Verwendung. Aus den Beeren bereitete man gern einen Likör oder Schnaps, der als Heilmittel bei Durchfall und Magenverstimmung getrunken wurde.

Das Holz der Eberesche ist elastisch feinfasrig und schön gemasert, und eignet sich zu Drechsler- und Schnitzarbeiten.

Früher waren die Früchte ein Lockmittel beim Vogelfang. Die Bezeichnung *aucuparia* leitet sich von »aucupari« = vogelstellen ab.

Die Eberesche ist ein Baum der germanischen Mythologie, dem Gewittergott Donar geweiht. So war es in ländlichen Gegenden Sitte, die Zweige und Früchte gegen Blitzschlag über die Türen zu hängen.

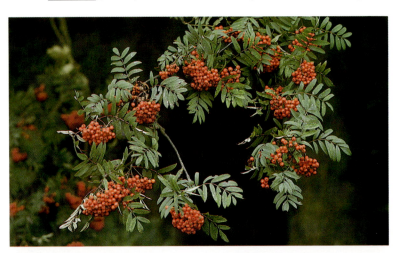

Bäume und Sträucher

Schwarze Johannisbeere

Ribes nigrum R3

Stachelbeergewächse – *Grossulariaceae*

K Sommergrüner, bis 2 m hoher Strauch. Blätter gestielt, 3- bis 5-lappig, am Rand grob gesägt; unterseits mit Drüsen besetzt, behaart; oberseits fast kahl. Blüten in achselständiger Traube; Kronblätter klein, gelblich-grün, am Rand bräunlich. Frucht kugelig, schwarz. Blütezeit: April/Mai. Fruchtreife: Juli/August.

S Wächst in feuchten Gebüschen und Auwäldern. Häufig angebaut. Als Wildpflanze ist die Schwarze Johannisbeere sehr selten geworden und deshalb in der »Roten Liste« aufgeführt.

V Mittel- und Nordeuropa, Nordasien.

I Die Blätter enthalten Gerbstoffe, ätherisches Öl und Rutin, die Beeren reichlich Vitamin C und organische Säuren.

E Die Blätter erntet man im Juni. Sie werden zuvor gründlich auf den Säulenrost untersucht. Zum Trocknen zerkleinert man sie und trocknet sie an einem luftigen, schattigen Ort. Die Früchte pflückt man vollreif.

In den antiken und mittelalterlichen schriftlichen Überlieferungen finden sich keine Angaben über die Heilverwendung der Schwarzen Johannisbeere.

Sie ist eine recht volkstümliche Pflanze. Einen Aufguß aus den Blättern benutzte man zum Gurgeln bei Mundschleimhautentzündung, Halsweh und Zahnfleischbluten. Innerlich fand er Verwendung bei Wassersucht, Blasensteinen, Husten, Heiserkeit, Gicht, Rheuma und Hämorrhoiden. Ein Aufguß aus den getrockneten Beeren wurde ebenfalls zum Gurgeln benutzt. Im frischen Zustand, als Saft, galten die Johannisbeeren als Stärkungsmittel bei fieberhaften Erkrankungen, wurden aber auch bei Nieren und Blasenbeschwerden, Lungenerkrankungen und bei Magen- und Darmträgheit benutzt. Sehr beliebt war auch das Gurgeln mit warmem Johannisbeersaft bei Heiserkeit.

Ausschließlich als Heilmittel findet die Schwarze Johannisbeere heute keine Verwendung mehr. Sie wird meist zur Herstellung von Marmela-

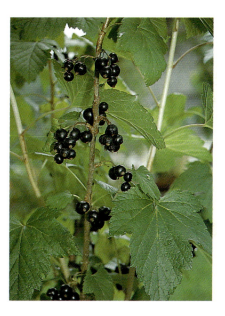

de, Likör und Fruchtsäften gebraucht. Die volksmedizinischen Erfahrungen sind aber durchaus zu beachten, und Johannisbeersaft kann zu allen aufgeführten Beschwerden empfohlen werden.

Im Volksmund heißt sie auch Gichtbeere, denn in der Sympathiemedizin gebrauchte man sie oft gegen die Gicht. Unter Beachtung genauer Rituale mußte man zur Gichtkur am Johannisabend einen Strauch beschwören.

Bäume und Sträucher

Färber-Ginster

Genista tinctoria ☠

Schmetterlingsblütler – *Fabaceae*

[K] Ausdauernder, bis 60 cm hoher Halbstrauch. Stengel niederliegend bis aufsteigend, nur unten verholzend, oben verzweigt, dornenlos. Junge Triebe tief gefurcht, grün. Blätter wechselständig, lanzettlich, sehr kurz gestielt, beidseitig behaart. Blüten an den jungen Trieben,

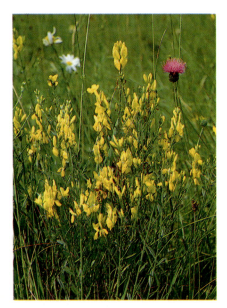

in endständigen Trauben, leuchtend gelb. Hülse bis 3 cm lang, seitlich stark abgeflacht, kahl. Blütezeit: Juni/Juli.

[S] Wächst gern auf Halbtrockenrasen und Magerweiden, in lichten Eichenmischwäldern, an Wald- und Gebüschsäumen.

[V] Mittel- und Südeuropa sowie Westasien.

[I] Gerbstoffe, Flavonoide, ätherisches Öl, Alkaloide.

[E] Da die Pflanze Alkaloide enthält, von denen man gewisse Nebenwirkungen erwarten kann, sollte man den Färber-Ginster nicht sammeln.

Aus den antiken Schriften ist nichts bekannt über die Verwendung des Färber-Ginsters als Heilpflanze.
Im »Kreutterbuch« des Hieronymus Bock aus dem Jahre 1565 wird die »Gäl-Färberblumen«, wie er ihn nennt, als blutstillendes und als schweißtreibendes Mittel empfohlen. Matthiolus verwendet ihn noch bei Wassersucht, Gicht und bei Hüftweh. Recht verbreitet war früher auch die Verwendung bei Nasenbluten. Dazu wurden aus den Samen Zäpfchen hergestellt.
In der Volksmedizin war der Färber-Ginster in einigen Gegenden als Heilmittel recht bekannt. In Wein gesotten, wurde er bei Stein- und Grießleiden verwendet. Als Tee getrunken, sollte er den Kreislauf anregen und den geschwächten Körper z.B. nach einer Infektionskrankheit wieder stärken. In der russischen Volksmedizin wurde er bei Frauenkrankheiten und sogar bei Brüchen gebraucht.
Heute wird der Färber-Ginster nicht mehr als Heilpflanze verwendet.
Als Färbepflanze war der Färber-Ginster sehr geschätzt. Man färbte Wolle und Leinen damit dauerhaft gelb. Volkstümliche Namen wie z.B. Farbblume, Farbchrut deuten auf diese Verwendung hin.
Der Färber-Ginster besitzt zur Bestäubung einen Explosionsmechanismus. Setzt sich ein Insekt auf die Flügel (seitliche Kronblätter), so wird über einen Hebelmechanismus das Schiffchen (das sind die beiden unteren Kronblätter) niedergedrückt. Dadurch entsteht im Inneren eine Spannung, das Schiffchen springt auf, der Pollen wird herausgeschleudert und betäubt das Insekt. Gleichzeitig berührt der Griffel das Insekt und belädt sich mit Fremdpollen.

Bäume und Sträucher

Besenginster
Sarothamnus scoparius ☠

Schmetterlingsblütler – *Fabaceae*

K Sommergrüner, aufrechter, bis 2 m hoher Strauch. Junge Triebe grün, sehr biegsam. Stengel fünfkantig, gerieft. Blätter wechselständig, obere lanzettlich, untere kleeblattartig. Blüten gestielt; Krone leuchtend gelb, bis 2,5 cm lang. Frucht seitlich abgeflacht, bis 5 cm lang, schwarz. Blütezeit: Mai/Juni. Fruchtreife: August/September.

S Wächst auf sonnigen Böschungen, Hängen, Waldrändern; häufig auch an Bahndämmen und Autobahnböschungen.

V Fast ganz Europa, Westasien.

I Das Alkaloid Spartein, Bitterstoffe, Gerbstoffe, ätherisches Öl, sowie Flavonglykoside.

E Da der Besenginster leicht giftig ist, sollte er nicht gesammelt werden.

Der Ginster war schon den antiken Ärzten und Schriftgelehrten bekannt. Er fand bei Blasenleiden, Nierensteinen, Wasser- und Gelbsucht Anwendung. Bock erwähnt in seinem »Kreutterbuch« 1565 die Ginsterblüten als steintreibendes Mittel. Äußerlich sollen sie bei entzündeten Knien und bei Schlangenbissen hilfreich sein.

In der Volksmedizin fand der Ginster wegen seiner unerwünschten Nebenwirkungen, die besonders bei unsachgemäßer Überdosierung auftreten, keine besondere Beachtung. Pharmakologisch hat man den Ginster gründlich erforscht. Das Spartein, ein Alkaloid, besitzt eine ausgeprägte antiarrhythmische Wirkung, d.h. der Herzrhythmus wird stabilisiert, die Neigung zu Extrasystolen nimmt ab. Man verwendet heute den Ginster in Form von Fertigpräparaten bei Herzrhythmusstörungen mit schnellem Herzschlag und Extraschlägen.

Im Handwerk fand die Besenginsterrinde früher als Juteersatz Verwendung. Die Blüten dienten zum Gelbfärben von Papier und Tuch.

Auch im Volksglaube und Brauchtum war er bekannt. Aufgrund des üppigen Blühens des Ginsters spielte er im Vegetationskult eine Rolle. Blühte er besonders reichlich, so gab es im folgenden Jahr einen reichen Kindersegen oder auch eine gute Kornernte. Mit einem Besen aus dem Ginster verscheuchte man das Ungeziefer, Hexen und Zauberer aus dem Haus.

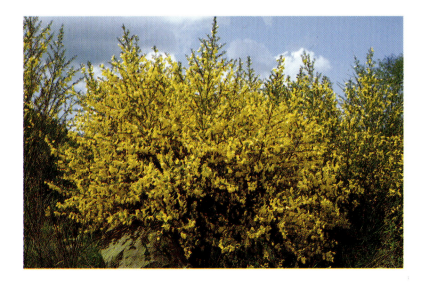

Sanddorn

Hippophaë rhamnoides

Ölweidengewächse – *Elaeagnaceae*

[K] Sommergrüner, bis 5 m hoher Strauch oder bis 10 m hoher Baum. Zweige silbergrau, sparrig dornig. Blätter wechselständig, kurzgestielt, schmal-länglich; anfangs beidseits silbergrau, dicht behaart, später oberseits verkahlend. Blüten ein-

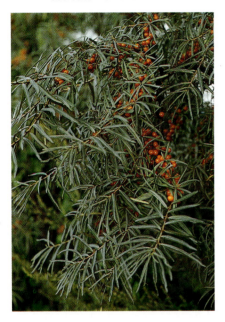

geschlechtlich, unscheinbar. Frucht kugelig bis eiförmig, leuchtend orangefarben. Blütezeit: März/April. Fruchtreife: September/Oktober.

[S] Wächst auf Dünen, Böschungen, an Flußufern, in Schotterauen und Kiesgruben. Zählt zu den lichtbedürftigen Pioniergehölzen und wird deshalb oft auch zur Verfestigung des Bodens an Straßenböschungen und Deichen angepflanzt.

[V] Europa, große Teile Asiens.

[I] Die Beeren sind reich an Vitamin C; ferner wichtige andere Vitamine und Mineralstoffe, Fruchtsäure, Anthocyane.

[E] Man erntet die Früchte wenn sie vollreif sind. Das Pflücken der Beeren ist gar nicht so einfach, da der Strauch recht dornig ist und sich die Beeren auch leicht zerdrücken lassen. Am besten eignet sich folgende Methode: Man zieht die größeren Äste mit Hilfe einer Schnur herab, legt ein Leinentuch unter den Ast und schneidet dann die kleinen, dicht mit Beeren besetzten Zweige ab.

In den antiken und mittelalterlichen Schriften findet sich kein Hinweis auf den Sanddorn.

In den Gegenden, wo er häufig vorkommt, war er eine beliebte volkstümliche Heilpflanze. Der Saft wurde zur allgemeinen <u>Stärkung und in Erkältungszeiten</u> getrunken. Aufgrund seines hohen Vitamin-C-Gehalts – in 100 g sind ca. 200–1200 mg Vitamin C enthalten – eignet sich Sanddornsaft auch hervorragend zur Stärkung der körpereigenen Abwehrkräfte. Zur Vorbeugung gegen Erkältungskrankheiten, bei einer erhöhten Streßbelastung, in der Schwangerschaft und während der Stillzeit empfiehlt sich die tägliche Einnahme von Sanddornsaft. Auch bei Appetitlosigkeit und Zahnfleischbluten eignet sich der Saft.

Sanddorn gibt es auch noch als Marmelade und als Mus, und er kann so als <u>gesunder Brotaufstrich</u> oder als Getränk, z.B. Sanddornmilch, die tägliche Ernährung bereichern.

In der Mythologie wird er nur selten erwähnt. Es ist aber anzunehmen, daß er wegen seiner orangeroten Beerenfarbe dem germanischen Donnergott zugeordnet war. Von daher galt er als Mittel gegen Zauberei und Verhexung. Die Zweige wurden über die Stalltüren gehängt und sollten so das Vieh schützen.

Bäume und Sträucher

Roßkastanie

Aesculus hippocastanum

Roßkastaniengewächse –
Hippocastanaceae

K Sommergrüner, bis 30 m hoher Baum. Rinde graubraun, dünnschuppig abblätternd. Blätter langgestielt, 5- bis 7-zählig gefiedert; Fiederblätter bis 20 cm lang, verkehrt-eiförmig, zugespitzt, am Rand gezähnt. Blüten in endständigen, aufrechten, kegligen Rispen; Kronblätter weiß, am Grund mit rotem Saftmal. Frucht kugelig, grün, stachelig; Samen rund bis abgeflacht, glänzend braun, mit einem grauweißen Nabelfleck. Blütezeit: April/Mai. Fruchtreife: September/Oktober.

S Bei uns angepflanzt, gelegentlich verwildert.

V Südosteuropa.

I In den Samen sind Saponine, Flavonglykoside, Gerbstoffe und als Hauptwirkstoff Aescin enthalten.

E Ein Selbersammeln erübrigt sich, da die Roßkastanienpräparate speziell zubereitet werden müssen.

Die erste sichere schriftliche Überlieferung findet sich bei Matthiolus. Er nennt eine alte Heilverwendung der türkischen Pferdeknechte. Diese gaben nämlich den müden Pferden zerkleinerte Roßkastanien. Matthiolus schreibt, daß die Roßkastanie »den keichenden Rossen sehr behülflich« seien.

In der Volksmedizin wurde die junge Rinde auch bei Bronchialkatarrh, Durchfall und Blutungen verwendet. Die zerpulverten Samen dienten als Umschlagpaste bei Venenentzündungen und Krampfadern.

Durch neuere, eingehende pharmakologische Untersuchungen konnte die Wirksamkeit der Roßkastanien nachgewiesen werden. Der Wirkstoff Aescin – eher ein Wirkstoffgemisch – besitzt eine antientzündliche und antiödematöse (abschwellende) Wirkung. Außerdem kräftigt – tonisiert – das Aescin die Venenwände und fördert somit den Blutrückstrom. Die Flavonoide besitzen zudem noch einen gefäßabdichtenden Effekt. Präparate aus Roßkastanien eignen sich somit bestens zur Venentherapie z.B. bei Krampfaderbeschwerden mit Schwellungs- und Schweregefühl der Beine, Hämorrhoiden und bei Unterschenkelgeschwüren.

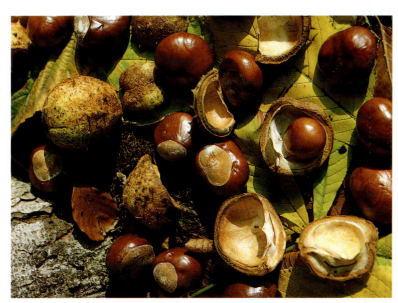

Faulbaum

Frangula alnus

Kreuzdorngewächse – *Rhamnaceae*

[K] Sommergrüner, bis 3 m hoher Strauch oder bis 7 m hoher Baum. Rinde graubraun, mit zahlreichen länglichen, hellbraunen Korkwarzen. Blätter wechselständig, breit-eiförmig, ganzrandig, beiderseits mit auffälligen bogigen Blattnerven; ober-

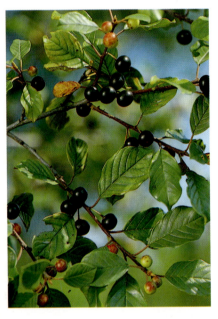

seits schwach glänzend. Blüten zwittrig, in den Blattachseln, Kronblätter weiß. Frucht kugelig, von grünrot nach schwarzviolett färbend. Blütezeit: Mai bis August. Fruchtreife: Juli bis September.
[S] Wächst in lichten Laubmischwäldern, Erlenbrüchen, an Wegrändern und Hecken.
[V] Fast ganz Europa.
[I] Gerbstoffe, Bitterstoffe, Anthrachinone. Diese entstehen erst während der Lagerung.

[E] Man schneidet im Frühling die Zweige und schält die Rinde ab. Sie wird zerkleinert, bei milder Wärme getrocknet und ca. 1 Jahr lang gelagert. Erst dann darf sie verwendet werden.

Den antiken Autoren war der Faulbaum nicht bekannt. In einem Kräuterbuch aus dem 14. Jh. wird die Faulbaumrinde zum erstenmal als Abführmittel erwähnt. Im »Kreutterbuch« des Hieronymus Bock, einem der bekanntesten Bücher seiner Zeit, wird über die abführende Wirkung nichts gesagt. Er empfiehlt die Rinde bei Grind und faulen Zähnen. Matthiolus dagegen lobt die abführende Kraft und setzt sie der Wirkung des Rhabarbers gleich. Im 17. und 18. Jh. zählt die Faulbaumrinde zu den bekanntesten und häufigsten Abführmitteln. Auch in der Volksmedizin wurde sie vor allem als Abführmittel gebraucht.
Die Wirkungsweise der Faulbaumrinde konnte durch pharmakologische Untersuchungen geklärt werden. Durch die Anthrachinone kommt es im Dickdarm zu einer Hemmung der Wasserrückresorption aus dem Darm in die Blutbahn. Dadurch kommt es zu einer stärkeren Füllung des Dickdarms, und der damit verbundene Dehnungsreiz löst den Stuhlgang aus. Die Faulbaumrinde zählt zu den milden pflanzlichen Abführmitteln. Sie eignet sich auch als Bestandteil von stoffwechselanregenden und blutreinigenden Teemischungen, die man bei Rheuma, Gicht und Hautkrankheiten trinkt.
Eine militärische Bedeutung hatte der Faulbaum im Mittelalter. Man legte regelrechte Faulbaumkulturen an, denn das Holz wurde wegen seiner aschenarmen Kohle zur Herstellung von Schwarzpulver benutzt. Von daher kommt auch der Name »Pulverholz«.

Bäume und Sträucher

Purgier-Kreuzdorn
Rhamnus cathartica ☠

Kreuzdorngewächse – *Rhamnaceae*

[K] Sommergrüner, bis 3 m hoher, sparrig verzweigter Strauch. Rinde rot bis braun, horizontal abrollend; junge Zweige silbergrau. Blätter gegenständig, gestielt, eiförmig, kurz zugespitzt, am Rand fein gezähnt; oberseits grün, glänzend, unterseits heller, an den Blattadern behaart. Blüten eingeschlechtlich, in blattachselständiger Scheindolde; Kronblätter unscheinbar, gelblich-grün. Frucht kugelig, schwarzviolett. Blütezeit: Mai/Juni. Fruchtreife: September/Oktober.

[S] Wächst in feuchten Laubmischwäldern, Auwäldern und an Waldsäumen.

[V] Fast ganz Europa, Westasien.

[I] Anthrachinone und Flavonglykoside.

[E] Bei der Verwendung der Beeren besteht eine leichte Vergiftungsgefahr. Ein Sammeln ist deshalb nicht zu empfehlen.

Die erste sichere Beschreibung und Abbildung des Kreuzdorn findet sich im »Kreutterbuch« des Hieronymus Bock. Er empfiehlt die Blätter des »Wegedorn«, wie er ihn nennt, zur Behandlung von Geschwüren und bei der Mundfäule. Bei Matthiolus findet sich dann bereits ein Rezept, daß der Beerensirup abführend wirkt.

In der Volksmedizin waren die Beeren ebenfalls ein beliebtes Abführmittel. Man stellte daraus einen Tee her, bereitete einen Saft daraus oder ließ sie in Alkohol oder Wein ausziehen. Sie fanden auch Anwendung bei Gicht, Steinleiden, Leberbeschwerden, Wassersucht, Rheuma und Hautkrankheiten.

Heutzutage finden die Kreuzdornbeeren kaum noch Verwendung, da es wegen der heftigen, oft schwer zu regulierenden Wirkung zu Bauchkrämpfen und zu starkem Durchfall kommen kann.

Der Kreuzdorn besitzt ein festes, dauerhaftes, rötliches Holz, das früher im Möbelbau gern verwendet wurde. Die Früchte, die sogenannten Gelbbeeren, dienten früher auch zum Gelbfärben von Wolle, Leinen und Leder.

Im Volksglauben galt der Kreuzdorn,

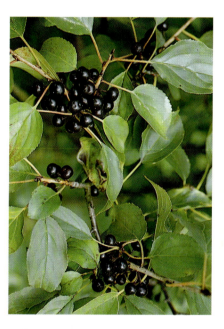

wie alle Dornensträucher, als dämonenabwehrend. An Walpurgis mußte man ihn an der Stalltür befestigen oder auf den Misthaufen stecken, um das Vieh vor Verhexung zu schützen. Wer mit einem am Karfreitag geschnittenen Kreuzdornstock geht, dem sollte kein Gespenst begegnen. Wegen der kreuzförmigen Stellung seiner Dornen, woher auch sein Name stammt, wurde er als Schutzmittel gegen Zahnweh angesehen.

Bäume und Sträucher

Mistel

Viscum album

Mistelgewächse – *Loranthaceae*

K Immergrüner, auf Laub- und Nadelbäumen schmarotzender Strauch, bis 1 m Durchmesser erreichend. Zweige gelb-grünlich, gabelig verzweigt. Blätter gegenständig, ledrig, länglich, mit schwachen Längsadern. Blüten unscheinbar, zu 3–5 in den Gabelästen; Blütenhülle gelblich. Frucht erbsengroß, weiß. Blütezeit: März/April. Fruchtreife: November/Dezember.

S Wächst schmarotzend auf verschiedenen Baumarten.

V Fast ganz Europa, Asien, Nordafrika.

I Viscotoxin, Cholin, Saponine, Flavonoide, Harze, Lectine.

E Geerntet wird die Mistel vom März bis April. Man pflückt von den abgeschnittenen Zweigen die Blätter ab, zerkleinert sie und trocknet sie dann an einem luftigen Ort.

Schon in der Antike war die Mistel als Heilpflanze bekannt. Von Hippokrates wurden die Blätter gegen die »Milzsucht« gebraucht. Plinius erwähnt ihre Verwendung bei Epilepsie und Schwindel. Plinius ist es auch, der uns die kultischen Handlungen der keltischen Priester (der Druiden) überliefert. Die Priester zogen am 6. Tag vor Neumond weißgekleidet in den Eichenhain und schnitten mit einer goldenen Sichel die Mistel ab. Sie wurden in einem weißen Mantel aufgefangen. Dann schlachtete man zwei weiße Stiere und weihte unter Gebeten die Zweige. Unter den Trank getan, sollten sie alle unfruchtbaren Tiere fruchtbar machen und das Heilmittel gegen alle Gifte sein.

In der antiken Mythologie sollte die »goldene Zauberrute« – wahrscheinlich ist damit ein Mistelzweig gemeint – dem Held Äneas den Zugang zur Unterwelt öffnen. In der germanischen Götter- und Sagenwelt tötet der blinde Wintergott Hö-

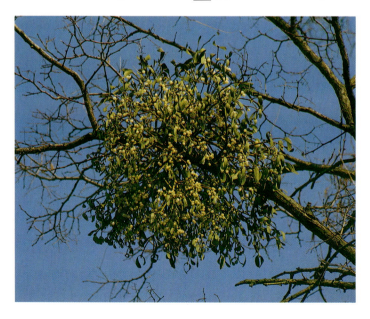

Bäume und Sträucher

dor den Sommergott Balder mit einer Mistellanze. Dieser Mythos versinnbildlicht das Attribut des Todes und der winterlichen Erstarrung. Der immergrüne Mistelzweig bleibt aber auch Verbindungsglied zum wiederbeginnenden Leben. Denn Balder wird wiedergeboren, was die Germanen mit einem Fest feierten. Daraus wird in der Christianisierung das Weihnachtsfest. Noch heute hängt man deshalb vor allem in England an Weihnachten Mistelzweige als Zeichen der Freude und Liebe auf. Die eigentliche Symbolik ist aber völlig verlorengegangen.

Im Mittelalter war die Mistel eine geschätzte Heilpflanze. Die hl. Hildegard nennt die Birnenmistel als Mittel gegen Brust- und Lungenleiden. Von Paracelsus, Bock, Matthiolus u.a. wird sie bei Epilepsie verwendet. Tabernaemontanus erwähnt ein Mistelpulver für Kinder »so mit Fallendsucht beladen seyn«. Er vermerkt aber auch: »Eichenmistel zu Pulver gestoßen / und den gebährenden Weibern geben / so in Kindsnöthen ligen / soll ihnen der Geburt bald abhelfen ...«

In der Volksmedizin wurde die Mistel bei Verdauungsstörungen benutzt, bei Lungenleiden, Blutungen, Gicht, Herzleiden und Krebs.

Die moderne pharmakologische Forschung hat sich eingehend mit der Mistel beschäftigt. In tierexperimentellen Studien konnte ein blutdrucksenkender Effekt nachgewiesen werden. Ob diese Ergebnisse auf den Menschen übertragbar sind, ist allerdings noch nicht ganz geklärt. Dennoch gibt es einige Fertigpräparate, die zur Bluthochdruckbehandlung im Handel sind. Sie sind auch meiner Ansicht nach durchaus zu empfehlen. Die Verwendung von Mistelextrakten in der Krebstherapie geht auf R. Steiner zurück. Die jahrelang gemachten Erfahrungen sind vielversprechend und rechtfertigen

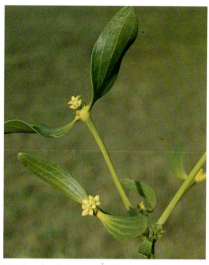

Mistelzweig mit den unscheinbaren, gelblich-weißen Blüten.

den Einsatz in der biologischen Krebsbehandlung. Als Reiz- und Umstimmungsmittel werden Mistelpräparate auch in der Arthrosebehandlung eingesetzt.

Im Volksglauben zählt die Mistel zu den dämonenabwehrenden Pflanzen. Unters Dach gesteckt oder über der Türschwelle befestigt, sollte sie das Haus vor Unglück und das Vieh vor Behexen schützen. Als Amulett getragen, sollte sie die Kinder vor Zauberei und Krankheit bewahren. In vielen Schatzsagen erscheint die Mistel. So soll die Eichenmistel alle Schlösser öffnen, und mit einer Haselmistel als Rute sollte man vergrabene Schätze finden. Die Mistel findet auch häufig in Hochzeitsbräuchen Verwendung. In der französischen Schweiz trug die Braut einen Kranz von Weizenähren, Eisenkraut und Mistelzweigen. Findet ein Mädchen einen Mistelzweig auf einem Apfelbaum, so wird es bald Braut. Im Jägerglauben sollte ein Mistelzweig dem Träger Glück im Jagen und Schießen bringen.

Bäume und Sträucher

Gewöhnlicher Seidelbast
Daphne mezereum G ☠

Seidelbastgewächse – *Thymelaeaceae*

K Sommergrüner, bis 1,50 m hoher Strauch. Zweige schwach behaart, nur am Zweigende beblättert. Blätter kurzgestielt, länglich-lanzettlich, bis 8 cm lang; am Rand flaumig behaart; oberseits dunkelgrün, unter-

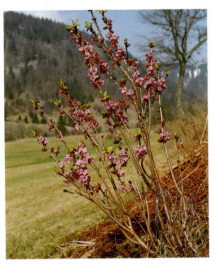

seits bläulich-grün. Blüten fast sitzend, meist zu 3 an den Zweigenden vorjähriger Zweige. Kelchblätter rosa, Krone fehlend. Blüten erscheinen lange vor den Blättern und duften intensiv süßlich. Frucht länglich-eiförmig, glänzend rot. Blütezeit: Februar bis April. Fruchtreife: August/September.

S Wächst in halbschattigen, krautigen Laub- und Nadelmischwäldern.

V Fast ganz Europa, Kleinasien, Sibirien.

I Cumaringlykoside, Flavonoide, Daphnetoxin, Mezerin, Daphnin sowie Harze.

E Der Seidelbast ist stark giftig und steht unter Naturschutz. Ein Sammeln ist deshalb verboten.

Die griechischen und römischen Ärzte der Antike verwendeten verwandte Seidelbastarten als Heilmittel. Die ersten schriftlichen Überlieferungen stammten aus dem 16. Jh. Er wurde hauptsächlich als Abführ- und Brechmittel gebraucht. Nach Lonicerus treibt die »überaus hitzige« Seidelbastrinde »gewaltig auß die wassersucht und geelsucht«. Die Rinde war auch Bestandteil eines »spanischen Fliegenpflasters«, das als hautreizendes Mittel bei den verschiedensten Schmerzzuständen aufgelegt wurde.

In der Volksmedizin war er in einigen Gegenden recht bekannt. Mit Spiritus angefeuchtete Baststückchen wurden als schmerzstillendes Mittel auf offene Wunden gelegt. Gepulverte, mit Honig vermengte Blätter dienten als Auflage gegen Geschwüre und Wunden. Die Beeren dienten als Abführmittel.

In der heutigen Pflanzenheilkunde findet der Seidelbast keine Verwendung. Als homöopathisches Mittel wird er gegen verschiedene Hautkrankheiten, Gürtelrose und bei Schmerzzuständen gebraucht.

Der Seidelbast ist sehr giftig. Bereits bei Hautkontakt kann es zu einer starken Reizung mit Blasenbildung kommen. Die Beeren sind schon in geringer Menge – ca. 6 Stück – tödlich giftig.

Im Volksglauben galt der Seidelbast als hexenabwehrendes Mittel. Man räucherte mit ihm die jungen Gänschen oder trieb mit Seidelbastzweigen die Kühe auf die Weide, damit sie besonders viel Milch gaben. Er war auch Bestandteil des Palmbusches oder auch des Kräuterbüschels. Im Vorarlberg wurden Zweige aus dem geweihten Palmbusch bei Gewitter angezündet.

Bäume und Sträucher

Silber-Weide
Salix alba

Weidengewächse – *Salicaceae*

[K] Sommergrüner, bis 15 m hoher Baum. Borke grau, tiefrissig; junge Zweige mit gelbbrauner Rinde, sehr biegsam. Blätter kurzgestielt, lanzettlich, bis 10 cm lang, am Rand fein gesägt; oberseits dunkelgrün, schwach glänzend, unterseits graugrün, beidseits silbrig behaart. Blüten zweihäusig; männliche Kätzchen aufrecht, gebogen, bis 7 cm lang; weibliche Blüten aufrecht, insgesamt kürzer und dünner. Blütezeit: März bis Mai. Da die verschiedenen Weidenarten oft untereinander bastardieren, sind sie oft nur schwer eindeutig zu bestimmen.

[S] Wächst an Flüssen, Bächen, Seen und Teichufern.

[V] Fast ganz Europa, Sibirien.

[I] Salicylverbindungen und Gerbstoffe.

[E] Verwendung findet die Rinde. Sie muß im Frühjahr von ca. fingerdicken Ästen abgeschält werden. Sie wird zerkleinert und bei milder Wärme getrocknet. Auch die Rinde anderer Weidenarten kann arzneilich verwendet werden.

Die Weide war als Heilmittel bereits im Altertum bekannt. Dioskurides verwendet sie als zusammenziehendes Heilmittel und erwähnt die gepulverten Blätter zusammen mit Pfeffer und Wein als Empfängnisverhütungsmittel. Von Paracelsus, Bock, Lonicerus, Matthiolus u. a. wurde sie als blutstillendes, zusammenziehendes, schweißtreibendes Mittel verwendet. Äußerlich diente sie gegen Warzen und Hühneraugen.
In der Volksmedizin war die gepulverte Rinde vor allem als Fieber- und Rheumamittel geschätzt.
Heutzutage wird die Weidenrinde als Heilmittel kaum noch verwendet.

Die Inhaltsstoffe (Salicylglykoside) werden im Körper zu Salizylsäure umgewandelt. Diese besitzt dann eine gewisse fiebersenkende, aber auch entzündungshemmende Wirkung. So erklärt sich durchaus die volksmedizinische Erfahrung.
Im handwerklichen Bereich wurden aus den biegsamen Weidenruten vor allem Körbe geflochten. Dazu schnitt man früher alle 2–3 Jahre die Zweige ab. Es entstanden dann im Laufe der Zeit die knorrig aussehenden Kopfweiden.
Diese knorrigen Kopfweiden, die im Nebel wie geheimnisvolle Gestalten aussehen, führten im Volksglauben dazu, daß aus den Weiden ein Hexenbaum wurde. In den uralten Mythologien galt er aber auch als Symbol der Fruchtbarkeit und Wiedergeburt der Natur. Der aus den Weidenzweigen gebundene Palmbusch, der am Palmsonntag in der Kirche geweiht wird, hat seinen eigentlichen Ursprung in diesen frühen Fruchtbarkeitskulten.

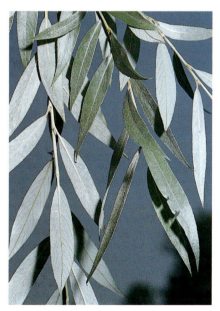

Bäume und Sträucher

Winter-Linde
Tilia cordata

Lindengewächse – *Tiliaceae*

[K] Sommergrüner, bis 30 m hoher Baum. Borke schwärzlich-grau, längsgefurcht. Blätter gestielt, rundlich, am Grund schief herzförmig zugespitzt, am Rand gesägt; oberseits grün, unterseits graugrün, in den Blattnervenwinkeln rotbraune Haarbüschel. Blütenstand mit 4–16 Blüten; Stiel mit einem zungenförmigen Hochblatt verwachsen. Kronblätter gelblich-weiß. Frucht eine kugelige, schwach behaarte, dünnschalige, einsamige Nuß. Blütezeit: Juni/Juli. Fruchtreife: August/September.
[S] Wächst in sommerwarmen Laubmischwäldern. Oft als Allee- und Dorfbaum angepflanzt.
[V] Fast ganz Europa, Westsibirien, Kleinasien.
[I] Ätherisches Öl, Flavonoide, Schleimstoffe, Gerbstoffe.
[E] Der richtige Zeitpunkt für das Sammeln der Lindenblüten ist ganz wichtig. Sie müssen 1–3 Tage nach dem Aufblühen gepflückt werden, denn dann ist der Wirkstoffgehalt am größten. Man pflückt die ganzen Blüten mit dem Hochblatt, breitet sie auf einem Leinentuch aus und trocknet sie möglichst rasch an einem warmen, luftigen Ort. Die Blüten müssen in einem dunklen, luftdichten Glas aufbewahrt werden. Schon bei geringer Feuchtigkeit fangen sie an zu schimmeln oder verlieren den aromatischen Duft.

Hinweis: Die Sommer-Linde *(Tilia platyhyllos)* sieht fast gleich aus und wird auch als Heilpflanze verwendet. Sie unterscheidet sich durch die größeren Blätter und durch die weißen Haarbüschel auf der Blattunterseite. Außerdem ist die Frucht dickwandig.

Über die arzneiliche Verwendung der Linde finden sich nur wenige schriftliche Überlieferungen aus der Antike und dem Mittelalter. Plinius erwähnt zwar häufig die Linde und führt die Rinde als Heilmittel gegen den Aussatz auf, aber die Blüten wurden nicht verwendet. Ebenso auch bei Bock, Matthiolus und anderen mittelalterlichen Kräuterbuchautoren. Sie kennen Lindenholzkohle als Durchfallmittel oder den Lindenbast zur Wundbehandlung. Die Verwendung der Blüten wird erst im 17. Jh. gebräuchlich.

Lindenblütentee zählte zu den bekanntesten volksmedizinischen Rezepten. Er wurde bei Erkältungskrankheiten, Husten, aber auch wegen seiner wassertreibenden Wirkung bei Blasen- und Nierenleiden getrunken. Die nervenberuhigende und krampflösende Wirkung machte man sich bei Unruhezuständen und Kopfschmerzen zunutze. In einigen Gegenden Frankreichs galt ein Bad mit Zusatz von Lindenblüten als Mittel gegen Migräne und für unruhige Kinder. Die Lindenkohle wurde bei Durchfall und Vergiftungen einge-

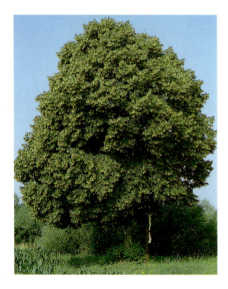

Bäume und Sträucher

nommen, und äußerlich streute man sie auf Wunden und Geschwüre.

Heutzutage verwendet man die Lindenblüten hauptsächlich als Tee für grippale Infekte und Erkältungskrankheiten. Dabei macht man sich die schweißtreibende Wirkung zunutze. Gewisse Inhaltsstoffe wirken sensibilisierend auf die Schweißdrüsen. Diese werden dann schon durch geringere Wärmereize angeregt. Ein Lindenblütentee eignet sich von daher besonders gut für Erkältungskrankheiten, bei denen eine »Schwitzkur« angezeigt ist. Darüber hinaus besitzt er aber auch noch einen Effekt, der die körpereigenen Abwehrkräfte aktiviert. Es lohnt sich also schon bei den ersten Anzeichen eines Infektes vorbeugend Lindenblütentee zu trinken.

Im handwerklichen Bereich wurde das zähe, weiche, elastische Holz zur Herstellung von Bilderrahmen, Zeichenbrettern, Bleistiften u.a. benutzt. Sehr geschätzt war es früher von den Holzschnitzern. Es besitzt einen leicht seidigen Glanz und läßt sich gut bearbeiten. Tilman Riemenschneider schnitzte daraus seine berühmte wunderschöne »Madonna im Rosenkranz«. Lindenblätter eignen sich zum Färben. Es lassen sich schöne Beige-, Ocker- und Brauntöne herstellen. Uralt war auch die Verwendung des Lindenbastes. Funde aus Pfahlbauten deuten darauf hin. Es wurden Matten und Seile daraus gefertigt.

Überragend war die Bedeutung der Linde im Volksglauben. Bei den Germanen und Slaven galt sie als heilig und war der Frigga, der Göttin des häuslichen Glücks und der Liebe, geweiht. Aus diesem Grund wurde sie auch gern in die Nähe der Häuser gepflanzt. Viele Ortsnamen, die als Namensteil »Linde« enthalten, zeugen davon. Unter ihr wurde Gericht abgehalten, oder das Volk versammelte sich zu Tanz und Spiel unter ihrem duftenden Blüten-Baldachin, vor allem im Juni. Die Linde hatte auch eine dämonenabwehrende Kraft. Eine Linde am Haus angepflanzt, sollte die Hexen fernhalten. Lindenbast um die Hörner der Kühe gewickelt, oder als Talisman bei sich getragen, sollten gegen Zauber und Hexen helfen.

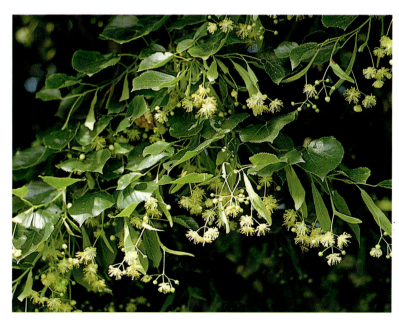

Heidekraut

Calluna vulgaris

Heidekrautgewächse – *Ericaceae*

[K] Immergrüner, bis 30 cm hoher Strauch. Stengel aufrecht oder niederliegend-aufsteigend, reichverzweigt. Blätter vierzeilig, dachziegelartig angeordnet, schmal-lanzettlich, bis 3 mm lang, Blattränder umgebogen. Blütenstand eine reichblütige, einseitswendige Doppeltraube. Blüten glockig, nickend; Kronblätter rosa bis zartlila. Blütezeit: Juli bis September.

[S] Wächst in lichten Kiefernwäldern, auf Mooren, Felshängen, Magerweiden. In der Heide großflächige Bestände.

[V] Fast ganz Europa, Westsibirien; in Nordamerika eingebürgert.

[I] Gerbstoffe, Saponine, Arbutin, Flavonglykoside.

[E] Zur Blütezeit pflückt man die oberen Triebspitzen und trocknet sie an einem luftigen, schattigen Ort.

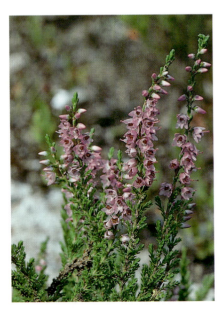

In den antiken Schriften wird lediglich die Baumheide als Heilmittel bei Schlangenbissen erwähnt. Das Heidekraut dagegen wird erst in den mittelalterlichen Kräuterbüchern beschrieben. Es gilt als schleimlösend, harn- und schweißtreibend und wurde bei Nierensteinen, Gicht, Rheumatismus und Entzündungen verwendet. Bock sagt: »die Heyden blümlin haben Krafft, Knollen und geschwulst zu zertheylen.« Von Tabernaemontanus erfahren wir folgendes Rezept: »Das Öl aus den Blumen wird hoch gelobet wider die bösen Flechten / Herpetes genannt / sonderlich unter dem Angesicht.« Einer der letzten großen Heilkundigen, die das Heidekraut schätzten, war Sebastian Kneipp. Er empfahl es wegen seiner »blutreinigenden« Wirkung bei Gicht und Rheuma.

In der Volksmedizin waren diese Anwendungsbereiche ebenfalls bekannt. Auch zu <u>Bädern gegen Rheuma</u> wurde es benutzt.

In der heutigen Pflanzenheilkunde findet das Heidekraut keine Verwendung mehr.

Im Volksglauben galt weißblühende Heide als Glücksbringer und, unters Kopfkissen gelegt, sollten die Träume wahr werden. Einen <u>Kranz von Heidekraut</u> um den Spiegel gelegt, sollte alles Unglück vom Hause abhalten.

In bäuerlichen Gegenden diente es als <u>Wetter- und Ernteorakel</u>. Blühte es sehr reichlich bis an die Zweigspitzen, sollte ein strenger Winter kommen. Nach den Blühen richtete sich die Wintersaat. Blüht es von unten, so sollte man eine zeitige Roggensaat machen.

Im Siegerland bastelten die Kinder aus blühendem Heidekraut kleine Körbchen, die dann ins Zimmer gestellt wurden.

Die Blüten des Heidekrauts enthalten reichlich Nektar und sind eine wichtige Bienenweide.

Bäume und Sträucher

Heidelbeere
Vaccinium myrtillus

Heidekrautgewächse – *Ericaceae*

[K] Sommergrüner, bis 50 cm hoher Strauch. Stengel reich verzweigt, kantig bis schwach geflügelt. Blätter wechselständig, kurzgestielt, eiförmig, zugespitzt, am Rand fein gesägt. Blüten einzeln, blattachselständig, hängend bis nickend; Krone krugförmig, blaßrosa bis grünlich. Frucht eine kugelige, blauschwarze Beere. Blütezeit: Mai/Juni. Fruchtreife: August/September.

[S] Wächst in Laub- und Nadelwäldern, auf Heiden und Torfmooren; gern auf sauren, nährstoffarmen Böden.

[V] Mittel- und Nordeuropa, Nordasien, Nordamerika.

[I] Gerbstoffe, der blaue Farbstoff Myrtillin, organische Säuren, Vitamine. In den Blättern sind Flavone, Gerbstoffe, Arbutin und Glykoside enthalten.

[E] Die Blätter zupft man in Mai/Juni von den Stengeln, breitet sie auf einem Leinentuch aus und trocknet sie an einem schattigen Ort. Die Früchte werden vollreif gesammelt und im Backofen bei ca. 50 °C getrocknet.

Als mittel- und nordeuropäischer Zwergstrauch war die Heidelbeere den griechischen und römischen Ärzten unbekannt. In der »Physica« der hl. Hildegard wird sie als »Wattbeere« erwähnt. In den mittelalterlichen Kräuterbüchern wird sie nur vereinzelt erwähnt. H. Bock nennt z.B. lediglich einen Sirup aus den Beeren für die Behandlung von Husten und Lungenschwindsucht.

In der Volksmedizin war sie ein geschätztes Heilmittel, vor allem in den Gegenden, wo sie häufig vorkommt. Die Blätter und getrockneten Beeren wurden bei Durchfall, Ruhr, Hämorrhoidenblutungen und Blasenleiden verwendet.

Auch heutzutage eignen sich die getrockneten Beeren aufgrund ihres Gerbstoffgehaltes zur Behandlung von Durchfallerkrankungen. Eine Wirkungsverstärkung erfolgt noch durch den blauen Farbstoff (Myrtillin). Dieser kann in Bakterien eindringen und so ihr Wachstum hemmen. Man kann sich eine Abkochung aus den Beeren herstellen oder aber auch die getrockneten Beeren zerkauen. Verwenden kann man auch den Heidelbeer-Muttersaft (Reformhaus), der, mit Quark oder Grießbrei gemischt, sich auch gut für die Behandlung von Säuglingen und Kindern eignet. Ein Tee aus den Blättern ist wegen seines Arbutingehalts zur Behandlung von leichten Blasenentzündungen gut geeignet.

In der Küche lassen sich die Beeren zu Mus, Marmelade und Wein verarbeiten oder beim Kuchenbacken verwenden.

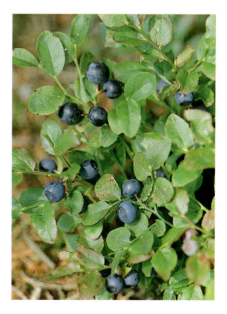

Bäume und Sträucher

Schwarzer Holunder
Sambucus nigra

Geißblattgewächse – *Caprifoliaceae*

[K] Sommergrüner, bis 5 m hoher Strauch, gelegentlich auch bis 10 m hoher Baum. Breit ausladend; Zweige überhängend; Borke graubraun, tief längsrissig; junge Zweige mit weißem Mark. Blätter gegenständig, gestielt, unpaarig gefiedert; Blättchen länglich-eiförmig, zugespitzt, am Rand gesägt. Blüten in endständigen und reichblütigen Trugdolden; Kronblätter weiß bis gelblich-weiß.

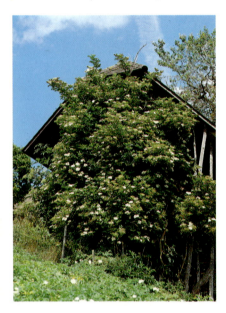

Frucht kugelig, glänzend, reif fast schwarz; Fruchtstiele rot. Blütezeit: Juni/Juli. Fruchtreife: August/September.

[S] Wächst an Waldrändern, Gebüschen, Hecken und Wegrändern. Bevorzugt stickstoffreichen Boden und wächst deshalb gern in der Nähe menschlicher Siedlungen, z.B. an Zäunen, Scheunen, Schuppen.

[V] Fast ganz Europa, Kleinasien, Westsibirien.
[I] In den Blüten ätherisches Öl, Glykoside, Flavonoide, Gerbstoffe; in den Früchten organische Säuren, Vitamine, Mineralstoffe.
[E] Die Blüten erntet man kurz nach dem Aufblühen. Sie müssen rasch und schonend getrocknet werden. Die Beeren erntet man im September, wenn sie vollreif sind.

Bereits in prähistorischen Siedlungen fand man Samen des Holunders, was darauf schließen läßt, daß er schon seit Urzeiten gesammelt wurde. Beschrieben wird er bereits in den antiken Werken. Hippokrates benutzte ihn als abführendes, harntreibendes und gynäkologisches Mittel. In der »Materia Medica« des Dioskurides finden sich zahlreiche Rezepte. Die Wurzeln, in Wein gekocht, sollen für Wassersüchtige und gegen Schlangenbisse helfen. Die Blätter wurden als Umschlag bei Geschwüren und Entzündungen aufgelegt, und die Beeren dienten zum Schwarzfärben der Haare. In den mittelalterlichen Kräuterbüchern wird der Holunder als »Universalmedizin« gelobt. Er gilt als wassertreibendes, abführendes, fieberwidriges, leber- und milzreinigendes und magenstärkendes Heilmittel. Auch äußerlich wurde er angewendet. So sollten Waschungen mit einer Abkochung der Blätter bei »heyssen beinen und faulen brüchen« helfen.
In der Volksmedizin war und ist der Holunder eines der bekanntesten und beliebtesten Volksheilmittel. Ein Tee aus den Blüten wird wegen seiner schweiß- und wassertreibenden Wirkung bei Rheuma, Gicht, Hautkrankheiten, Wassersucht und auch gern bei Erkältungskrankheiten getrunken. Sehr geschätzt war in der Volksheilkunde auch die Rinde. Sie wurde als Abführ- und Brechmittel benutzt. Dabei galt die von oben

Bäume und Sträucher

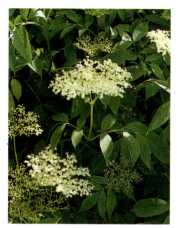

Holunderblüten.

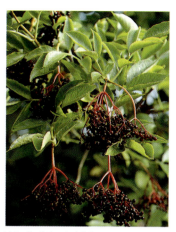

Vollreife Holunderfrüchte.

nach unten abgeschabte Rinde als Abführmittel, die von unten nach oben geschabte Rinde als Brechmittel. Diese Anwendungsart, die man als Sympathieglauben bezeichnen könnte, findet sich bei zahlreichen Volksstämmen: Im südlichen Rußland ebenso wie in Rumänien, Deutschland und sogar bei den Winnebago, einem Indianerstamm in Nordamerika. Die frische Rinde wird auch äußerlich auf Brandwunden und Insektenstiche gelegt. Über die Verwendung der Beeren sagt Pfarrer Kneipp: »So rühre man nur einen Löffel eingemachter Beeren in ein Glas Wasser. Dieser Trunk reinigt den Magen, wirkt harntreibend und günstig auf die Nieren.«

Heutzutage verwendet man hauptsächlich die Holunderblüten als »Schwitztee«. Durch Untersuchungen weiß man, daß gewisse Inhaltsstoffe die Wärmeregulationszentren im Gehirn beeinflussen. So genügt dann nach dem Trinken von Holunderblütentee bereits ein mittlerer Wärmereiz zum Schwitzen. Dies macht man sich vor allem bei beginnenden Erkältungskrankheiten zunutze. Wegen seiner harntreibenden Wirkung ist er aber auch durchaus ein guter Bestandteil einer Kräuterteemischung für Rheuma, Gicht, Stoffwechselleiden und Hautkrankheiten.

In der Küche finden die Beeren Verwendung zur Herstellung von Marmelade und Saft. Aus den Blütendolden lassen sich erfrischende Getränke, Likör und gar Sekt bereiten. Als Holunderküchlein können die Blüten in Pfannkuchenteig gebakken werden.

Die Beeren dienten früher auch als Färbemittel, besonders für Leder.

Früher durfte bei keinem Bauernhaus ein Holunderbusch fehlen. Im Hollerbusch hatte der gute Hausgeist seinen Sitz. Ein Bauernspruch lautet denn auch: »Vor dem Holler soll man den Hut abnehmen.« Er galt als heilig und unverletzlich, und wer ihn umhaut, der wird krank oder stirbt sogar.

Auch in der Volkserotik findet er Verwendung. So steckte man zu Pfingsten einem unkeuschen Mädchen einen Zweig vors Fenster. In Thüringen hieß es: »Auf Johannistag blüht der Holler – da wird die Liese noch toller.« Im Kinderspiel werden aus den ausgehöhlten Zweigen Blasrohre und Flöten hergestellt.

Gewöhnliche Esche
Fraxinus excelsior

Ölbaumgewächse – *Oleaceae*

[K] Sommergrüner, bis 40 m hoher Baum. Stamm mit grauer, längsrissiger Borke. Blätter gegenständig, bis 30 cm lang, unpaarig gefiedert; Blättchen sitzend, nur Endblatt langgestielt, lanzettlich, oberseits kahl, unterseits an den größeren Nerven behaart. Blüten vor den Blättern erscheinend; endständige, überhängende Rispe. Früchte lang, geflügelt. Blütezeit: Mai. Fruchtreife: September/Oktober.
[S] Wächst in Laubmischwäldern und Auwäldern.
[V] Fast ganz Europa, Kleinasien.
[I] Bitterstoffe, Flavonoide, etwas ätherisches Öl.
[E] Man sammelt die jungen, aber vollentwickelten Blätter, streift sie von der Mittelrippe ab und trocknet sie, auf einem Leinentuch ausgebreitet, bei milder Wärme.

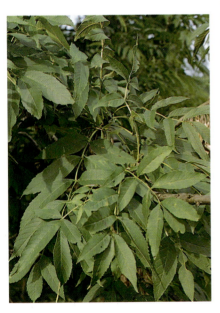

Schon von Hippokrates wurden Eschenblätter als harntreibendes und abführendes Mittel bei Gicht und Rheuma verwendet. Der Saft aus frischen Blättern sollte bei Schlangenbissen hilfreich sein. In den mittelalterlichen Kräuterbüchern wird die Esche häufig aufgeführt. Bei Matthiolus diente die Rinde zur Behandlung von Steinleiden und Gelbsucht. Die Samen wurden bei Herzzittern, Wassersucht und als Aphrodisiakum gebraucht. Zur äußerlichen Behandlung von Wunden und Knochenbrüchen wurde Eschenrinde daraufgebunden.
In der Volksmedizin waren die Eschenblätter ebenfalls ein beliebtes Heilmittel für Gicht, Rheuma, Nierensteine und Leberleiden. In den Bereich der Sympathiemedizin, wo Erfahrungen und Aberglaube ineinander übergehen, gehört die Verwendung der Esche als Wundholz. An gewissen Tagen, z.B. Neujahrsmorgen, Karfreitag, Johannisnacht, vor Sonnenaufgang geschnittenes Holz sollte alle Wunden heilen und Nasenbluten stillen.
Heutzutage findet die Esche als Heilmittel keine Verwendung mehr. Das Holz ist aber sehr geschätzt. Es ist hart, zäh und sehr elastisch. In der Antike wurden daraus Waffen, z.B. Armbrüste, Bogen und Lanzen gefertigt. Heute wird das Furnier im Möbelbau verwendet, und aus dem Holz stellt man Skier, Spazierstöcke und Sportgeräte her.
In der nordischen Mythologie wird die Esche zum Weltenbaum »Jggdrasil«. Auch im Eddamythos von der Entstehung der ersten Menschen aus den Bäumen finden wir die Esche wieder.
Bei den Kelten ist sie das Symbol für die Macht des Wassers, und die Druiden gebrauchten das Holz zum Regenzauber. Eschenzweige gelten als antidämonisch und werden zum Viehaustreiben genommen.

Literatur

Bächthold-Sträubli, H.: Handwörterbuch des deutschen Aberglaubens. Berlin, 1987.

Bocksch, M.: Natürlich heilen und behandeln. Eurasburg, 1995

Bocksch, M./Bott, I.: Gesunde Wildkräuterküche. München, 1984.

Bocksch, M./Bott, I./Zucchi, H.: Das Öko-Kräuterbuch. Frankfurt, 1983.

Braun, H.: Heilpflanzen-Lexikon für Ärzte und Apotheker. Stuttgart, 1977.

Ellenberg, H.: Vegetation Mitteleuropas mit den Alpen in ökologischer Sicht. Stuttgart, 1978.

Fischer, S.: Blätter von Bäumen. München, 1982.

Fischer, S.: Medizin der Erde. München, 1984.

Gessner, O./Orzechowsy, G.: Gift und Arzneipflanzen von Mitteleuropa. Heidelberg, 1974.

Hänsel, R./Haas, H.: Therapie mit Phytopharmaka. Berlin, 1984.

Hansen, H. A.: Der Hexengarten. München, 1980.

Helm, E. M.: Feld-, Wald-, und Wiesenkochbuch. München, 1980.

Heß, E.: Wildgemüse und Wildfrüchte. München, 1980.

Holler, H.: Was man sich von Pflanzen erzählt. Bremen, 1950.

Kreuter, M.-L.: Kräuter und Gewürze aus dem eigenen Garten. München, 1995.

Löber, K.: Pflanzen des Grenzgebietes von Westerwald und Rothaar. Ihre Stellung im Volksleben und die Geschichte ihrer Erforschung. Göttingen, 1972.

Madaus, G.: Lehrbuch der biologischen Heilmittel. Leipzig, 1938.

Marzell, H.: Zauberpflanzen-Hexentränke. Stuttgart, 1963.

Marzell, H.: Geschichte und Volkskunde der deutschen Heilpflanzen. Stuttgart, 1938.

Marzell, H.: Bayrische Volksbotanik. München, 1968.

Mezger, J.: Gesichtete Homöopathische Arzneimittellehre. Heidelberg, 1964.

Pahlow, M.: Das große Buch der Heilpflanzen. München, 1979.

Rößler, H.: Die große Heilpflanzenpraxis. München, 1984.

Schauer, Th./Caspari, C.: Der große BLV Pflanzenführer. München, 1993.

Schmeil-Fitschen: Flora von Deutschland. Heidelberg, 1993.

Schnedler, W.: Gefährdete und geschützte Pflanzen. Niedernhausen/Ts., 1982.

Steinbach, G.: Wilde Blumen unserer Heimat. Frankfurt, 1981.

Weiß, R. F.: Lehrbuch der Phytotherapie. Stuttgart, 1982.

Erklärung häufig verwendeter Fachwörter

abortive Wirkung abtreibende Wirkung.
Amara Bitterstoff, insbesondere als appetitanregendes Mittel.
Amulett meist am Körper getragene Zauberschutzmittel.
antiseptisch keimtötend.
Aperitif appetitanregendes alkoholisches Getränk.
Aphrodisiakum den Geschlechtstrieb anregendes Mittel.
desodorierend unangenehmen Geruch beseitigend.
Dyspepsie Verdauungsschwäche.
Enzyme Fermente; Eiweißstoffe, die Stoffwechselvorgänge im Körper beschleunigen bzw. ermöglichen. In diesem Buch insbesondere den Stoffwechsel beeinflussende Verdauungssaftbestandteile.
Feigwarzen warzenartige Hautwucherung.
hämolytisch blutzellauflösend.
Homöopathie Heilverfahren bei dem man eine Krankheit mit einem Mittel behandelt, welches bei einem Gesunden ähnliche Krankheitssymptome hervorruft. Homöopathische Mittel werden in stark verdünnten (»potenzierten«) Lösungen verwendet.
limbisches System spezielles Gehirnzentrum. Zuständig für die Reizverarbeitung.
Nestelknüpfen alter Aberglaube, nach dem es zur Impotenz kommt, wenn während der Trauung ein magischer Knoten geknüpft oder ein Schloß geschlossen wird.
nitrophil stickstoffliebend.
Peristaltik vorwärtstreibende Bewegung des Magens oder Darms.
Phagozyten bestimmte »Freßzellen«, die vor allem Bakterien unschädlich machen.
Photosensibilisierung Steigerung der Lichtempfindlichkeit.
Resorption Aufnahme von Stoffen in die Blutbahn, z. B. aus dem Darm.
Saftmal auffallende Blütenzeichnung, die zur Nektarquelle weist.
Sanskrit altindische Literatur und Gelehrtensprache.
Scharbock alter Name für Skorbut.
Signaturenlehre von Paracelsus entwickelte Lehre, nach der ein Ding, z. B. die Blattform, auf die Heilverwendung hindeutet (vgl. S. 11).
Sporangien Sporenbehälter einer Pflanze.
Symbolik sinnbildliche Darstellung oder Bedeutung.
Sympathiemedizin im Volksglaube verbreitete Vorstellung von geheimer Beziehung der Dinge aufeinander.
Tonika Kräftigungs- oder Stärkungsmittel.

Register

Deutsche Pflanzennamen

A
Ackerschachtelhalm 62
Adonisröschen, Frühlings- 105
Akelei, Dunkle 174
  Gewöhnliche 174
Alant, Echter 204
Andorn 89
Anis 35
Arnika 124
Aronstab, Gefleckter 211
Augentrost, Gewöhnlicher 117

B
Bachbunge 160
Baldrian, Echter 156
Bärenklau, Wiesen- 133
Bärentraube, Immergrüne 191
Bärlapp, Keulen- 171
Bärlauch 207
Basilikum 56
Beifuß, Gewöhnlicher 96
Beinwell, Gewöhnlicher 158
Berberitze, Gewöhnliche 215
Besenginster 233
Bibernelle, Kleine 111
Bilsenkraut 81
Birke, Hänge- 218
Blut-Weiderich 150
Blutwurz 107
Bockshornklee 28
Bohne 29
Bohnenkraut 51
Borretsch 43
Braunwurz, Knotige 201
Brennessel, Große 66
  Kleine 66
Brombeere 225
Bruchkraut, Kahles 76
Brunnenkresse, Echte 151

D
Dill 37
Diptam 183
Dost, Gewöhnlicher 120

E
Eberesche 230
Efeu 185

Ehrenpreis, Echter 86
  Ufer- 160
Eibisch, Echter 153
Eiche, Stiel- 216
  Trauben- 216
Einbeere 210
Eisenhut, Blauer 173
Eisenkraut 87
Engelwurz, Echte 188
Enzian, Gelber 137
Erdbeere, Wald- 182
Erdrauch, Gewöhnlicher 65
Esche, Gewöhnliche 248
Estragon 58

F
Faulbaum 236
Fenchel 36
Fichte 214
Fieberklee 154
Fingerhut, Roter 200
Fingerkraut, Gänse- 68
Flachs 70
Frauenmantel, Gewöhnlicher 130
Fuchs' Greiskraut 206

G
Gänseblümchen 144
Gänse-Fingerkraut 68
Gauchheil, Acker- 75
Germer, Weißer 166
Giersch 187
Ginster, Färber- 232
Gnadenkraut, Gewöhnliches 159
Goldrute, Echte 203
Greiskraut, Fuchs' 206
Gundermann 90
Günsel, Kriechender 88

H
Habichtskraut, Kleines 127
Hafer, Saat- 103
Hahnenfuß, Gift- 128
Haselwurz 179
Hauhechel, Dornige 109
Heidekraut 244
Heidelbeere 245
Heilziest 139
Herbstzeitlose 145
Herzgespann 92

Himbeere 224
Hirtentäschelkraut 72
Hohlzahn, Gelber 138
Holunder, Schwarzer 246
Hopfen 181
Huflattich 98

I
Immergrün, Kleines 195
Isländisch Moos 170

J
Johannisbeere, Schwarze 231
Johanniskraut, Echtes 114

K
Kalmus 169
Kamille, Echte 94
  Geruchlose 95
Kapuzinerkresse 31
Katzenpfötchen, Gewöhnliches 123
Klatsch-Mohn 64
Klee, Wiesen- 132
Klette, Große 97
Knabenkraut, Breitblättriges 168
Knoblauch 61
Knöterich, Schlangen- 136
  Vogel- 80
Kohl, Weiß- 40
Kohl-Kratzdistel 165
Königskerze, Filzige 118
  Großblütige 118
  Kleinblütige 118
Koriander 32
Kornblume 100
Kratzdistel, Kohl- 165
Kreuzblume, Bittere 110
Kreuzdorn, Purgier- 237
Küchenschelle, Gewöhnliche 104
Kümmel, Wiesen- 34
Kürbis 41

L
Labkraut, Echtes 116
Lavendel 46
Leberblümchen 176
Lein, Echter 70
Leinkraut, Gewöhnliches 83
Lerchensporn, Hohler 178

251

Liebstöckel 38
Linde, Sommer- 242
  Winter- 242
Löffelkraut, Echtes 152
Löwenzahn, Gewöhnlicher 140
Lungenkraut, Echtes 197

M
Mädesüß, Echtes 148
Maiglöckchen 208
Majoran 53
Malve, Wilde 74
Mariendistel 126
Meerrettich 39
Melde, Garten- 79
  Spießblättrige 79
Melisse 50
Mistel 238
Mohn, Klatsch- 64
Möhre, Wilde 112

N
Nachtschatten, Bittersüßer 199
Nelkenwurz, Echte 149

O
Odermennig 106
Osterluzei 180

P
Pestwurz, Gewöhnliche 164
Petersilie 33
Pfefferminze 162
Pfennigkraut 194

Q
Quecke, Gewöhnliche 102
Quendel 122

R
Rainfarn, Gewöhnlicher 93
Rhabarber 42
Ringelblume 60

Rose, Hunds- 222
Rosmarin 44
Roßkastanie 235

S
Saat-Hafer 103
Salbei 48
Salbei, Wiesen- 49
Salbei-Gamander 202
Sanddorn 234
Sanikel 186
Sauerampfer 135
Sauerdorn 215
Schafgarbe, Gewöhnliche 142
Scharbockskraut 177
Schaumkraut, Bitteres 134, 151
  Wiesen- 134
Schlangen-Knöterich 136
Schlehe 228
Schlüsselblume,
  Frühlings- 192
  Hohe 192
Schöllkraut 63
Schwertlilie, Sumpf- 167
Seidelbast, Gewöhnlicher 240
Seifenkraut, Gewöhnliches 78
Senf, Schwarzer 73
Sonnenhut 57
Sonnentau, Rundblättriger 147
Stechapfel 82
Steinklee, Echter 69
Stiefmütterchen, Wildes 71
Storchschnabel,
  Stinkender 184
Strohblume, Sand- 123
Sumpf-Dotterblume 146

T
Taubnessel, Weiße 91
Tausendgüldenkraut,
  Echtes 113

Teufelsabbiß 155
Thymian, Echter 54
  Gewöhnlicher 122
Tollkirsche 198
Tormentill 107

U
Ulme, Feld- 220

V
Veilchen, Wohlriechendes 189
Vogelmiere 77

W
Wacholder, Gewöhnlicher 212
Waldmeister 196
Walnuß, Echte 221
Wasser-Minze 163
Wegerich, Breit- 84
  Mittlerer 84
  Spitz- 84
Wegwarte 101
Weide, Silber- 241
Weiderich, Blut- 150
Weinraute 30
Weißdorn, Eingriffeliger 226
  Zweigriffeliger 226
Wermut 59
Wiesen-Klee 132
Wiesen-Schaumkraut 134
Wiesenknopf, Großer 129
Wolfstrapp, Gewöhnlicher 161
Wundklee 108
Wurmfarn, Gewöhnlicher 172

Y
Ysop 52

Z
Zaunrübe, Zweihäusige 190

Wissenschaftliche Pflanzennamen

A
Achillea millefolium 142
Aconitum napellus 173
Acorus calamus 169
Adonis vernalis 105
Aesculus hippocastanum 235
Agrimonia eupatoria 106

Agropyron repens 102
Ajuga reptans 88
Alchemilla vulgaris 130
Allium sativum 61
  ursinum 207
Althaea officinalis 153
Armoracia rusticana 39
Anagallis arvensis 75

Anethum graveolens 37
Angelica archangelica 188
Antennaria dioica 123
Anthyllis vulneraria 108
Aquilegia atrata 174
  vulgaris 174
Arctium lappa 97

Arctostaphylos uva-ursi 191
Aristolochia clematitis 180
Arnica montana 124
Artemisia absinthium 59
dracunculus 58
vulgaris 96
Artiplex hastata 79
hortensis 79
Arum maculatum 211
Asarum europaeum 179
Atropa belladonna 198
Avena sativa 103

B

Bellis perennis 144
Berberis vulgaris 215
Betonica officinalis 139
Betula pendula 218
Borago officinalis 43
Brassica nigra 73
oleracea var. capitata 40
Bryonia dioica 190

C

Calendula officinalis 60
Calluna vulgaris 244
Caltha palustris 146
Capsella bursa-pastoris 72
Cardamine amara 134, 151
pratensis 134
Carum carvi 34
Centaurea cyanus 100
Centaurium erythraea 113
minus 113
Cetraria islandica 170
Chelidonium arajus 63
Chrysanthemum vulgare 93
Cichorium intybus 101
Cirsium oleraceum 165
Cochlearia officinalis 152
Colchicum autumnale 145
Convallaria majalis 208
Coriandrum sativum 32
Corydalis cava 178
Crataegus laevigata 226
monogyna 226
Cucurbita pepo 41

D

Dactylorhiza majalis 168
Daphne mezereum 240
Datura stramonium 82
Daucus carota 112
Dictamnus albus 183
Digitalis purpurea 200
Drosera rotundifolia 147
Dryopteris filix-mas 172

E

Echinacea angustifolia 57
Equisetum arvense 62
Euphrasia rostkoviana 117

F

Filipendula ulmaria 148
Foeniculum vulgare 36
Fragaria vesca 182
Frangula alnus 236
Fraxinus excelsior 248
Fumaria officinalis 65

G

Galeopsis segetum 138
Galium odoratum 196
verum 116
Genista tinctoria 232
Gentiana lutea 137
Geranium robertianum 184
Geum urbanum 149
Glechoma hederacea 90
Gratiola officinalis 159

H

Hedera helix 185
Hegopodium podagraria 187
Helichrysum avenarium 123
Hepatica nobilis 176
Heracleum sphondylium 133
Herniaria glabra 76
Hieracium pilosella 127
Hippophaë rhamnoides 234
Humulus lupulus 181
Hyoscyamus niger 81
Hypericum perforatum 114
Hyssopus officinalis 52

I

Inula helenium 204
Iris pseudacorus 167

J

Juglans regia 221
Juniperus communis 212

L

Lamium album 91
Lavendula angustifolia 46
Leonurus cardiaca 92
Levisticum officinale 38
Linaria vulgaris 83
Linium usitatissimum 70
Lycopodium clavatum 171

Lycopus europaeus 161
Lysimachia nummularia 194
Lythrum salicaria 150

M

Malva sylvestris 74
Marrubium vulgare 89
Matricaria chamomilla 94
maritima 95
Melilotus officinalis 69
Melissa officinalis 50
Mentha aquatica 163
piperita 162
Menyanthes trifoliata 154

N

Nasturtium officinale 151

O

Ocimum basilicum 56
Ononis spinosa 109
Orchis majalis 168
Origanum majorana 53
vulgare 120

P

Papaver rhoeas 64
Paris quadrifolia 210
Petasites hybridus 164
Petroselinum crispum 33
Phaseolus vulgaris 29
Picea abies 214
Pimpinella anisum 35
saxifraga 111
Plantago lanceolata 84
major 84
media 84
Polygala amara 110
Polygonum aviculare 80
bistorta 156
Potentilla anserina 68
erecta 107
Primula elatior 192
veris 192
Prunus spinosa 228
Pulmonaria officinalis 197
Pulsatilla vulgaris 104

Q

Quercus petraea 216
robur 216

R

Ranunculus ficaria 177
sceleratus 128
Rhamnus cathartica 237
Rheum palmatum 42
Ribes nigrum 231

Rosa canina 222
Rosmarinus officinalis 44
Rubus fruticosus 225
idaeus 224
Rumex acetosa 135
Ruta graveolens 30

S
Salix alba 241
Salvia officinalis 48
pratensis 49
Sambucus nigra 246
Sanguisorba officinalis 129
Sanicula europaea 186
Saponaria officinalis 78
Sarothamnus scoparius 233
Satureja hortensis 51
Scrophularia nodosa 201

Senecio fuchsii 206
Silybum marianum 126
Solanum dulcamara 199
Solidago virgaurea 203
Sorbus aucuparia 230
Stellaria media 77
Succisa pratensis 155
Symphytum officinale 158

T
Taraxacum officinalis 140
Teucrium scorodonia 202
Thymus pulegioides 122
vulgaris 54
Tilia cordata 242
platyhyllos 242
Trifolium pratense 132
Trigonella foenum-graecum 28
Tropaelum majus 31
Tussilago farfara 98

U
Ulmus minor 220
Urtica dioica 66
urens 66

V
Vaccinium myrtillus 245
Valeriana officinalis 156
Veratrum album 166
Verbascum densiflorum 118
phlomoides 118
thapsus 118
Verbena officinalis 87
Veronica anagallis-aquatica 160
beccabunga 160
officinalis 86
Vinca minor 195
Viola odorata 189
tricolor 71
Viscum album 238

Sachwortverzeichnis

A
Aberglaube 32
Abführmittel 14, 159, 179, 190, 205, 229, 236, 237, 240, 246
Abtreibungsmittel 96, 159, 179, 190
Abwehrsteigerung 57
Alchimisten 147
Allantoin 158, 186
Amulett 68, 72, 75, 87, 119, 147, 167, 171, 184, 188, 190, 198, 201, 205, 211, 227, 239
Aphrodisiakum 35
Atropin 198
Augenleiden 95, 117
Augenpflanze 100

B
Bauerngärten 47, 92, 153, 183
Bibel 52
Bienenfutterpflanze 50
Blitzpulver 171
Blutdruck 239
erhöhter 227
Blutkraut 80
blutreinigend 19
Blutreinigungsmittel 65, 71, 78, 79, 85, 86, 102, 110, 132, 154, 203, 213, 214, 221

Brechmittel 166
Brotgewürz 32
Butterblumen 128

C
Colchicin 145
Cumarin 196, 228, 240

D
Duftstoffe 162
Düngerveredler 67

E
Ernteanzeiger 134
Erntebrauch 209
Ernteorakel 189, 211, 215, 217, 223, 229, 244

F
Färbepflanze 67, 232, 243, 247
Fettsucht 152
Frauenpflanze 94, 96, 114, 116, 122, 130, 142, 206
Frostbeulen 216
Fruchtbarkeit 144, 168, 181, 185, 193, 241
Fruchtbarkeitsriten 103, 111, 175
Fruchtbarkeitssymbol 45, 172
Frühjahrskur 19, 66, 85, 102, 108, 134, 141, 144, 151, 160, 207

Fußschweiß 216, 221
Futterpflanze 108

G
Gegenzauber 213
Gemüsepflanze 74
Gerben 217, 218
Gerichtsbaum 220
Gewitterpflanze 88, 137
Gichtanfall 145
Gichtkraut 128
Glücksbringer 39, 132, 185, 209, 244
Gründonnerstagssuppe 143, 187
Gurgelmittel 49, 53, 62, 106, 131, 149, 224, 231
Gurkenkraut 43
Gürtelrose 240

H
Haarausfall 73, 92
Haarwasser 219
Haarwuchsmittel 118, 179
Hausteemischung 182, 225, 224
Hexen 53, 55, 61, 67, 76, 81, 82, 90, 93, 95, 110, 132, 141, 147, 149, 157, 171, 172, 195, 196, 198, 213, 217, 227, 229, 233, 243
Hexenpflanze 53, 82, 145

Hexensalbe 82, 173, 179, 198
Hochzeitsbrauch 45, 239
Hormone, pflanzliche 161

I
Insektenstiche 50, 57, 74, 146, 247
Ischias 73, 152, 166, 172, 204, 214

K
Keuchhusten 54, 55, 71, 120, 122, 147, 153, 174, 185
Kinderheilpflanze 64, 71
Kinderspiel 64, 85, 91, 97, 143, 144, 193, 194, 244, 247
Klostergarten 44, 51
Kompaßpflanze 93
Konzentrationsschwäche 157
Kopfschmerzen 59, 65, 87, 98, 179, 185, 189, 195, 196, 200, 221, 225, 242
Kosmetik 67, 223
Kräftigungsmittel 61
Krampfadern 69, 172, 235
Kräuteramulett 157
Kräuterbüschel 17, 83, 93, 116, 119, 129, 143, 202, 205
Kräuterkosmetik 95, 99, 131
Kräuterweihe 55
Krebs 60, 91, 136, 138, 145, 149, 175, 201, 239
Krebskräuter 202
Küche, italienische 45 orientalische 32
Kultbaum 217
Kulturbegleiter 118
Kulturpflanze 70, 73, 181, 188, 225

L
Leberschutzwirkung 126
Lebkuchengewürz 32
Liebeskraft 66, 168
Liebeskummer 120
Liebesmittel 111, 199
Liebesorakel 60, 64, 65, 70, 115, 127, 137, 141
Liebestrank 198
Liebeszauber 38, 45, 49, 96, 132, 188, 190

M
Maggikraut 38
Märchen 70, 172
Marienkult 116
Marienpflanze 49, 55, 144
Mariensymbol 189
Melancholie 43, 65, 101, 115, 211
Menthol 163
Migräne 53, 192, 242
Migränemittel 167
Milchzauber 90
Mottenmittel 69, 93
Mückenstiche 33, 187
Mythen 70
Mythologie 113, 115, 116, 142, 145, 167, 168, 173, 176, 193, 205, 230, 234, 238, 241, 248

N
Nachtschweiß 49
Nahrungsmittel 103, 112
Nasenbluten 80
Niespulver 127

O
Ohrenschmerzen 201
Orakelpflanze 82, 185, 195
Ostereier (-Färben) 104

P
Papyrus Ebers 37
Parfümerie 50, 55, 223
Parfümherstellung 47
Pfahlbauten 10, 34, 116, 212, 221, 222, 224, 228, 243
Prostatavergrößerung 67

R
Raucherhusten 179
Räuchermittel 54
Regenzauber 248

S
Sagen 70, 111, 121, 122, 172, 177, 193, 212
Salicylsäureverbindung 148
Säuglingsblähungen 36
Schießpulver 171
Schlaflosigkeit 196
Schlafstörungen 64, 81, 103, 181
Schlaganfall 149
Schnupftabak 69
Schwangerschaftserbrechen 41

Schwitzkur 243
Schwitztee 247
Skorbut 152, 160, 177
Sommersprossen 65, 131, 178, 209
Sonnwendfest 67, 115, 125
Stärkungsmittel 20, 226, 229, 231, 234
Sympathiezauber 32

T
Totenkult 33, 44, 45

U
Uterusmittel 48, 72

V
Vegetationskult 233
Veilchenwurzel 167
Volkserotik 247

W
Wanzenkraut 32
Warzen 63, 229, 241
Warzenmittel 214
Warzensalbe 75
Waschmittel 78
Wetterbote 134
Wetterorakel 60, 75, 119, 166, 229, 244
Wettersegen 128
Wetterzauber 81
Wildgemüse 66, 68, 84, 88, 98, 112, 133, 150, 175, 181, 187, 207
Wundheilmittel 84, 89, 146, 150, 153, 158, 180, 186, 187, 194, 197, 202, 203, 211, 218
Wundkraut 87, 88, 108, 114, 130, 142, 144, 203
Wundsalbe 213
Wurmmittel 172

Z
Zahnschmerzen 68, 81, 82, 126, 128, 135, 149, 152, 165, 184, 193, 195, 237
Zauberei 61, 81, 85, 175, 188, 210, 215, 217, 225, 234, 239
Zauberkraft 87, 101
Zauberpflanze 38, 47, 67, 87, 96, 111, 125, 137, 179, 198, 199, 202
Zaubertrank 145
Zinnkraut 62

Heilen mit den Kräften der Natur

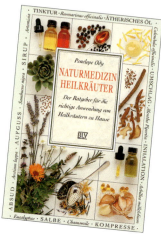

Richard Mabey/Michael Mc Intyre/
Pamela Michael/Gail Duff/John Stevens
Das neue BLV Buch der Kräuter
Hervorragend ausgestattetes Nachschlagewerk und praktischer Ratgeber in einem: Kräuterglossar mit über 200 Heilpflanzen; Kräuter für Gesundheit, Schönheit und Körperpflege, zur Entspannung, für den Haushalt und für die Küche – mit vielen Tips und Rezepturen.

Penelope Ody
Naturmedizin Heilkräuter
Rund 300 Heilkräuter, 120 davon im ausführlichen Porträt – mit Farbfotos, therapeutischen Eigenschaften, verwendeten Pflanzenteilen und deren Anwendung; über 250 wirksame Hausmittel zur Behandlung allgemeiner Beschwerden.

Elfrune Wendelberger
Heilpflanzen
Vorstellung und Beschreibung der Heilpflanzen: Vorkommen, wirksame Pflanzenteile, Heilwirkung, Zubereitung, Entwicklung der Naturheilkunde.

Thomas Schauer/Claus Caspari
Der große BLV Pflanzenführer
Deutsche und botanische Namen, Merkmale, Blütezeit, Standort, Verbreitung, Gefährdungsgrad, geschützte Arten.

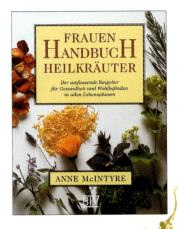

Anne McIntyre
Frauen-Handbuch Heilkräuter
Heilkräuterporträts, die verschiedenen Lebensabschnitte der Frau mit ihren körperlichen und seelischen Merkmalen sowie speziellen Heilkräutern zur Pflege und Vorbeugung von Beschwerden, Problemlösungen in der Praxis – von Erster Hilfe bis Schönheitstips.

Im BLV Verlag finden Sie Bücher zu folgenden Themen: Garten und Zimmerpflanzen • Natur • Heimtiere • Jagd • Angeln • Pferde und Reiten • Sport und Fitneß • Tauchen • Reise • Wandern, Bergsteigen, Alpinismus • Essen und Trinken • Gesundheit, Wohlbefinden, Medizin

Wenn Sie ausführliche Informationen wünschen, schreiben Sie bitte an:
**BLV Verlagsgesellschaft mbH • Postfach 40 03 20 • 80703 München
Telefon 089/127 05-0 • Telefax 089/127 05-543**